AF384040

MINISTÈRE DU COMMERCE, DE L'INDUSTRIE
DES POSTES ET DES TÉLÉGRAPHES

EXPOSITION UNIVERSELLE INTERNATIONALE DE 1900
À PARIS

RAPPORTS

DU JURY INTERNATIONAL

Classe 111. Hygiène.

RAPPORT DE M. LE Dᴿ A.-J. MARTIN
INSPECTEUR GÉNÉRAL DE L'ASSAINISSEMENT ET DE LA SALUBRITÉ DE L'HABITATION DE LA VILLE DE PARIS
MEMBRE DU COMITÉ CONSULTATIF D'HYGIÈNE PUBLIQUE DE FRANCE
ET DU CONSEIL SUPÉRIEUR DE L'ASSISTANCE PUBLIQUE
SECRÉTAIRE GÉNÉRAL DE LA SOCIÉTÉ DE MÉDECINE PUBLIQUE ET DE GÉNIE SANITAIRE

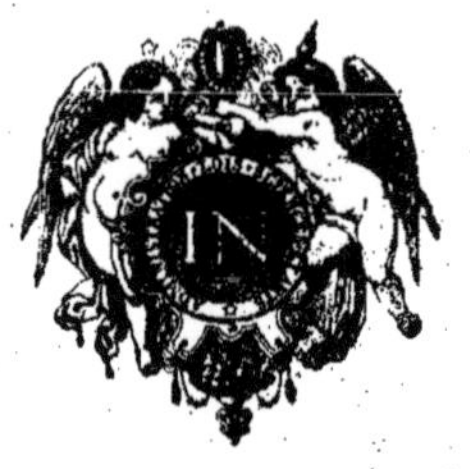

PARIS

IMPRIMERIE NATIONALE

MCMIV

RAPPORTS DU JURY INTERNATIONAL

DE

L'EXPOSITION UNIVERSELLE DE 1900

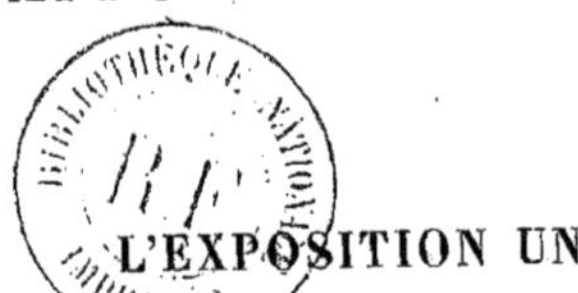

MINISTÈRE DU COMMERCE, DE L'INDUSTRIE
DES POSTES ET DES TÉLÉGRAPHES

EXPOSITION UNIVERSELLE INTERNATIONALE DE 1900
À PARIS

RAPPORTS
DU JURY INTERNATIONAL

Classe 111. — Hygiène.

RAPPORT DE M. LE Dr A.-J. MARTIN

INSPECTEUR GÉNÉRAL DE L'ASSAINISSEMENT ET DE LA SALUBRITÉ DE L'HABITATION DE LA VILLE DE PARIS
MEMBRE DU COMITÉ CONSULTATIF D'HYGIÈNE PUBLIQUE DE FRANCE
ET DU CONSEIL SUPÉRIEUR DE L'ASSISTANCE PUBLIQUE
SECRÉTAIRE GÉNÉRAL DE LA SOCIÉTÉ DE MÉDECINE PUBLIQUE ET DE GÉNIE SANITAIRE

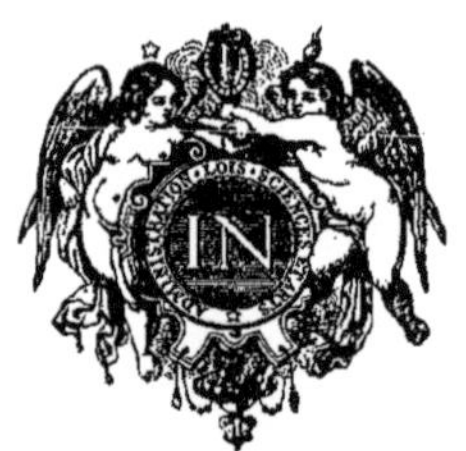
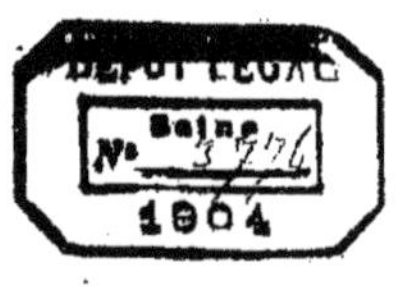

PARIS

IMPRIMERIE NATIONALE

M CMIV

RAPPORT DU JURY INTERNATIONAL

PAR

M. LE DR A.-J. MARTIN

INSPECTEUR GÉNÉRAL DE L'ASSAINISSEMENT ET DE LA SALUBRITÉ DE L'HABITATION DE LA VILLE DE PARIS
MEMBRE DU COMITÉ CONSULTATIF D'HYGIÈNE PUBLIQUE DE FRANCE
ET DU CONSEIL SUPÉRIEUR DE L'ASSISTANCE PUBLIQUE
SECRÉTAIRE GÉNÉRAL DE LA SOCIÉTÉ DE MÉDECINE PUBLIQUE ET DE GÉNIE SANITAIRE

IMPRIMERIE NATIONALE.

COMPOSITION DU JURY.

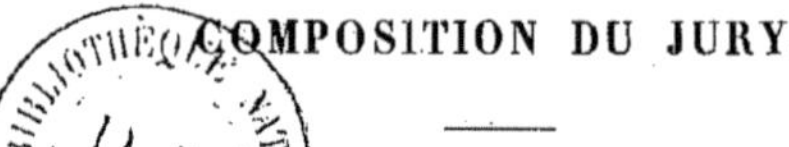

BUREAU.

MM. Brouardel (le docteur Paul), membre de l'Institut et de l'Académie de médecine, doyen de la Faculté de médecine de Paris, président du Comité
consultatif d'hygiène publique, *président* .... France.

Renk, conseiller intime, membre du Conseil médical du royaume de Saxe,
vice-président .... Allemagne.

Proust (le docteur Adrien), membre de l'Académie de médecine, professeur
à la Faculté de médecine de Paris, médecin de l'Hôtel-Dieu, inspecteur
général des services sanitaires, *rapporteur* .... France.

Martin (le docteur André-Justin), inspecteur général de l'assainissement et
de la salubrité de l'habitation de la Ville de Paris, membre du Comité
consultatif d'hygiène publique de France et du Conseil supérieur de l'Assistance publique, secrétaire général de la Société de médecine publique
et de génie sanitaire, *secrétaire* .... France.

JURÉS TITULAIRES FRANÇAIS.

MM. Bechmann (Georges), ingénieur en chef des ponts et chaussées, chef du
Service technique des eaux et de l'assainissement de Paris .... France.

Brousse (le docteur Paul), membre du Conseil municipal de Paris, membre
du Conseil départemental d'hygiène .... France.

Calmette (le docteur Albert), directeur de l'Institut Pasteur .... France.

Jéramec (Édouard), administrateur de la Compagnie des eaux de la Bour-
boule et de Pougues, président de la Chambre syndicale des eaux minérales et établissements thermaux .... France.

de Neuflize (le baron Jean), président du Conseil d'administration de la
Société anonyme des eaux minérales d'Évian-les-Bains (source Cachat). . France.

Nicolas (César), directeur de l'Industrie au Ministère du commerce, conseiller
d'État, membre du Comité consultatif d'hygiène publique de France .... France.

Roux (le docteur Émile), membre de l'Institut et de l'Académie de médecine,
sous-directeur de l'Institut Pasteur .... France.

Trélat (Émile), ancien député de la Seine, professeur honoraire au Conser-
vatoire des arts et métiers, directeur de l'École spéciale d'architecture,
membre du Comité consultatif d'hygiène publique en France .... France.

Thuillier (Alfred), sénateur, appareils de plomberie (maison Thuillier
frères), membre du Conseil d'administration de la Société de médecine
publique et d'hygiène professionnelle, vice-président de la Société des
architectes et ingénieurs sanitaires .... France.

Villejean (le docteur Eugène-Gabriel), député, professeur agrégé de la
Faculté de médecine de Paris, pharmacien en chef de l'Hôtel-Dieu ..... France.

JURÉS TITULAIRES ÉTRANGERS.

MM. le docteur Bonmariage, membre du Comité de patronage des habitations
ouvrières de Bruxelles .... Belgique.

le docteur Faure-Miller .... Grande-Bretagne.

MM. LEIDY (le docteur Joseph), médecin de l'hôpital de Philadelphie (Pensyl-
vanie).. États-Unis.

RAMIREZ (José), docteur en médecine, secrétaire du Comité de salubrité du
Mexique, chef de la section de botanique à l'Institut national de médecine
de Mexico.. Mexique.

le professeur-docteur ROTH, à Zurich.............................. Suisse.

SANTOLIQUIDO (le docteur Roc), inspecteur général de la santé publique au
Ministère royal de l'intérieur, à Rome............................ Italie.

JURÉS SUPPLÉANTS FRANÇAIS.

MM. MILLET (Paul), ancien président du Syndicat des entrepreneurs de couverture, de plomberie, d'assainissement et d'hygiène................. France.

OGIER (Jules), docteur ès sciences, chef du laboratoire de toxicologie à la
Préfecture de police .... France.

JURÉS SUPPLÉANTS ÉTRANGERS.

MM. le docteur DVORAK, conseiller sanitaire, député, à Prague.......... Autriche.

SPRENGLER (le docteur Julius), à Davos........................... Suisse.

le docteur VIVANT, membre du Comité d'hygiène de la principauté....... Monaco.

EXPERTS.

MM. BORDAS (le docteur Frédéric), sous-chef du Laboratoire municipal de chimie
de la Ville de Paris... France.

MASSON (Louis), inspecteur du service technique des travaux sanitaires de la
Ville de Paris.. France.

HYGIÈNE.

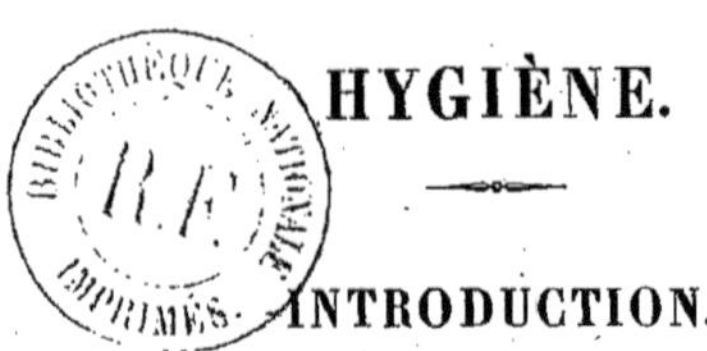

INTRODUCTION.

Pour la première fois, en 1900, l'hygiène occupe une place à part dans une exposition universelle internationale en France. Toutefois, il suffit de parcourir le programme de la Classe 111 de la classification générale, classe qui lui est réservée dans le groupe de l'Économie sociale, pour se rendre compte qu'elle risque d'y être toujours incomplètement groupée et représentée.

L'hygiène est en effet la synthèse de toutes les conditions, de la vie privée comme de la vie publique, qui s'efforcent d'améliorer le bien-être et le confort, et surtout de diminuer dans la plus large mesure possible les chances de maladie et de mort. Il n'est donc que bien peu de classes d'une exposition universelle où elle ne pourrait être appelée à jouer un rôle et à figurer. Trop vaste ou trop restreint, le programme qu'on lui assigne dans ces manifestations risque ainsi d'être toujours incompris et, encore plus, de rester indifférent.

En 1900, ce programme se trouve dominé par la notion de prophylaxie, c'est-à-dire par l'examen des procédés les plus propres à préserver des maladies transmissibles ou à en supprimer les ravages. Dans une telle conception de son domaine, l'œuvre immortelle de Pasteur lui sert à la fois de programme, de support et d'attrait.

Toute la science hygiénique actuelle, de même que toute la technique sanitaire, repose en effet sur la microbie; leurs progrès suivent les évolutions des découvertes que les procédés d'asservissement des microorganismes à nos moyens d'investigations permettent de faire, grâce aux méthodes si génialement déterminées par Pasteur. Sans doute la science des milieux, comme on avait coutume autrefois d'appeler l'hygiène, avait depuis longtemps montré, par l'observation séculaire, que les maladies contagieuses, que les épidémies avaient d'autant plus d'acuité et prenaient une extension d'autant plus rapide et d'autant plus grande que les peuples atteints étaient moins résistants et que les conditions de salubrité dans lesquelles ils traînaient leur misérable existence demeuraient plus mauvaises et plus nuisibles. Mais la précision avec laquelle la contagion peut être aujourd'hui élucidée, le rôle des microorganismes pathogènes et de leurs produits de sécrétion plus strictement défini, les modes de résistance des individus et des milieux mieux spécifiés, ont permis de fixer des règles et de créer des matériaux de défense, là où l'empirisme avait toujours régné seul en maître.

Contre les maladies transmissibles, la vaccination, la sérothérapie préventive et curative, la désinfection ont successivement conduit à la création d'un matériel sanitaire dont l'importance s'accroît chaque jour et qui est appelé à se transformer assez rapidement. A l'Exposition de 1889, ce matériel était une nouveauté, au moins pour sa plus grande partie. En 1900, il est facile de se rendre compte de l'extension qu'il a prise, et l'on peut supputer son avenir quand on a pris connaissance des résultats qu'il a déjà produits.

La vaccination antivariolique, si elle n'a subi depuis un certain nombre d'années aucune modification dans ses méthodes, a témoigné nombre de fois, par contre, que, lorsqu'elle était généralisée avec soin et persévérance, elle réussissait à merveille à prémunir les agglomérations contre un fléau que les peuples civilisés ne devraient plus connaître. La vaccination antirabique guérit les manifestations de la rage dans une proportion que Pasteur, seul, pouvait prévoir et elle nous en aurait depuis longtemps débarrassé en France si la réglementation et les mœurs avaient pu l'emporter sur une sensiblerie irraisonnée, quasi mystique. La sérothérapie, sous ses formes préventives et thérapeutiques, a pris, à l'égard de la diphtérie, de la peste, du tétanos, des intoxications venimeuses, etc., une importance et acquis une valeur qui en font, en quelque sorte, l'arme de choix pour la défense contre les maladies dont elle relève jusqu'ici. Ce progrès récent prend place pour la première fois, en France, dans une exposition consacrée à l'hygiène.

Les procédés de désinfection, qui comptent toujours forcément pour une forte part dans la prophylaxie des épidémies, ont peu varié depuis 1889. C'est à la vapeur d'eau sous pression, qu'elle soit fluente d'une manière continue ou qu'elle soit maniée plus délicatement par dépressions successives, que l'on continue à donner la préférence. Son remplacement par des gaz antiseptiques n'a pas encore donné, pour les objets qu'on y peut soumettre, des avantages appréciables; mais il peut, à l'aide de certains dispositifs appropriés, rendre des services pour la désinfection d'objets qui ne pourraient en supporter l'emploi. Il en est de même pour la désinfection des appartements et des lieux habités; de très nombreuses tentatives ont été faites depuis quelques années pour substituer au lavage et au frottage directs des parois et objets contaminés le dépôt ou mieux la pénétration d'un gaz manié automatiquement : le problème semble près d'être résolu; les diverses solutions proposées méritent d'être étudiées avec une attention soutenue et le vif désir de tendre à un résultat efficace.

Contre l'insalubrité des milieux habités, l'influence de la pureté des eaux potables, celle de l'intégrité de l'atmosphère ambiante et de l'évacuation des matières usées pour empêcher l'infection de l'air, du sol et des eaux, n'a jamais été mieux définie ni étudiée avec plus d'insistance, en France, qu'en ces dernières années, alors que plusieurs nations étrangères, et notamment l'Angleterre et l'Allemagne, avaient déjà fait faire tant de progrès au génie sanitaire.

L'industrie sanitaire française commençait à peine à se révéler au moment de notre dernière Exposition universelle; son extension et son importance sont une des principales raisons de l'organisation spéciale de la Classe 111.

La microbie a éclairé d'un jour si puissant la question de la pureté des eaux d'alimentation que leur examen bactériologique dépasse aujourd'hui de beaucoup en importance l'analyse chimique. Quantitativement, et surtout qualitativement, il est devenu indispensable; aussitôt les conditions de captage des sources, de protection des nappes souterraines, de préservation des aqueducs et des canalisations s'en sont trouvées modifiées dans une mesure encore indéfinie et pour laquelle des règles définitives et pratiques sont encore à trouver. Il n'en est plus de même pour les procédés d'épuration, de filtration et de stérilisation des eaux; ici la microbie a précisé les solutions, et on lui doit indubitablement, pour les filtres en grand et notamment pour les filtres à sable, l'indication très nette de leurs modes indispensables d'aménagement et d'entretien; pour les filtres collectifs et domestiques, la création de filtres en porcelaine de diverses sortes et de divers modèles; dans un avenir assurément prochain, la stérilisation industrielle et peut-être même domestique par des procédés chimiques, surtout par l'ozone.

Si l'évacuation des matières usées doit, depuis de longues années déjà, à des pratiques agricoles les règles de son application à l'hygiène des habitations et des villes, il faut reconnaître que ce n'est que depuis peu d'années que l'on a su, en France, entrer dans la voie rationnelle de la collecte dans des appareils salubres, de l'éloignement immédiat, à l'aide de dispositifs appropriés, de la dénaturation, par utilisation et épuration suffisantes, des matières excrémentielles et des déchets de la vie domestique. Aujourd'hui les modèles sont créés, l'industrie outillée avec une rare perfection; il en est peu qui soient devenues aussi florissantes en si peu de temps. Il en est de même de la balnéothérapie, des procédés de revêtement des sols et des murailles, des dispositifs assurant à l'aération, à la ventilation, au chauffage, des conditions vraiment pratiques et sanitaires. Il ne serait pas malaisé de démontrer que les règles hygiéniques ont ici été posées, en France; mais si les peuples étrangers en avaient singulièrement développé l'application et la réalisation pratiques, l'industrie française a su, depuis quelques années, et notamment depuis 1889, faire les plus heureux progrès dans cet ordre d'idées.

Les mœurs d'ailleurs favorisent tous ces progrès, plus encore peut-être que les lois. Notre tempérament national respecte celles-ci avec d'autant plus de ferveur que leur vétusté permet moins de les critiquer; il répugne étonnamment à les modifier. Notre législation sanitaire française est surannée; elle date d'un autre âge; mais lorsqu'on veut la mettre en harmonie avec les modifications qu'a subies la science sanitaire, on se heurte à des résistances d'autant plus surprenantes que ceux-là mêmes qui s'y refusent sont les premiers à appliquer pour eux-mêmes et à recommander autour d'eux les applications de cette science.

En dehors de la loi du 2 mars 1822, qui arme le Gouvernement de pouvoirs extraordinaires et sans limites pour les cas de choléra, de peste, de fièvre jaune et autres affections dites *maladies pestilentielles exotiques*, le fondement de la législation sanitaire française réside principalement dans le pouvoir conféré, depuis 1790, aux autorités municipales de prendre « le soin de prévenir, par des précautions convenables, et de faire cesser, par la distribution de secours nécessaires », les accidents et les fléaux calamiteux, tels que les maladies épidémiques ou contagieuses, en provoquant, s'il y a lieu, l'intervention de l'Administration supérieure. La jurisprudence ayant maintes fois déclaré qu'il était interdit aux autorités chargées de l'exécution de cette législation d'en imposer ni d'en déterminer les modes particuliers d'application, et les mesures sanitaires n'ayant pas, pour les communes, les départements ou l'État, le caractère de dépenses obligatoires, on devine qu'elle soit restée à l'état de lettre morte dans la pratique.

Puis est intervenue la législation de 1850 sur les logements insalubres, inapplicable et inappliquée, sauf de très rares exceptions, obstacle souvent même aux mesures sanitaires les plus urgentes.

Enfin, la loi du 30 décembre 1892 sur l'exercice de la médecine a prescrit la déclaration médicale obligatoire pour un certain nombre de maladies transmissibles déterminées, dont la désignation est laissée au pouvoir exécutif, sur l'avis conforme de l'Académie de médecine et du Comité consultatif d'hygiène publique de France. Mais si elle a délivré le corps médical d'une partie de ses obligations à l'égard du secret professionnel pour ces dernières maladies, la loi n'a établi aucune sanction pour l'exécution des mesures qui devraient en être la conséquence. Ni l'isolement ni la vaccination, ni la désinfection ne sont obligatoires. Presque partout la déclaration a été abandonnée. Aussi, tandis que des lois sociales, qui sont l'honneur de la troisième République, ont été successivement promulguées pour protéger l'enfance et le travail contre la maladie et l'insalubrité, alors que le monde entier est, pour ainsi dire, en gestation d'une législation plus favorable aux faibles, aux deshérités, les hygiénistes français appellent de tous leurs vœux l'adoption du projet de loi pour la protection de la santé publique déjà voté par la Chambre des députés, depuis longtemps soumis au Sénat, et qui permettrait enfin à la population de se défendre contre les ravages de la maladie, de retarder les morts prématurées et de conserver une masse de vies humaines décimées par les affections transmissibles, surtout par la tuberculose, alors que leur remplacement se trouve si fâcheusement diminué par la décroissance progressive de la natalité[1].

Ici, la France s'est laissé devancer par nombre de nations étrangères. Les législations sanitaires que la Suisse, l'Italie, l'Autriche, la Hongrie, l'Angleterre, etc., ont édictées ou perfectionnées dans le dernier quart de ce siècle ont déjà porté les meilleurs fruits.

A défaut de la loi, le Gouvernement s'est efforcé de mieux organiser la défense de son littoral et de ses frontières contre les maladies pestilentielles exotiques, d'accroître les garanties de pureté des amenées d'eau et de développer les services sanitaires départementaux et municipaux. Un nombre de plus en plus grand de villes sont entrées dans cette voie par la création de bureaux municipaux d'hygiène; notamment la plupart des grandes villes de l'étranger et, même en France, les grandes capitales ont donné un développement considérable à leurs services sanitaires.

Il a été intéressant de constater, à l'Exposition de 1900, l'influence que ces administrations sanitaires municipales ont su acquérir et combien, sans coercitions inutiles,

____

[1] Ce projet de loi est devenu la loi du 15 février 1902.

mais par l'exemple, la persuasion et l'éducation populaire, elles sont peu à peu parvenues à de très appréciables résultats.

Si les eaux minérales n'ont pas encore pris, dans les expositions universelles françaises, l'importance que notre richesse nationale en pareille matière autorise à espérer, c'est assurément qu'on ne leur y a jamais encore fait une place spéciale.

Appartenant tantôt à la classe de la médecine, puis à celle de l'assistance et de l'hygiène, elles dépendent, cette année, de la classe de l'hygiène, alors qu'elles seraient bien plus judicieusement associées à la médecine, dont elles constituent l'un des plus puissants moyens de thérapeutique. Elles y occupent une galerie aménagée tout particulièrement pour elles, dans des conditions voulues d'attraction et d'intérêt; mais à coup sûr elles mériteraient de constituer une classe unique et elles y gagneraient certainement alors de pouvoir montrer les solutions diverses que soulèvent leurs modes d'exploitation. Elles constituent, en tout cas, l'une des sources les plus considérables de notre richesse nationale. Aucun pays en Europe n'en renferme en aussi grand nombre et de composition aussi variée. Toute la gamme de la thérapeutique s'y trouve reproduite et tous nos groupes montagneux y contribuent.

Ici une législation suffisamment protectrice de tous les intérêts en cause garantit les captages et leur exploitation contre toutes causes de souillures voisines, à l'intérieur d'un périmètre strictement et judicieusement défini. Leur distribution est assurée avec d'autant plus de soin que les intérêts des exploitants en sont étroitement solidaires; aussi les doctrines sanitaires modernes modifient-elles chaque jour plus heureusement les modes de distribution de ces eaux. Au point de vue du commerce local comme au point de vue du commerce de l'exportation, l'accroissement continu du débit est manifeste. Enfin la consommation des eaux minérales naturelles forme un appoint important et des plus précieux à l'alimentation en eau potable, lorsque celle-ci est l'objet de suspicions légitimes, comme il peut arriver trop souvent dans la plupart des agglomérations. Au dernier recensement professionnel de 1896, 1,900 personnes étaient occupées à l'exploitation des eaux minérales et thermales. Environ 1,300 sources sont actuellement exploitées en France, dont le débit total approche de 90,000 mètres cubes par vingt-quatre heures, soit un peu plus de 1 mètre cube par seconde. Le mouvement des baigneurs dépasse 300,000 et la consommation annuelle des eaux transportées loin des sources doit approcher de 50 millions de bouteilles, s'il ne dépasse ce chiffre.

Les nations étrangères n'ont pas manqué de faire connaître les ressources si considérables que beaucoup d'entre elles possèdent en eaux minérales.

Cet exposé sommaire montre que nombre d'objets intéressant l'hygiène appartiennent à d'autres classes de l'Exposition. C'est ainsi que tout ce qui concerne les écoles se trouve dans les classes de l'enseignement. Le chauffage et la ventilation forment une classe à part. L'hygiène militaire forme, on se demande pour quel motif, une classe spéciale. L'Assistance publique forme la Classe 112; elle renferme un nombre considérable d'objets intéressant l'hygiène. D'autre part, les classes du groupe du Génie civil comprennent un grand nombre d'expositions de travaux d'assainissement dans les villes. Enfin, certaines classes de l'Agriculture et de l'Exposition coloniale, de même que plusieurs autres sections du groupe de l'Économie sociale, renferment un certain nombre d'objets et surtout de documents ayant des rapports directs avec la science de l'hygiène et ses applications.

Ces explications et ces réserves faites, nous n'en devons pas moins exposer les particularités les plus intéressantes qu'a présentées la Classe 111 de l'Exposition, telles que les investigations et les travaux du Jury permettent de le faire.

Contrairement à toutes les autres classes de l'Exposition, celle qui était affectée à l'hygiène n'a pas présenté de musée rétrospectif centennal. Il était, en effet, bien vite apparu qu'un tel exposé comparatif de l'hygiène, ou plutôt de l'absence totale d'hygiène il y a un siècle, et de ses dispositifs et progrès actuels, était de tous les jours et de tous les instants, dans toutes les agglomérations. Il suffisait d'exposer l'hygiène moderne pour faire voir en quoi elle diffère des installations insalubres qu'elle a mission de suppléer. D'ailleurs le temps, l'espace et l'argent manquaient pour une telle exhibition, et ce musée des antiquités « dangereuses, insalubres ou incommodes » n'eût été que bien peu suggestif, ni récréatif.

Le Comité d'installation a préféré mettre en honneur la science sanitaire, en édifiant ce qu'on a appelé le *Salon Pasteur* (fig. 1).

Vestibule de la Classe dans la portion très restreinte qui avait été en fin de compte accordée à l'Hygiène, par une singulière ironie, dans l'immense palais affecté aux Armées de terre et de mer, ce Salon Pasteur a peut-être permis aux visiteurs de ne pas oublier, au milieu de l'amoncellement des œuvres et des engins de destruction, les efforts moins apparents des défenseurs de la vie humaine.

Au centre, on remarque une vitrine octogonale surmontée d'un monument spécialement érigé à cette intention et qui, dû aux sculpteurs Enderlin et Bloch, représente le Génie de l'Humanité couronnant le buste de Pasteur par Dubois.

La vitrine renferme, groupés suivant la nature des recherches, la plupart des objets personnels qui ont servi à Pasteur pour ses découvertes. Cette œuvre rétrospective, sorte de reliquaire où l'on peut voir les instruments dont s'est servi le Maître, comprend les études suivantes, dans l'ordre chronologique de ses travaux :

    1° La dyssymétrie moléculaire;
    2° La fécondation;
    3° La génération dite *spontanée;*
    4° Les maladies du vin et de la bière ;
    5° La maladie des vers à soie;
    6° La stérilisation;
    7° Les maladies virulentes et les vaccins;
    8° La rage.

On y remarque le manuscrit même et la thèse de Pasteur à la Faculté des sciences,
manuscrit parafé par le doyen J.-B. Dumas et daté de juillet 1847. Il y a là aussi la
spatule qu'il avait coutume de manier; les ballons qu'il utilisa pour l'étude des poussières organisées de l'atmosphère; le microscope qui lui servit dans ses études sur les
vers à soie; les préparations qu'il tint à faire lui-même, notamment celle qui le conduisit, entre autres, à la découverte du vibrion septique; ses notes de laboratoire prises
en 1881 lors des recherches sur la rage, etc.

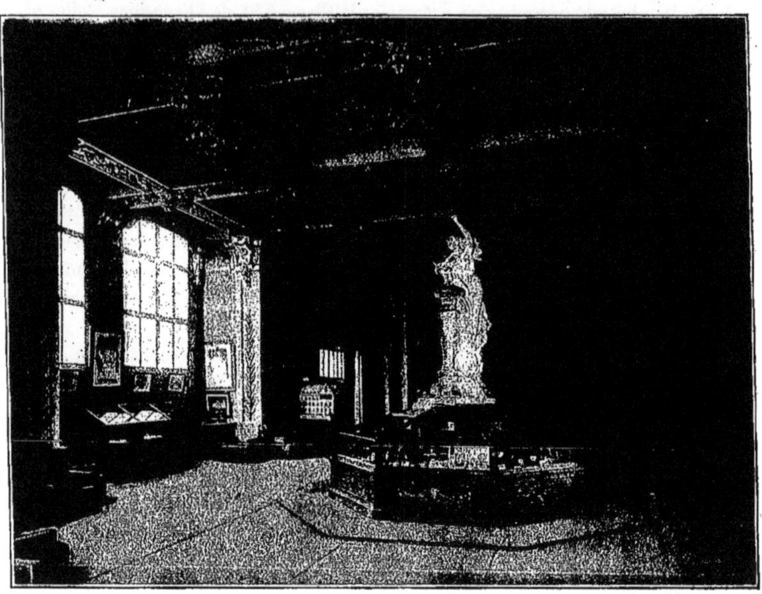

Fig. 1. — Salon Pasteur, vestibule de la Classe 111 de l'Exposition universelle de 1900.

Le salon Pasteur comprend, en outre, les maquettes des Instituts Pasteur de Paris
et de Lille et les expositions particulières de ces deux Instituts.

Dans les parties latérales du salon Pasteur ont été aménagés des emplacements où
les administrations et les Instituts sanitaires de la France, de l'Allemagne, de l'Autriche,
de l'Italie, de la Suisse et des Pays-Bas ont organisé des expositions spéciales.

La France y représente ses lazarets et des cartes du service des épidémies.
L'Allemagne y expose l'Office sanitaire impérial, une carte des approvisionnements
d'eau et des systèmes d'évacuation des matières usées dans ses villes, des plans de ses
sanatoriums pour tuberculeux, de nombreuses représentations démographiques figurées.
L'Autriche y expose les Instituts sanitaires de Vienne, les services de vaccination, l'organisation des services sanitaires de l'Autriche et ses hôpitaux de contagieux. L'Italie

montre son service sanitaire maritime, ses plans d'assainissement et son enquête sur les conditions sanitaires des villes et communes, son mouvement démographique, l'Institut d'hygiène de Turin dirigé par Pagliani, l'Institut sérothérapique de Milan, les études de Koch, Golgi, Grossi, Celli, etc., sur la malaria; des appareils transportables pour les recherches sanitaires. La Suisse y a une très complète exposition de ses services sanitaires. Les Pays-Bas, enfin, y font une exposition sanitaire rétrospective.

Tel est l'ensemble qui remplace, pour la Classe 111, le musée rétrospectif centennal de la plupart des autres classes de l'Exposition de 1900. Nous y reviendrons dans les diverses parties de ce rapport, suivant la nature des objets qui y figurent.

Un rapport spécial étant fait pour les eaux minérales par M. le docteur Bordas, rapport que l'on trouvera plus loin, nous diviserons celui qui concerne l'hygiène proprement dite, dans les limites de la classification de la Classe 111, comme il suit :

1° Salubrité des habitations;
2° Salubrité des agglomérations et des villes;
3° Prophylaxie des maladies transmissibles et des épidémies;
4° Services sanitaires et enseignement de l'hygiène.

CHAPITRE PREMIER.

SALUBRITÉ DES HABITATIONS.

Pour les raisons données plus haut, nous ne pouvons envisager ici, en ce qui concerne la salubrité des habitations, que les procédés d'évacuation des matières usées. et l'usage de l'eau soit pour l'alimentation des habitants, soit pour le nettoyage de l'immeuble. Le reste des conditions inhérentes à la salubrité des habitations ressortit aux classes du génie civil, du chauffage, de l'ameublement et de l'architecture.

Chambre et cabinet de toilette hygiéniques pour les hôtels, d'après le Touring-Club. — Toutefois, la Classe 111 exposant la chambre hygiénique d'hôtel et le cabinet de toilette, installés par le Touring-Club de France, nous avons plaisir à reproduire le libellé des conditions fixées par cette importante société, sur l'avis de ses conseils sanitaires, pour encourager la création de chambres d'hôtel conformes aux progrès de l'hygiène dans les plus petites bourgades de France.

L'extension de l'automobilisme, de l'usage de la bicyclette et des usages individuels de transport, a pour heureux effet de transformer peu à peu les habitudes si invétérées de nos populations, surtout dans les petites villes et à la campagne. Le Touring-Club, par ses conseils, son exemple et ses subventions éclairées, rend ainsi les plus grands services à l'hygiène publique en France.

Voici l'exposé qu'il publie à cet effet, et qui constitue comme une sorte de code ou de manuel pour l'hygiène non seulement de la chambre à coucher, mais de la partie habitée dans la maison :

« Le Touring-Club de France, fondé pour développer le goût du tourisme, s'est ému des plaintes incessantes soulevées par l'ignorance ou l'insouciance des hôteliers en matière d'hygiène et l'insalubrité des locaux offerts aux voyageurs (chambres, cabinets de toilette, water-closets). Il mène campagne depuis plusieurs années pour obtenir notamment une réforme des water-closets et, dans le courant de l'année dernière, il a fait installer *à ses frais* 125 appareils sanitaires dans les hôtels de la Savoie, du Dauphiné et du centre de la France, et en a fourni directement, et à des prix réduits, plus de 100 autres. Il espère ainsi arriver, grâce à la concurrence, à une amélioration sensible sur ce point spécial.

« Il place aujourd'hui sous les yeux des hôteliers un type de ce qui lui apparaît devoir constituer une chambre salubre; voici les caractères principaux qu'il en tracés :

« Tout lavable : parquet, murs, meubles, rideaux; Suppression des ciels et rideaux de lit, tentures, portières, tapis fixes; Lumière et aération : fenêtres hautes, impostes, suppression des stores et des jalousies.

« Il a résumé, en outre, dans la brochure jointe à la présente note une série de conseils et d'indications qui pourront être consultés avec fruit par les hôteliers. Il a obtenu près de maisons importantes des prix spéciaux dont il fera bénéficier les hôteliers qui s'adresseront à lui. Cette notice sera envoyée aux 2,200 hôtels affiliés au Touring-Club et à un millier d'autres, non affiliés.

« Il espère, par cette propagande, faire comprendre aux hôteliers l'utilité d'une réforme qui est de leur propre intérêt, réforme nécessaire pour retenir en France cette clientèle considérable de voyageurs qui vont porter leur argent en Suisse et en Italie, faute de trouver dans leur propre pays des installations sinon aussi luxueuses que celles qu'ils trouvent à l'étranger, tout au moins suffisamment convenables et salubres.

1. **Chambre hygiénique d'hôtel et cabinet de toilette.** — 1° Orientation. — Cette question ne peut présenter d'intérêt qu'au moment de la construction de l'hôtel ou d'une annexe.

Chercher autant que possible l'exposition au soleil qui combat l'humidité et égaye.

2° Dimensions. — Donner à la pièce les plus grandes dimensions possibles. Pour être saine elle doit être vaste.

Le cube d'air respirable, exigé dans les hôpitaux est, pour chaque personne, de 30 mètres cubes. Nous considérons ce chiffre comme sensiblement inférieur à celui du cubage normalement utile.

Il nous paraît désirable d'atteindre un minimum de 45 mètres; ce qui peut donner par exemple pour les dimensions de la chambre les proportions suivantes : largeur, 5 mètres; longueur, 3 mètres; hauteur, 3 mètres.

Ce sont là, nous le répétons, les mesures les plus faibles.

3° La Fenêtre. — La fenêtre doit être aussi haute que possible; mieux cette condition essentielle de salubrité est remplie, plus profondément s'étend dans la pièce la zone des rayons lumineux qui chasse l'humidité et les microbes, mieux s'en échappent les gaz et l'air vicié.

Autant que possible placer des impostes qui permettent de ventiler toute la partie supérieure de la pièce sans ouvrir la fenêtre et créer des courants d'air.

Les fenêtres à deux vantaux fermant à noix et à gueule de loup sont les plus recommandables. Elles interceptent le passage de l'air, avantage très appréciable en hiver. Il n'en est pas de même pour les châssis à un seul vantail, l'air passant librement par la feuillure du battement.

Nous proscrivons formellement les jalousies qui gênent la ventilation et la lumière et dont les lattes serrées et enroulées les unes sur les autres se remplissent de poussière et se pourrissent. Même observation pour les stores extérieurs.

Mettre des volets. Quand ils sont ouverts ils dégagent complètement le vide de la fenêtre.

4° La Cheminée. — Elle joue un grand rôle dans la ventilation de la pièce. L'hiver, la chaleur du foyer forme une colonne d'appel. L'été, la cheminée établit un courant d'air avec la fenêtre ouverte. Munir l'orifice de la cheminée d'un tablier mobile et le laisser ouvert en principe. Son rôle est d'activer le tirage s'il y a lieu et d'empêcher, en cas de mauvais temps, les rafales de chasser la suie et la cendre dans la chambre.

Ne pas oublier, lors de la construction, le conduit d'air appelé ventouse, qui amène l'air de l'extérieur, alimente le foyer, active l'appel et évite la fumée.

Faire ramoner au moins une fois par an.

La cheminée doit être en marbre, de mouluration sobre; le modillon uni (ou du genre Louis XVI, le plus simple). Nous conseillons le marbre clair, les taches sont plus apparentes et obligent à un nettoyage plus fréquent.

Nous conseillons du marbre, sans compartiments, pour le foyer, de la fonte pour l'âtre. Éviter le carrelage qui se brise et devient un réceptacle de poussières. Les «rétrécis» seront en fonte; ceux faits en faïence ou en plâtre coûtent meilleur marché, mais ne sont pas durables.

5° LE PLAFOND. — Les moulurations sont inutiles. Elles retiennent la poussière et s'essuient difficilement. A l'Exposition, le type de la chambre hygiénique n'a pas de corniche sous plafond, une gorge unie évite l'angle formé par l'intersection du plafond et des parois verticales. Pas de rosaces, pas d'angles en carton-pâte, pas de suspension où les insectes s'installent si volontiers.

6° LE SOL. — Parquet sans encaustique et régulièrement lavé [1].

Une remarque : Sans cause apparente les interstices des planches se remplissent de poussière blanchâtre qui se renouvelle sans cesse; cette poussière provient de la désagrégation du plâtre qui scelle les lambourdes. Remède : sceller les lambourdes à bain de bitume. On obtient un excellent résultat. C'est dispendieux, mais c'est utile.

Choisir des lames de largeur moyenne et les resserrer lorsque le travail du bois les aura disjointes. Nous laissons toute initiative pour le choix de l'essence du bois. Cela dépend des circonstances locales. Le chêne vaut infiniment mieux que le sapin, mais coûte presque partout plus cher.

Dans certaines contrées du Midi, notamment sur le littoral, le sol se fait (par économie!) en carrelage de marbre; malheureusement, la froideur de ce sol rend nécessaire l'emploi de tapis. Dans ce cas, n'employer que des carpettes mobiles qu'on enlève, nettoie et qui permettent de laver le sol; nous proscrivons d'une façon absolue les tapis fixes.

7° LES MURS. — Les trois matières le plus communément employées pour recouvrir les murs sont : l'étoffe, le papier, la peinture.

L'étoffe. — Nous l'écartons radicalement. C'est un des plus redoutables agents de contamination. Elle s'imprègne des odeurs, des microbes de toute nature et les conserve. Il faudrait la passer à l'étuve pour détruire les germes. Dans ces conditions, son emploi est impraticable.

Le papier. — Son adhérence au mur est obtenue par une couche de colle plus ou moins putréfiée. Des cavités se forment dans lesquelles pullulent les insectes parasites. Le changement de papier ne les détruit pas. Le papier, comme l'étoffe, s'imprègne des microbes en suspension dans l'air de la chambre, et si le mur n'est pas parfaitement sec, il se pourrit facilement et se décolle. De plus, il n'est pas lavable.

Or, nous insistons très vivement pour que les murs d'une chambre soient soigneusement lavés au départ du locataire, atteint peut-être d'une maladie contagieuse, telle que la tuberculose.

La peinture. — C'est incontestablement moins meublant, mais l'œil s'y fait très bien.

On peut employer deux genres de peinture : la peinture à la chaux, économique, mais qu'il faut renouveler au moins deux fois par an; la peinture à l'huile, plus chère mais plus durable.

Nous préférons cette dernière qui a sur l'autre le grand avantage de ne point retenir la poussière sur des aspérités et de se laver à l'eau chaude et au savon. La peinture vernissée, quel que soit le nom qu'on lui donne, actuellement employée, est à base de gomme dure; elle résiste aux variations de température, à l'action des désinfectants usuels, à l'eau de mer, aux acides étendus d'eau.

Les critiques qu'on peut formuler contre elle sont : La difficulté de son emploi, son prix, son caractère peu décoratif. Le premier obstacle tend à disparaître, car l'emploi de la peinture vernissée se vulgarise chaque jour et on peut trouver maintenant à peu près dans toutes les petites villes un entrepreneur capable de s'en servir.

---

[1] Nous recommandons, après le départ de chaque locataire, le lavage au chlorure de chaux. Jeter quelques poignées de chlorure de chaux sur le parquet et avec une brosse en chiendent, trempée dans de l'eau, frotter énergiquement; rincer à l'eau claire.

Pour l'entretien journalier, jeter quelques poignées de sable blanc ou de sciure de bois humide sur le parquet et balayer.

Les frais de premier établissement sont certes plus élevés que si l'on employait le papier peint mais l'entretien est moins coûteux. La peinture tient fort longtemps lorsque les fonds sous la peinture ont été bien établis, alors qu'il faut renouveler le papier fréquemment.

Enfin, il est possible d'atténuer l'impression de froid, de nu, produite par le ton clair et uniforme de la peinture, en exécutant en haut du mur soit un galon d'un ton plus soutenu en camaïeu, soit, au pochoir, une petite bande décorative. On peut également simuler, à o m. 6o du sol, un petit lambris bas d'un autre ton que celui de la pièce et au-dessus du lambris, formant cimaise, un galon semblable à celui peint sous plafond.

S'assurer, avant d'appliquer la peinture, que le mur est sec afin d'éviter les taches. Si l'humidité est à craindre, prendre des mesures de précaution. On emploie dans ce cas, avec succès, des peintures spéciales.

En résumé : Pas d'étoffe. Pas de Papier. De la peinture partout et des tons clairs !

8° La Décoration. — La décoration, en termes de menuiserie, est la mouluration qui entoure les portes et les fenêtres (chambranles), les cimaises, les plinthes, etc.

Cette décoration est indispensable dans une certaine mesure; elle est destinée à recouvrir les joints entre les murs en plâtre et les bâtis et huisseries en bois; ce joint est inévitable à cause du travail du bois. Il se forme souvent derrière des cavités où la poussière se met et où le lavage ne pénètre pas.

Si cette menuiserie est indispensable, elle doit être simple. Nous proscrivons la mouluration compliquées qui forme des nids à poussière où l'éponge ne peut pénétrer. Sur les joints, poser des baguettes ou des champs unis. Pas de moulures aux portes et aux fenêtres.

On remarquera que la désinfection d'une pièce de ce genre sera facile et efficace, rien ne s'opposant à ce que le désinfectant puisse être appliqué jusqu'aux plus petits recoins de la chambre. Tout est lavable ! Quant au nettoyage, l'eau et le savon auront rapidement fait disparaître la poussière et les taches sur les plafonds, les murs, la décoration, le sol, la cheminée, etc. ! En un clin d'œil, sans grands frais, la toilette sera complète si les fonds sous la peinture ont été bien exécutés.

9° Mobilier et Accessoires. — Voici l'énumération des objets mobiliers et accessoires placés dans le type de *Chambre hygiénique* à l'Exposition. Elle comporte le strict nécessaire; le maître d'hôtel y peut apporter telles variantes qu'il jugera utile mais en se renfermant, le plus possible, dans la note prédominante de cette notice : La simplicité et le nettoyage facile. Bâtons de fenêtres. Grands rideaux. Petits rideaux de vitrage, une moquette.

Chambre. — Lit et garniture, armoire à glace, table de nuit, table de travail, 2 fauteuils, 4 chaises, 5 portemanteaux.

Cabinet de toilette. — Table à toilette et garniture, porte-serviette, 1 chaise, bidet, tub.

Mobilier de la Chambre. — *Lit et garniture.* — Nous conseillons le lit en fer. Le fer est recouvert de peinture noire. L'entretien est d'autant plus facile qu'il y a moins d'ornements de cuivre. Le lit à dossier carré avec rampes et boules de cuivre est élégant et meublant. Le lit entièrement noir avec quelques filets or et dossier cintré est plus simple et, par conséquent, meilleur marché.

Le sommier doit être entièrement métallique, soit à lames, soit en fils tressés, soit à ressorts avec cadre en fer. Les deux premiers modèles nous paraissent encore préférables, car il est inutile de les recouvrir de toile; l'air y circule plus librement et leur nettoyage est plus facile.

Nous serions heureux de voir disparaître le vieux sommier en bois recouvert de toile et à ressorts où la poussière et la vermine s'installent à demeure et dont la désinfection est si difficile. Au pied du lit, carpette, mobile bien entendu.

Les matelas doivent être fréquemment refaits, les enveloppes changées, la laine aérée et battue. Même observation pour les oreillers de plume ou de crin et pour les traversins. Dans une chambre à deux lits il est indispensable de placer un paravent en bois peint ou verni et en tissu lavable. Pas de rideaux au lit !

Armoire à glace. — L'armoire à glace doit être simple de mouluration. Elle sera en bois peint ou verni. Nous préconisons le meuble dit *armoire anglaise.* Il tient lieu d'armoire à glace ordinaire et de placard. La partie droite est réservée aux vêtements à suspendre, le haut de la partie gauche aux chapeaux, aux chemises et autres objets d'habillement qui demandent de la place; enfin, le bas comporte quelques tiroirs. Ce meuble est encore peu répandu; il est vrai que son prix est un peu plus élevé que celui de l'armoire à glace ordinaire, mais il est infiniment plus pratique et plus décoratif.

Dans le cas où, par économie, le maître d'hôtel se contenterait de l'armoire à glace ordinaire, il installera dans la pièce même, pour suspendre les vêtements, un rayon à 1 m. 70 du sol, vissera sur la surface inférieure des pitons espacés et y accrochera des porte-habits. En avant du rayon une tringle supportera un rideau (en étoffe claire et lavable) avec anneaux de cuivre. Cette simple installation est de beaucoup préférable aux placards, souvent humides, jamais aérés, presque toujours poudreux.

Table de nuit. — La table de nuit sera en métal. Les deux tablettes seront en marbre ou toute autre matière lavable. Les six faces intérieures en marbre vaudraient mieux encore.

Fauteuils et chaises. — Éviter les meubles rembourrés dont les ressorts, les crins, les tapisseries, les housses, sont autant de repaires pour les microbes; adopter de préférence les sièges en bois tournés et cannés; on y est tout aussi bien assis et ils ont encore l'avantage de coûter moins cher.

Table de travail. — Très simple, quatre pieds tournés, un ou deux tiroirs, dessus en bois. Une petite recommandation : Poser sur la table un gros encrier en verre, inversable, un porte-plume, un crayon, quelques feuilles de papier blanc dans un sous-main. Un touriste a toujours quelques notes à prendre, un itinéraire à tracer et il trouve malheureusement dans bien peu de chambres d'hôtel ce qui lui est nécessaire.

Portemanteaux. — En métal de préférence. Cinq têtes au moins pour une chambre à un lit. Une dizaine pour une chambre à deux lits. Les fixer solidement, ils occasionneront moins de dégradations. Il faut, dans bien des cas, empiler les vêtements sur les chaises ou sur les tables, faute de portemanteaux pour les accrocher. Tout en souffre, mobilier et vêtements, surtout quand ces derniers sont mouillés.

Rideaux et tentures. — Nous écartons, sans exception, tout ce qui est tenture décorative. Supprimer même les grands rideaux si la disposition des fenêtres et l'absence de vis-à-vis le permettent, et se contenter des volets pour combattre le soleil. Placer de petits rideaux de vitrage étamine, faciles à laver, s'arrêtant à hauteur d'homme pour laisser pénétrer la lumière.

Dans le cas où les grands rideaux seraient inévitables, les choisir blancs de préférence ou de tons très clair et les laver souvent. Les poser sur un simple bâton avec anneaux.

Pas de lambrequins. Pas de portières. Pas de tapis fixes !

MOBILIER DE CABINET DE TOILETTE. — *Table de toilette.* — Simple table en bois blanc peint. Dessus en marbre; tablette courant sur toute la longueur, également en marbre. Pour la cuvette, 0 m. 40 de diamètre est une mesure moyenne. Le pot à eau doit contenir 4 ou 5 litres d'eau. Broc et seau hygiénique en faïence, proportionnés. Ne pas oublier le porte-brosse, le porte-savon et le porte-éponge, le tout en faïence et lavé après chaque passage de voyageur.

Porte-serviettes. — Autant que possible à pied et à double tringle. Les porte-serviettes fixés au mur le dégradent et les pivots des tringles souvent ne fonctionnent pas. De plus, le porte-serviettes à pied se déplace et on peut faire sécher le linge au soleil ou devant la fenêtre ouverte.

Bidet. — Pieds en bois ou en fer, de préférence en fer. Ce meuble se fait soit avec un fond, soit sans fond, nous préférons ce dernier. La cuvette doit être à gorge et s'emboîter sur le cadre en fer ou en bois qui maintient les quatre pieds, de façon à être suspendue et non posée. Cette cuvette peut être en fer émaillé ou mieux en faïence.

Gr. XVI. — Cl. 111.

Tub. — L'accrocher contre le mur, à hauteur de la main. Il doit avoir au moins un mètre de diamètre. Dans le cas où il serait impossible d'en munir chaque chambre, réserver un local sain et aéré pour y placer le tub ou l'appareil à douche; au besoin, aménager une salle de bains.

II. **Water-closets.** — 1° Conditions générales d'installation. — Au point de vue du gros œuvre ce qui a été dit pour la chambre et le cabinet de toilette peut s'appliquer au water-closet, sauf en ce qui concerne l'appui de la fenêtre qui sera placé à 1 m. 5o du sol. Munir la partie supérieure de la fenêtre d'un châssis à persiennes vitrées, mobile, qui sera manœuvré au moyen d'une crémaillère, afin d'assurer la ventilation continuelle sans courant d'air violent.

Étudier avec le plus grand soin la pose de la plomberie et des tuyaux de chute. Pour le tuyau de chute que nous supposons en fonte, éviter de le laisser apparent, car il forme avec les murs des angles où la poussière s'accumule. Nous conseillons de le «chemiser».

Afin d'éviter les fuites, procéder comme suit : entourer le tuyau et ses colliers d'un grillage de fer galvanisé fixé au mur, remplir de ciment l'espace compris entre le tuyau et le grillage, de façon à recouvrir le point le plus saillant d'au moins deux centimètres de charge. Arrondir les points d'intersection de ce revêtement avec les murs. Crépir la surface du ciment pour faciliter l'adhérence et enduire de plâtre pour recevoir la peinture.

L'enveloppe ainsi formée par le fil de fer et le ciment doit traverser sans interruption les épaisseurs des murs et le plancher.

Sur le sol, avant la pose d'un appareil à chasse, faire saillir l'orifice du conduit sur lequel le siphon sera fixé et entourer complètement le conduit en saillie avec le parquet ou tout autre revêtement du sol afin de permettre un nettoyage parfait.

Éviter de mettre des journaux à la disposition des visiteurs. Les papiers jetés en grande quantité forment tampon et obstruent l'orifice.

Avoir des serviettes de papier-toilette qui, au contact de l'eau, s'amollissent immédiatement et n'obstruent pas les conduits. Cette recommandation s'applique plus particulièrement aux appareils du «tout-à-l'égout».

2° Appareils sanitaires à chasse d'eau. — Ils se composent de trois parties essentielles :

a. Le réservoir et ses accessoires;

b. La cuvette et son siphon;

c. Le siège et sa console.

a. Réservoir et accessoires. — Le réservoir est en fonte. Sa contenance peut atteindre 1o à 12 litres, mais sa consommation doit être réglée à 7 ou 8 litres par chasse, cette quantité d'eau étant suffisante pour assurer l'évacuation complète des matières.

Le réservoir que nous fournissons aux hôtels affiliés a été choisi en forme de tronc de cône renversé afin d'éviter le bris par la congélation de l'eau. La glace, augmentant le volume de l'eau, remonte vers la partie supérieure toujours plus évasée et glisse sur les parois sans les endommager.

L'alimentation du réservoir est assurée soit par un grand réservoir placé dans la partie supérieure de la maison, soit par un conduit d'eau embranché sur la conduite de distribution d'eau de la localité.

Près du réservoir, placer sur le tuyau d'adduction un robinet d'arrêt [1] afin de couper l'eau pour permettre d'effectuer les réparations, s'il y a lieu.

Lorsque le prix de revient du mètre cube d'eau est élevé, on peut employer le réservoir à deux débits : l'un de 2 à 3 litres, l'autre de 7 à 8 litres. On actionne l'une ou l'autre manette suivant le cas.

---

[1] Régler le robinet d'arrêt de façon à ne remplir le réservoir qu'en deux minutes et pas plus vite de façon à éviter tout bruit et assurer un meilleur fonctionnement de l'appareil.

Les accessoires indispensables sont :

Un tuyau de décharge dont le diamètre doit toujours être le même que celui du raccord à la cuvette [1].

Deux colliers en cuivre pour fixer le tuyau contre le mur.

Le réservoir doit être posé le plus haut possible tout en réservant la place nécessaire pour les réparations, avec un minimum de 1 m. 80 au-dessus du siège.

Le tuyau de décharge, en plomb, doit descendre d'aplomb sous le réservoir sur une longueur de o m. 40 et n'être coudé qu'à cette distance de façon à bien amorcer le siphon. Les coudes doivent être allongés. Il ne doit être rétréci sur aucun point, surtout à son entrée dans la cuvette. Il ne doit pas séjourner d'eau dans ce tuyau soit par des contre-pentes, soit par des lignes horizontales.

b. Cuvette et siphon. — En grès vernissé, solide et économique. Dans les appareils fournis par notre intermédiaire, la cuvette et le siphon sont en deux pièces [2].

Sceller la cuvette et le siphon avec du ciment, jamais avec du plâtre.

Le tampon de dégorgement du siphon sera placé de façon à pouvoir être facilement visité.

Les vis qui fixent le siphon sur le sol doivent être en cuivre et entrer de quelques millimètres seulement dans le parquet de façon à s'arracher facilement en cas de tassement dans les bâtiments et éviter ainsi la casse de l'appareil.

c. Siège et console. — Le siège doit être mobile, à charnières, se relevant automatiquement. Il peut être en chêne ciré ou en acajou verni, mais le bois doit être entouré d'un cercle en fer ou en acier appelé tendeur qui empêche les éclatements et les fentes. La console, à laquelle sont fixées les charnières du siège, sera scellée contre le mur.

3° Appareils dits à la turque. — Ils s'installent également avec réservoir de chasse d'eau ou robinet d'adduction d'eau. Ils doivent être surtout employés pour les water-closets qui reçoivent de nombreux visiteurs peu difficiles au point de vue du confortable, pour les locaux dits *communs*.

Lorsqu'il n'existe pas de canalisation d'eau permettant le nettoyage automatique, c'est incontestablement l'appareil préférable parce que..... le plus facile à nettoyer et à tenir en bon état de propreté.

Il suffit de jeter plusieurs fois par jour quelques seaux d'eau afin de bien laver. Laisser en permanence un broc plein d'eau et une balayette [3].

Le culot qui ferme l'ouverture est en cuivre inaltérable. Nous recommandons donc l'usage de cet appareil lorsque le manque d'eau canalisée ou d'un réservoir supérieur ne permet pas l'installation de l'appareil à chasse.

4° Papier-toilette. — De tous les systèmes qui nous ont été présentés, celui qui nous a paru le plus simple en même temps que le plus économique est le système à rouleau de papier perforé. Les serviettes ne se détachent qu'une à une et le sol n'est pas jonché de papiers sales. La composition du

---

[1] La ligature du tuyau à la cuvette doit être faite avec un manchon en caoutchouc serré avec du fort fil de cuivre ou de la bonne ficelle.

[2] Nous convenons que l'appareil d'une seule pièce (cuvette et siphon) est préférable, en ce qu'il est exempt du grave inconvénient des fuites possibles avec l'appareil en deux pièces, — mais il est plus coûteux.

[3] *Appareils à tourbe pulvérulente.* — L'appareil à la turque peut être remplacé par l'appareil à tourbe pulvérulente ou à terre, qui remplissent alors l'office de l'eau dans les appareils à chasse d'eau. Elles recouvrent les matières et les désodorisent. Nous étudions en ce moment un modèle pratique de ce genre d'appareil dont les résidus peuvent trouver un emploi utile dans l'agriculture. Nous ferons connaître, en temps opportun, par la voie de la *Revue*, sous la rubrique spéciale « W.-C. », l'époque à laquelle il nous sera possible de mettre cet appareil à la disposition des hôteliers ainsi que les conditions dans lesquelles il sera livré.

Des annexes sont relatives à la filtration et à la stérilisation des eaux, ainsi qu'à divers accessoires. Nous y reviendrons en temps opportun.

papier doit être saine, il ne doit contenir aucun élément chimique de nature à provoquer des indispositions gênantes.

Le support se fixe sur une petite planchette qui se visse elle-même dans le mur. Pour que le tout soit solide et pour éviter les dégradations, avoir soin de placer des chevilles en bois dans le mur aux points correspondant aux trous de vis.

La protection des surfaces de l'habitation est représentée dans la Classe 111 par les parquets sur bitume de M. GOURGUICHA; les peintures lavables telles que les peintures laquées comme le RIPOLIN; les carreaux et émaux de GILARDONI; les nombreux produits de la FAÏENCERIE DE CHOISY-LE-ROI; les carrelages en dalles, moulés en verre de la COMPAGNIE DE SAINT-GOBAIN, dont l'opaline laminée est d'un emploi si hygiénique et si intéressant.

Évacuation des matières usées de la vie journalière. — Dans le rapport que nous avions eu l'honneur de faire, en 1889, au nom du Jury, nous avions eu l'occasion de montrer la haute valeur des installations sanitaires de cet ordre réalisées en Angleterre, ainsi que les efforts qui venaient d'être récemment faits en France pour imiter celles-ci. Il y a lieu tout d'abord de reconnaître qu'il serait bien difficile aujourd'hui de comparer entre elles les installations des grandes maisons spéciales des divers pays. En Angleterre, on a continué à se servir d'un matériel dont la perfection est devenue de règle et dont l'usage est entré définitivement dans les mœurs publiques et privées.

C'est ainsi que l'on retrouve encore, cette année, dans l'exposition de la puissante maison JENNINGS, par exemple, des modèles qui ne laissent rien à désirer : water-closets à double siphon et valve, water-closets pour domestiques (vidoir, urinoir, cabinet, permettant les positions assise ou debout, tuyau propre); lavabos de style, de marbre et cuivre, en porcelaine, avec bidets et bain de pieds; robinets combinés pour lavabos et pour baignoires; éviers et timbres d'office en porcelaine, marbre, étain, etc.; urinoirs en marbre et en porcelaine; lavabos et water-closets pour yachts et chemins de fer; pour les hôpitaux, des water-closets avec réservoir et tirage spéciaux, des lavabos à pédale.

La maison DOULTON, dont la renommée européenne est aujourd'hui si justement établie, témoigne de nouveaux progrès. On remarque cette année, son joint *Mettallo-Keramic*, ses water-closets dits *Simplicitas, The asylum* et surtout le *Patent piedestal combination closet*, imité de tant de façons.

En France, cette industrie s'est développée d'une manière considérable et continue; elle n'a pas tardé à atteindre le même degré de perfection que dans la Grande-Bretagne. De même, dans la plupart des autres pays.

C'est aux États-Unis qu'elle paraît avoir en ce moment produit les spécimens les plus remarquables, tant pour la fabrication que pour les modèles et la disposition des appareils sanitaires. Aucune installation n'est supérieure, en effet, à celle que montre à l'Exposition la maison Mott, de New-York. Son cabinet de toilette, dont un des types est figuré ci-après (fig. 2), comprenant tous les appareils que les dispositions de la plomberie actuelle permettent d'y réunir sans inconvénient, réalise en quelque sorte l'idéal du genre. Les revêtements du sol, des murs, y sont en matériaux absolument imperméables et jointoyés avec le plus grand soin; tous les raccords, sans exception, y sont recourbés; les divers appareils, baignoires, water-closets, bidets, urinoirs, tables de toilette, appareils à douches, etc., de la même matière imperméable; leurs formes assurent l'évacuation immédiate de toutes les matières usées et les précautions sont minutieusement prises pour qu'aucun reflux de matière solide ou liquide ou de gaz mal odorants ou méphitiques ne puisse s'y produire.

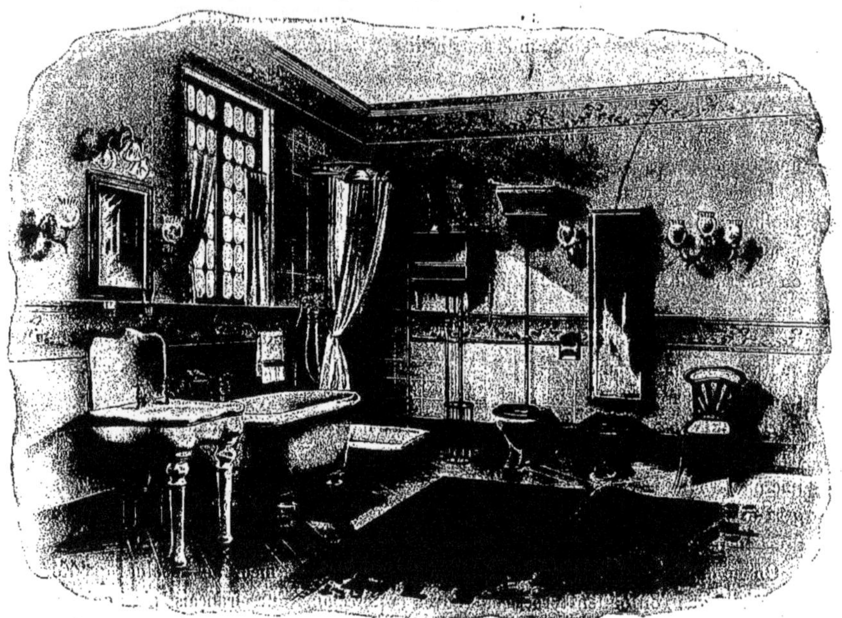

Fig. 2. — Cabinet de toilette. (Maison Mott, de New-York.)

C'est là, il est vrai, une installation de grand luxe, fort coûteuse; et l'on ne saurait s'étonner que les constructeurs appartenant à la même industrie aient, dans la plupart des pays, montré des dispositifs se rapprochant plus ou moins, souvent à très peu près, de ce modèle.

L'industrie sanitaire anglaise s'est assurément laissé distancer et elle n'a plus aujourd'hui, comme autrefois, le monopole de la fabrication des appareils de salubrité.

Dans nombre de pays, des maisons nouvelles et spéciales disputent aux Doulton, aux Jennings, etc., le marché de cette industrie et n'en sont plus tributaires.

C'est surtout en France et en Allemagne que, depuis 1889, ce mouvement s'est développé. On pouvait alors seulement signaler quelques essais imitant les modèles de l'industrie sanitaire de la Grande-Bretagne, tandis qu'aujourd'hui un nombre considérable de maisons spéciales ont un matériel bien à elles et peuvent se passer de l'apport étranger.

Aussi est-il devenu inutile, en 1900, de refaire ce que le Jury de la dernière Exposition universelle avait cru devoir entreprendre, afin de faciliter précisément les développements de l'industrie sanitaire.

Il n'a plus été nécessaire de procéder à ces expériences comparatives sur les appareils sanitaires qui, en 1889, avaient donné une base si précise d'appréciations, et qui, nous pouvons le rappeler sans crainte, ont eu une influence marquée sur les produits de cette industrie, tant était grande alors la différence de valeur entre les divers produits similaires exposés.

Aujourd'hui il n'en est plus de même; les différences sont devenues insensibles; et ce sont bien plutôt des considérations économiques qui interviennent pour le choix des appareils.

Le développement de l'industrie sanitaire a provoqué une concurrence qui serait profitable aux acheteurs si tous les produits présentés sur le marché possédaient les qualités hygiéniques les plus élémentaires; mais, malheureusement pour cette industrie, on vise surtout le bon marché et pour obtenir des appareils sanitaires à prix réduits on emploie la faïence et même la poterie commune, matières essentiellement poreuses, de sorte que, sans s'en rendre compte, l'acheteur de ces produits va à l'encontre du but qu'il veut atteindre, puisqu'il installe à demeure, dans son habitation, des appareils qui deviendront par l'usage de véritables foyers d'infection.

Dans un cabinet d'aisances, il ne suffit pas d'intercepter les émanations des tuyaux de chute; si le siphon intercepteur ainsi que la cuvette ou le siège sont fabriqués avec une matière poreuse, il est évident qu'ils seront bientôt contaminés et qu'il s'en dégagera une odeur malsaine. En outre, ils offrent peu de résistance et, point capital, ils ne résistent pas à la gelée.

On ne doit donc employer que des appareils d'une imperméabilité absolue, qualité essentielle que l'on obtient précisément avec la porcelaine dure française ainsi qu'avec le grès cérame fin ayant subi une cuisson presque aussi forte que celle de la porcelaine dure et recouvert d'un émail dur bien adhérent, parfaitement vitrifié, inattaquable par les acides et les gaz.

C'est ainsi qu'en France, MM. PILLIVUYT, DUPUIS et Cⁱᵉ, afin d'obtenir des objets de plus grandes dimensions que ceux qu'on peut obtenir en porcelaine dure, ont créé la fabrication d'un grès cérame spécial auquel ils ont réussi à donner les mêmes garanties d'inaltérabilité qu'à la porcelaine au moyen d'une cuisson élevée et d'un émaillage analogue.

Les installations de luxe, toilettes, baignoires, salles de bains, water-closets, etc., sont en porcelaine, en faïence ou en grès cérame; ces matières sont toujours vernissées et émaillées; de même les tuyaux sont généralement vernissés et en grès. Les appareils économiques, tout aussi salubres que les premiers, empruntent à la fonte émaillée ses qualités d'étanchéité et de solidité s'ils n'ont pas l'élégance et le confortable extérieur des premiers.

Sans doute, les grès vernissés, cérames, porcelaines, faïences, constituent les meilleurs des appareils, à condition que la matière première soit cuite à une température extrêmement élevée, qui donne la dureté et l'imperméabilité à ces produits poreux par eux-mêmes. Sans cette garantie de vitrification, l'émail ne suffit pas à les protéger contre la gelée ou les émanations qui les pénètrent, et ils deviennent une cause d'insalubrité.

Prenons, par exemple, afin de donner une idée des expositions des divers fabricants de cet ordre, celle de la maison Jacob et Cⁱᵉ ou Compagnie céramique de Pouilly-sur-Saône et Belloye, fondée à Pouilly en 1886. Cette maison a apporté de nombreux perfectionnements dans la fabrication des grès cérames vernissés au sel pour la fabrication des appareils sanitaires et particulièrement des tuyaux de drainage (pâtes feldspathées); elle a amélioré la fabrication de la porcelaine sanitaire non biscuitée et celle de la terre réfractaire au grand feu (émail-porcelaine) pour les grosses pièces, telles que : éviers, urinoirs, etc. Le Jury lui a décerné un grand prix, en raison de ce que, parmi les maisons françaises, elle présente l'ensemble le plus complet et qu'avec les produits de son industrie on parcourt, suivant l'expression de M. le docteur Thierry, « le cycle entier de l'hygiène ».

Il débute à la cuisine. Les murs de celle-ci ont un revêtement céramique dont les joints sont faits en mortier de ciment, et non de plâtre trop hygrométrique, qui absorberait l'humidité et produirait des décollements. Les revêtements sont destinés à protéger la muraille des buées de la vapeur d'eau. On n'y trouve pas d'angles vifs, ils sont remplacés par des gorges arrondies, en porcelaine ou en grès, qui sont à peine absorbants. Le grès ne doit pas absorber plus de 5 p. 1000 et la porcelaine plus de 1 à 2 p. 1000, tandis que la faïence absorbe 15 à 20 p. 1000 et même plus. L'avantage est incontestable.

Les éviers sont disposés avec égouttoirs. En céramique, ils ont sur ceux en pierre tendre l'avantage de ne pas geler et de ne pas absorber les liquides comme certains calcaires qui s'imprègnent et peuvent garder une odeur désagréable.

Les vidoirs, usités communément en Angleterre et dont les usines Doulton et Jennings présentent de remarquables spécimens, sont peu employés chez nous. Il en est de même de la boîte à graisse, dont le service de l'assainissement de la Ville de Paris a exposé un modèle au pavillon de la Ville de Paris.

Dans le cabinet de toilette moderne, le confortable doit remplacer le luxe apparent des tentures, etc.

On mettra un revêtement destiné à rendre les murs insensibles à la vapeur d'eau.

La céramique serait indiquée, mais, en raison de son prix élevé, on fait plus habituellement usage de peintures pouvant se laver, de ripolin, de linoléum, etc.

Tous les soins de propreté doivent être pris sans qu'on soit obligé de sortir du cabinet de toilette.

S'agit-il d'un hôtel avec calorifère dans le sous-sol, il n'y a qu'à installer une canalisation d'eau chaude.

S'agit-il d'une maison particulière ou d'un appartement, on place un chauffe-bain qui puisse donner de l'eau chaude en dix ou quinze minutes au maximum à la baignoire et à la toilette. Celles-ci doivent être alimentées en eau froide ou en eau chaude.

Les modèles de cuvettes sont nombreux. La maison Jacob a un type fixe, avec bonde de vidange métallique. Les divers exposants de la Classe 111 rivalisent d'ailleurs à l'égard de ces appareils pour l'élégance, la commodité et la facilité de nettoyage.

Le bidet reçoit de l'eau chaude et de l'eau froide. Il est à gorge large, qui se trouve chauffée par l'ouverture du robinet d'eau chaude.

Les lavabos collectifs en grès émaillé pour écoles, collèges, casernes, etc., de forme arrondie, et disposés par série, ne présentent aucun angle ni motif décoratif. Ils ont un système de collecteurs qui s'adaptent sous les cuvettes sans support spécial.

La toilette simple de chambre d'hôtel a un dossier de marbre, et le dessous de la cuvette est complètement dégagé. Les peignes seront déposés sur une table et non enfermés dans un tiroir, qui garderait les poussières, car il n'y a pas de tiroirs, et c'est le seul moyen d'avoir une toilette rigoureusement hygiénique.

Les cuvettes se divisent en deux séries : cuvettes d'appartement et appareils pour habitations collectives. Les premières répondent à la position assise, les secondes à la position accroupie.

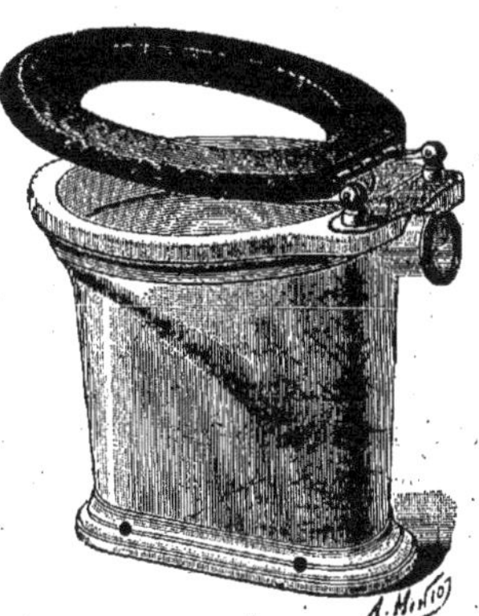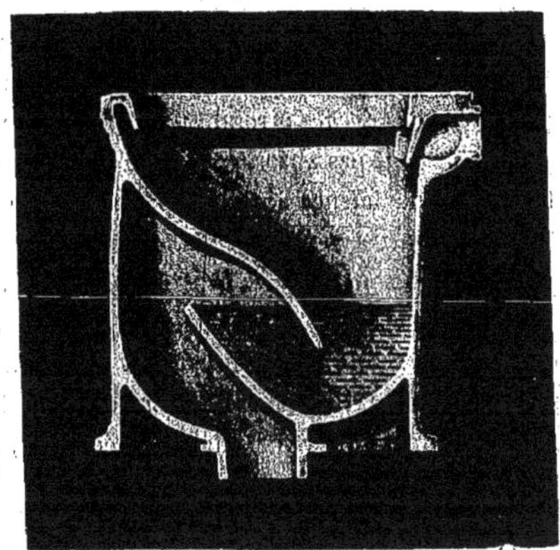

Fig. 3. — Spécimens de cuvettes de water-closets.

Le meilleur système est celui qui use le minimum d'eau rationnel et nécessaire. Les excreta doivent tomber de suite et directement dans l'eau, sans souiller les parois, comme cela avait lieu avec les anciens types de cuvettes coniques.

La cuvette à paroi verticale est le modèle à choisir. Celle-ci peut donner un bon fonctionnement même avec six litres d'eau seulement projetés par une chasse directe.

La cuvette à chasse brisée est utile pour les personnes malades dont les selles doivent être surveillées.

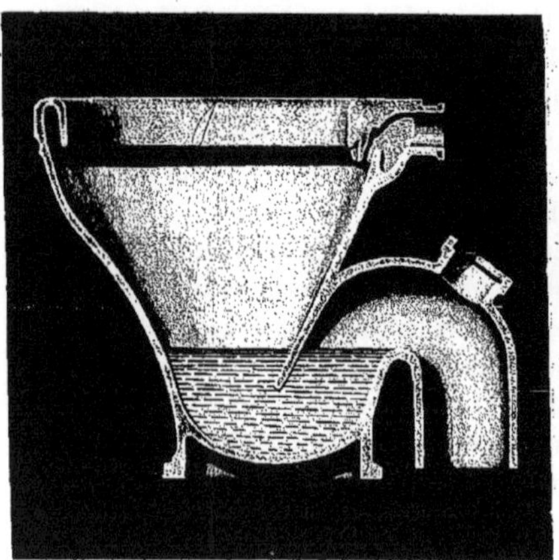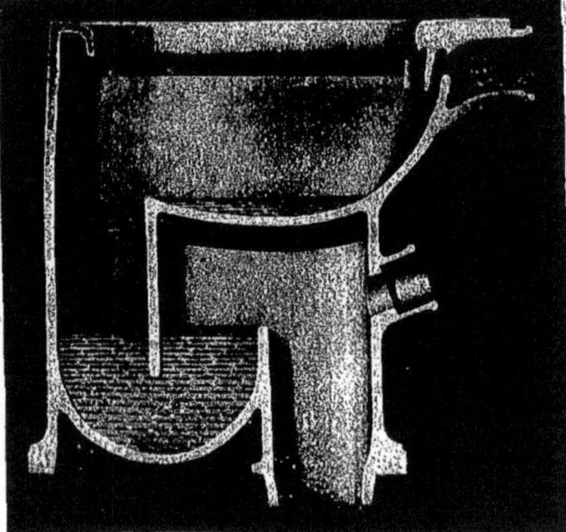

Fig. 4. — Spécimens de cuvettes de water-closets.

D'autres modèles demandent moins d'eau, parce qu'il y a aspiration des matières dans le siphon, mais il faut alors un double siphon, ce qui rend l'appareil plus coûteux et délicat. Il est d'origine américaine.

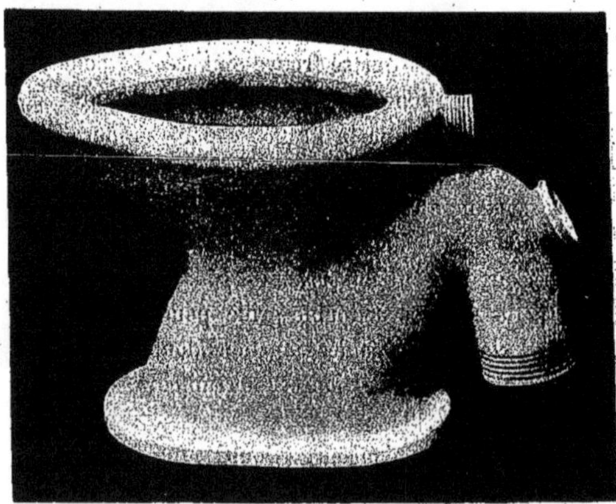

Fig. 5. — Spécimen de cuvette de water-closet.

Quel que soit le type de cuvette choisi, il faut condamner la tendance trop commune de prendre des appareils en deux pièces, car le joint qui relie la cuvette au siphon est souvent cause de fuites.

La cuvette assise des habitations collectives est utilisée dans certains hôpitaux, comme Boucicaut. L'hôpital Pasteur l'emploie, mais perfectionnée. En porcelaine blanche de forme ovale, formant un bec afin d'éviter le contact des organes avec les parois, elle a de larges bourrelets qui permettent la suppression d'un siège abattant en bois lequel se salit toujours et qu'on ne devrait admettre dans aucune installation collective.

Le modèle « Bébé » est une cuvette d'une seule pièce en porcelaine blanche (avec ou sans siphon), destinée aux asiles et écoles maternelles.

Lorsque les appareils collectifs sont en série, il faut supprimer autant que possible le siphon au-dessous de chaque water-closet et n'en placer qu'un seul à l'extrémité.

Les cuvettes situées au-dessous d'un réservoir de chasse seront toujours remplies d'eau, de façon à ce que les matières y tombent directement, et sous chacune doit se trouver un collecteur également plein d'eau, à l'extrémité duquel est placé l'appareil siphonique qui fonctionne par aspiration. On supprime ainsi les odeurs, ce qui est à considérer surtout lorsque les cabinets d'aisances ne peuvent être éloignés, comme dans certains ateliers, etc. Sur ces collecteurs on place des appareils assis ou accroupis, le *siège à la turque,* en particulier, qui est un excellent système, à condition d'un lavage superficiel fréquent.

Il en est de nombreux modèles, les uns pour adultes, les autres pour enfants, disposés de façon à éviter une glissade ou une chute, et avec un orifice plus étroit.

Nous avons signalé tout à l'heure les appareils de la maison Pillivuyt, Dupuis et Cie, dont on représente ci-contre des spécimens à titre d'exemple.

Tous ces mêmes appareils, on les trouve aujourd'hui fabriqués en fonte émaillée et ce n'est pas un minime progrès qui se trouve ainsi réalisé pour l'hygiène des habitations, en raison de la diminution de prix qui en résulte pour l'achat et l'entretien des appareils sanitaires; si bien que la France exporte aujourd'hui une quantité de plus en plus grande de ses produits, même en Angleterre.

Madame Veuve Jacquemin montre la série si complète de ses appareils sanitaires en fonte comprenant : tampons hermétiques, siphons en S, siphons directs pour colonnes verticales, siphons spéciaux de cour dits *siphons à panier* pour poser en terre ou pour poser sur planches, petits siphons à double grille pour sous-sols, cuisines, lavoirs, urinoirs, etc., siphons à cloche et à panier, jonctions doubles avec moignon d'équerre, appareils de fermeture, regards de jonction et interrupteurs, coulisses de raccordement avec et sans tampon hermétique.

La maison Scellier et Cie, à Voujaucourt (Doubs), qui fabriquait tout d'abord des appareils de chauffage en fonte brute polie, étamée et émaillée, s'est spécialisée peu à peu, depuis 1875, dans la fabrication des appareils pour cabinets communs et cabinets d'appartements. La diversité de ses produits et la quantité de ses modèles différents sont devenus considérables.

Depuis deux ans surtout cette maison a pu perfectionner la fabrication des fontes émaillées grâce à la découverte et à l'application d'un émail nouveau, émail céramique ne contenant aucune base métallique. Elle produit aujourd'hui des baignoires pour hôpitaux, des cuves pour produits chimiques et surtout des appareils de lieux communs qui, recouverts de cet émail céramique, résistent aux émanations alcalines ou acides inévitables dans les water-closets.

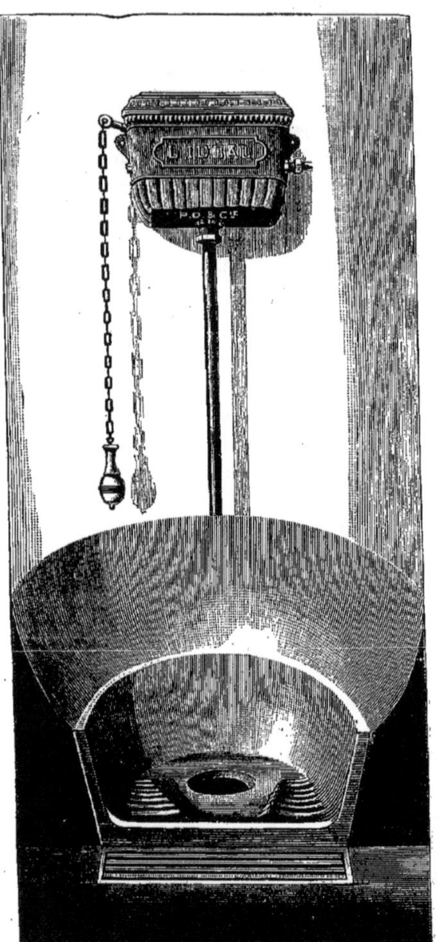
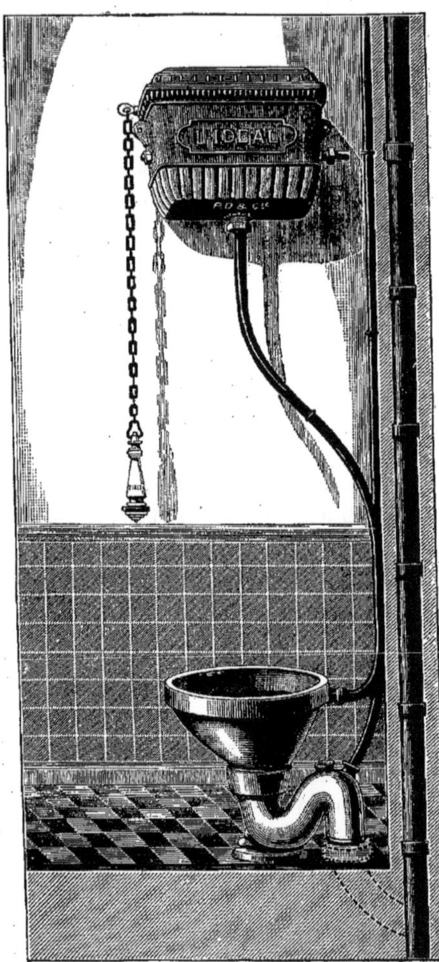

Fig. 6. — Spécimen d'installations de water-closets.

On y voit de nombreux modèles d'éviers, postes d'eau, lavabos, water-closets, siphons pour toutes vidanges, tuyaux de chutes, etc. Nous remarquons chez M. Scellier le système dit *califourchon* du Dr Mangenot, médecin inspecteur des écoles de la ville de Paris, sorte de cuvette évasée et allongée en forme de selle, sur laquelle l'enfant

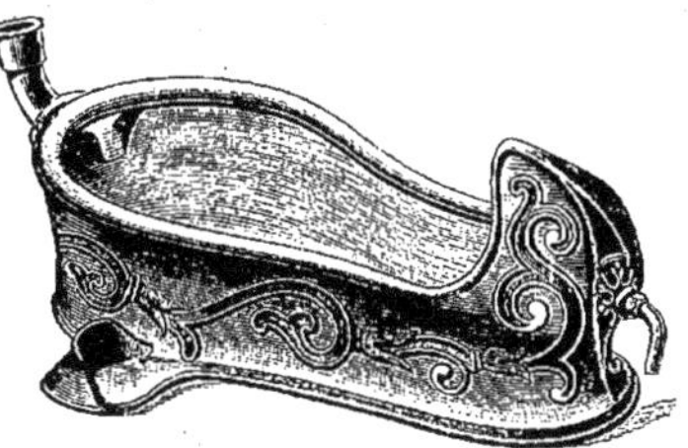

Fig. 7. — Système dit *Califourchon*.

doit se placer comme à cheval afin d'éviter les contacts d'une partie quelconque du corps, et par conséquent tout danger de contamination. Il y a trois tailles. Le modèle scolaire peut être utilisé pour la position assise ou accroupie. Lorsque l'appareil doit servir à la position assise, les bords sont recouverts d'ébonite.

Innombrables sont devenus les dispositifs divers qui ont pour but de modifier tout ou partie des appareils sanitaires. Citons quelques-uns de ceux qui ont été plus particulièrement distingués par le Jury.

MM. Utzschneider et Cie construisent dans leurs usines de Vitry-le-François (Marne) et de Digoin (Loir-et-Cher) d'ingénieux systèmes spéciaux de joints métalliques démontables pour water-closets en deux pièces.

La maison Noël Chadapaux, dont l'exposition comprend aussi presque tous les appareils sanitaires, se remarque par des tuyaux salubres en fonte brute et émaillée, et par des joints qui peuvent se faire : 1° avec une rondelle de caoutchouc; 2° avec du ciment; 3° avec de la corde goudronnée et du plomb.

La Société des produits céramiques et réfractaires de Boulogne-sur-Mer expose, pour l'intérieur des habitations, un appareil sanitaire à ventilation combinée et à double siphon, adopté par MM. les Architectes des Prisons de Fresnes et de la Santé — près de 2,500 de ces appareils placés et en service depuis trois ans — sans aucune réparation et aucun accident dans le fonctionnement; un nouveau système de clapets pour réservoirs de chasse de toutes dimensions, depuis le petit réservoir pour appartements jusqu'aux appareils de 50 centimètres de diamètre pour égouts, également inventé par M. le Commandant du génie Dubois.

La Société l'Hygiène moderne présente un modèle de cuvette démontable avec siphon adhérent qui rend hygiéniques ces lavabos à cuvettes basculantes dont la propreté sous la cuvette restait toujours suspecte, et dont parfois les émanations étaient incommodantes.

Signalons encore les siphons en plomb pur, de M. Choppi, coulés par procédé spécial et établissant une pression au moment de la coulée afin d'éviter les soufflures et de serrer le métal plomb coulé sur la bague du bouchon pour en assurer l'étanchéité; ainsi que son réservoir de chasse et d'ingénieux appareils à chasse directe, supprimant le réservoir.

M. Vuilliot, successeur de M. Guinier, qui, dès le 23 novembre 1853, faisait breveter un joint hydraulique et, en 1882, construisait déjà, en France, des réservoirs automatiques et intermittents, a créé récemment : un siphon d'évier à visite instantanée, goudronné à chaud à la surface interne afin d'y obtenir une propreté absolue sans encrassement par les eaux grasses ou savonneuses; un robinet à débit limité, et un tampon hermétique à vis levant le couvercle.

L'Usine des Deux-Flèches à Lille (Nord) se fait remarquer par une nouvelle composition dite *granitine*, destinée à la fabrication des baignoires. Ce produit comporte huit matériaux différents qui forment un corps solide, d'une grande résistance, ne se tachant pas, inattaquable, d'une étanchéité absolue et d'un poids léger.

En 1898, M. Hochet, successeur de l'ancienne maison Havard fils, a imaginé une garde-robe avec siège-abattant, supprimant le siège fixe en menuiserie. Cet appareil a pour but de résoudre le problème d'avoir la même disposition que ceux du tout-à-l'égout avec siège abattant, tout en pouvant l'employer avec une fosse étanche; ainsi on trouverait évitée la dépense d'eau qu'occasionne un réservoir de chasse et par suite l'inconvénient qui en résulte de remplir trop vite cette fosse, tout en ayant une occlusion hydraulique parfaite qui empêche toute odeur puisque la profondeur de la valve donnerait autant de garde d'eau qu'un siphon.

C'est cette préoccupation de diminuer la dépense de l'eau dans les installations sanitaires modernes, surtout dans les villes où l'on n'a presque exclusivement à sa disposition que de l'eau de source, toujours très chère, à affecter à cet usage, qui a conduit les constructeurs à imaginer toutes sortes de procédés afin de diminuer la quantité d'eau nécessaire pour assurer néanmoins le nettoyage des appareils et l'enlèvement immédiat et absolu des matières usées.

Nous en citerons plus particulièrement deux exemples.

Chaque réservoir de chasse installé actuellement dans un water-closet à Paris dépenserait, en moyenne et par an, pour environ 35 à 36 francs d'eau s'il est alimenté avec de l'eau de source, ce qui est le cas dans les quatre cinquièmes des maisons; ou pour 15 à 16 francs d'eau s'il est alimenté avec de l'eau de Seine, ce qui n'a lieu que dans un cinquième des habitations de Paris.

Or les réservoirs de chasse actuels ne donnent, en général, qu'un seul débit, uniforme, de 8 litres en général. Si l'on admet que ces 8 litres d'eau sont suffisants lorsqu'il s'agit de diluer et de chasser de la cuvette des matières solides avec des papiers, etc., il est dès lors évident que ces 8 litres sont superflus lorsqu'on n'est allé aux water-closets que pour uriner, et que, dans ce dernier cas, 2 litres d'eau, par exemple, eussent largement suffi pour nettoyer la cuvette.

C'est cette remarque si simple qui a conduit la Société anonyme des réservoirs de chasse à deux débits, système Gadot, à créer le *réservoir de chasse à deux débits*, destiné à satisfaire à chacune des deux formes des besoins naturels.

Ce réservoir de chasse à deux débits a le même aspect que les réservoirs de chasse ordinaires, ses dimensions extérieures d'encombrement sont pareilles, de sorte que partout on peut le disposer au lieu des appareils à un seul débit.

La seule différence visible est que l'appareil a deux chaînes de tirage au lieu d'une seule : l'une donne 8 litres d'eau, tandis que l'autre n'en donne que 2 litres. On tire

l'une ou bien l'autre poignée selon le cas. Il va sans dire que, au lieu de 8 litres et
de 2 litres, on peut donner n'importe quels autres volumes au gré des intéressés,
par exemple 7 litres d'eau pour le grand débit, et 1 litre 3/4 pour le petit.

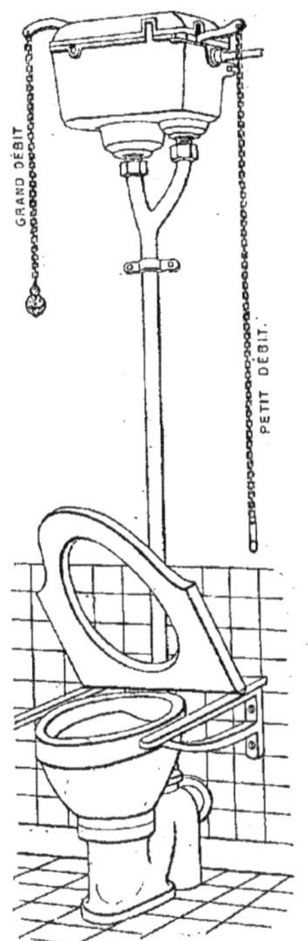

Fig. 8. — Réservoir de chasse
à deux débits, système Gadot.

Les deux poignées sont tout à fait dissemblables : celle
du grand débit est noire, elle pend à 1 m. 60 du sol,
c'est-à-dire assez haut; tandis que la poignée du petit débit
est blanche et pend à un mètre seulement du sol; cette
dernière poignée est donc plus accessible, surtout pour
les enfants, dont les besoins naturels n'exigent presque
toujours que fort peu d'eau pour le nettoyage.

Il est facile de chiffrer l'économie d'eau procurée par
ce réservoir de chasse à deux débits, par rapport aux autres
appareils en usage jusqu'à présent :

On admet généralement que dans une maison, surtout
avec des enfants, etc., sur six fois que l'on va au water-
closet, deux fois seulement exigent chacune une grande
chasse d'eau de 8 litres. Les quatre autres fois on ne fait
qu'uriner, par conséquent il suffit de 2 litres d'eau à chacune de ces quatre visites pour bien nettoyer la cuvette.

Avec les anciens appareils de chasse à un seul débit la
dépense d'eau pour ces six visites est donc de six fois
8 litres, soit au total 48 litres d'eau. Avec le réservoir de
chasse à deux débits la dépense d'eau pour ces six visites
ne serait que : deux fois 8 litres, plus quatre fois 2 litres,
soit au total 24 litres d'eau seulement.

On voit donc que le réservoir à deux débits procure une
économie de 50 p. 100 sur l'eau dépensée par les anciens
réservoirs ordinaires à un seul débit.

Ainsi à Paris, dans le cas, presque général, de l'eau
de source, le réservoir à deux débits procure, sur tous les
autres systèmes, une économie d'environ 18 francs par appareil et par an. Dans le cas
très rare de l'eau de Seine, cette économie représente encore 8 francs par appareil
et par an. Dans les autres villes, ces chiffres varient selon le prix de l'eau, mais
l'économie reste toujours de 50 p. 100.

Le prix élevé de l'eau que l'on emploie dans le lavage des cabinets d'aisances étant,
nous le répétons, un sérieux inconvénient pour l'application des principes de l'assainissement, la Société française des appareils de plomberie s'est rendue propriétaire du
monopole d'exploitation des appareils aéro-hydrauliques qui permettent :

1° D'élever, par l'air comprimé, l'eau sans pression (eau de rivière, de puits ou eaux
industrielles) à tous les étages d'un immeuble;

2° De supprimer les inconvénients de la gelée, les conduites restant vides lorsque les appareils ne fonctionnent pas, grâce à un dispositif permettant de n'élever que la quantité d'eau nécessaire à chaque chasse en utilisant les détentes de l'air.

L'eau sans pression, élevée à l'aide des appareils aéro-hydrauliques, peut être distribuée dans les conduites sans modification aux installations existantes.

Dans les installations du tout-à-l'égout, les appareils aéro-hydrauliques, faisant monter à l'aide d'un dispositif spécial la chasse d'eau directement des caves, suppriment les réservoirs de chasse, évitant ainsi à la fois les inconvénients de la gelée, les pertes d'eau et le bruit.

La Société française des appareils de plomberie insiste particulièrement sur ce point que les conduites d'eau sont vidées automatiquement après chaque usage et que les appareils aéro-hydrauliques sont les seuls parmi les appareils similaires présentant cet avantage, puisque la gelée, dans ces conditions, ne peut produire aucune fuite ni aucun arrêt dans le service de l'eau.

L'ensemble du système se compose d'un appareil placé dans le cabinet et d'une petite bouteille placée en cave dans un réservoir où est amenée l'eau sans pression. Lorsqu'on tire la chaîne de l'appareil, l'air comprimé se précipite dans la bouteille et fait monter l'eau qui y est contenue dans la cuvette, produisant ainsi une chasse que l'on peut régler à volonté par le déplacement d'un contrepoids; aussitôt la chasse terminée, la bouteille est mise en communication avec l'atmosphère, afin qu'elle puisse se remplir à nouveau et que l'eau non utilisée ne séjourne pas dans les conduites.

MM. Beauvalet frères disposent ainsi ces appareils par la commande de l'air comprimé, soit avec levier simple, soit par tirage à déclenchement avec régulateur fixé sur le sol à côté de la cuvette, ou contre le mur en contre-haut de celle-ci, ou par l'utilisation des installations déjà existantes.

Le système aéro-hydraulique peut s'installer avec une seule bouteille en cave pour un groupe de cabinets.

Il résulte des observations faites dans les immeubles où ces appareils sont en service, que le mètre cube

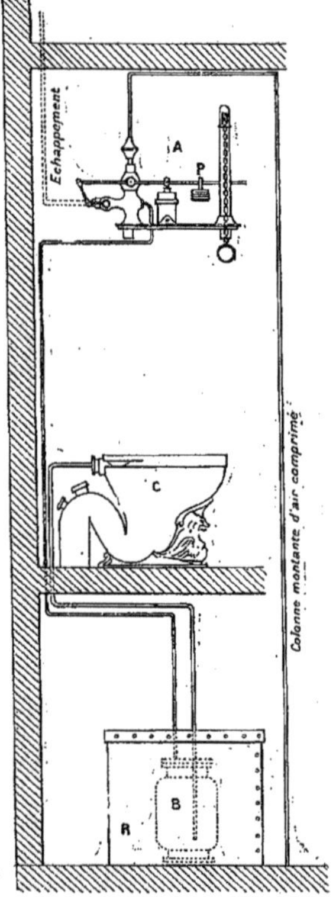

Fig. 9. — Appareil aéro-hydraulique.

d'eau élevée revient à o fr. 21 en moyenne (en employant l'eau de rivière ou de canal, vendue o fr. 16 le mètre cube) au lieu de o fr. 35, prix du mètre cube d'eau de source. L'économie est donc de 40 p. 100.

Si l'eau employée était de l'eau de puits, elle ne coûterait plus que le prix d'élévation, soit o fr. o5. L'économie serait dans ce cas de 85 p. 100.

Parmi les appareils permettant de se procurer de l'eau chaude pour les besoins de la toilette, de la propreté et de la salubrité, le Jury a tout spécialement remarqué celui auquel M. Beutier a donné le nom de *Minimus* et qui permet de se procurer, pour ainsi dire instantanément, de l'eau chaude, même bouillante.

Il a pour objet : le chauffage instantané, par le gaz, de l'eau froide, en vue de la préparation rapide d'un bain chaud ou de tout autre usage; et pour propriétés principales : la commande à distance, par la manœuvre du robinet d'eau, de l'allumage du foyer; une surface de chauffe considérable (o^{mq}7o) sous le volume le plus petit (1/24 de mètre cube); le chauffage de l'eau à toutes les températures (à volonté) depuis la température de l'eau froide employée, jusqu'à la température maxima choisie pour chaque appareil. De plus, un dispositif de sûreté rend impossible l'allumage d'un mélange détonant de gaz et d'air; l'arrivée du gaz se ferme quand l'eau vient à manquer de pression, et rend impossible un coup de feu sur la surface de chauffe ou une explosion de vapeur.

Cet appareil, de dimensions très petites, puisqu'on peut en ranger 24 dans un mètre cube, et qu'il ne contient, plein, que 1 litre 1/2 d'eau, présente une surface de chauffe de o^{mq}7 (ce qui correspond à une nappe liquide de o m. oo2 d'épaisseur passant sur le foyer).

L'eau froide venant d'une conduite d'eau sous pression y circule d'une façon méthodique, après avoir traversé un robinet d'arrêt.

Elle entre froide à la partie supérieure de la surface de chauffe où elle trouve, déjà refroidis, les gaz de la combustion. Elle leur emprunte le peu de chaleur qu'ils conservaient encore et descend, poussée par sa pression, dans les parties basses de la surface de chauffe, qui sont enveloppées des gaz chauds et même des flammes du foyer.

Toute la chaleur de combustion du gaz est ainsi absorbée méthodiquement et les gaz brûlés s'échappent à peu près froids, tandis que l'eau sort chaude à l'autre extrémité de la surface de chauffe.

Un robinet de réglage à diaphragme variable, modérant le débit de l'eau, permet de l'obtenir plus ou moins chaude, puisque, dans le même temps, il en passera plus ou moins dans la surface de chauffe, sur le même foyer.

Avant d'arriver à la molette de réglage, l'eau sous pression traverse une petite chambre, dont une paroi est mobile. La pression de l'eau, en s'exerçant sur cette paroi mobile, la pousse, et cette paroi entraîne dans son mouvement un clapet qui s'ouvre alors. Quand l'eau est barrée par le robinet d'arrêt, celle qui reste dans tout l'appareil devient de l'eau morte, sans pression. N'exerçant plus de pression sur la paroi mobile, celle-ci, rappelée par un ressort, reprend sa position d'équilibre et le clapet se ferme.

Ce clapet est donc actionné automatiquement et à distance par l'eau; quand elle traverse sous pression la chambre il est ouvert, et il est fermé quand l'eau de celle-ci perd sa pression.

La surface de chauffe est constituée par un système tubulaire quelconque, que l'eau traverse et qui est soumis à l'action du foyer.

De préférence, cette surface de chauffe sera formée par un empilage de grilles tubulaires croisées et telles que l'eau traverse méthodiquement toutes les grilles du haut en bas.

Il est important pour la conservation de la surface de chauffe qu'elle contienne toujours de l'eau, en d'autres termes, qu'elle ne puisse se vider, car les tubes pourraient être portés au rouge et brûlés; et même, lorsque l'eau reviendrait, une production trop brusque de vapeur pourrait causer une explosion de vapeur. Deux choses empêchent l'appareil de se vider :

1° L'eau chauffée remonte jusqu'à la partie haute de la surface de chauffe avant de s'écouler. Le vidage ne peut donc avoir lieu de ce côté.

2° Pendant la marche, lorsque le robinet d'arrêt est ouvert et que l'eau chaude coule, si l'on prenait de l'eau froide sur la conduite à un étage inférieur et que le débit du robinet où l'on vient puiser cette eau froide fût assez fort, non seulement la pression de l'eau arrivant serait réduite à zéro, mais même, il arriverait que la colonne d'eau amorcerait le siphon, dont la grande branche aboutit au robinet froid inférieur qu'on vient d'ouvrir, et la petite branche à la sortie de l'eau chaude. Alors l'appareil se viderait complètement par siphonnage. Ce vidage accidentel est évité dans ce système par un clapet à bille dans le fond de la chambre.

Le gaz est fourni à l'appareil par une conduite qui se dédouble avant d'y arriver et chacune des deux bifurcations porte un robinet : l'un est le robinet du foyer et l'autre celui de la veilleuse.

Ces deux robinets sont solidaires l'un de l'autre, on ne peut manœuvrer le second que dans une seule position du premier et on ne peut manœuvrer celui-ci que dans une seule position de l'autre.

Et ces positions sont choisies de telle façon que l'ouverture du gaz du foyer est impossible si l'on n'a pas allumé préalablement la veilleuse, et inversement qu'on ne peut éteindre la veilleuse si l'on n'a au préalable barré le foyer.

Par conséquent, lorsque l'ouverture du foyer livrera passage au gaz, ce gaz trouvant la flamme de la veilleuse s'allumera immédiatement à son contact.

Comme, d'autre part, il est impossible que l'on ouvre le foyer sans avoir allumé la veilleuse, il ne peut en aucun cas se former de mélange détonant dont l'allumage provoquerait une explosion de gaz.

Le mode d'emploi se résume en deux opérations dont l'ordre d'exécution est indifférent pour le bon fonctionnement et la sécurité.

Ces deux opérations sont : 1° l'allumage du gaz; 2° l'ouverture du robinet d'arrêt d'eau.

L'allumage du gaz comprend, comme nous venons de le voir d'abord, l'allumage de la veilleuse par l'ouverture du robinet-disque, et ensuite l'ouverture du robinet du foyer, ce qui permet au gaz de se répandre dans la chambre.

L'ouverture du robinet d'arrêt d'eau, quand on désire de l'eau chaude, laisse arriver l'eau froide sous pression dans la chambre, la bille se soulève, le clapet s'ouvre et le gaz passe au foyer où il s'allume immédiatement au contact de la flamme de l'allumeur et l'eau sort chaude instantanément.

Si ces deux opérations se faisaient dans l'ordre inverse, l'ouverture du robinet d'arrêt d'eau n'aurait pour effet que de laisser couler de l'eau froide et d'ouvrir le clapet.

Enseignement de la plomberie sanitaire. — Mais l'emploi de tous ces appareils ne pourrait se généraliser, si les entrepreneurs et les ouvriers plombiers ne savaient pas les installer dans les meilleures conditions et s'ils ne devenaient pas ainsi les meilleurs auxiliaires de la salubrité.

On sait combien en Angleterre, en Amérique, aux États-Unis, on exige de garanties et de compétence spéciale de la part des plombiers. La plomberie sanitaire est une des industries les plus appréciées et qu'on entoure des plus grands soucis et de la plus haute considération. Des écoles spéciales, des diplômes très recherchés ont été institués à cet effet. Il est regrettable que ces diverses écoles n'aient pas participé à l'Exposition universelle.

En France, nous avons eu la satisfaction de voir figurer les chambres syndicales d'ouvriers et d'entrepreneurs de plomberie; et par les travaux exécutés à l'école municipale Diderot, de la ville de Paris, l'on a pu juger aussi de l'effort considérable réalisé depuis plusieurs années dans notre pays, pour élever la plomberie sanitaire à la hauteur de la tâche que lui assigne l'hygiène moderne.

En 1873, les ouvriers plombiers, couvreurs, zingueurs et aides de Paris et du département de la Seine, fondèrent une chambre syndicale indépendante.

Ils organisèrent des cours professionnels, que se firent un devoir de professer plusieurs hygiénistes reconnus.

A l'Exposition, ils montrent d'un côté la manipulation du plomb et, de l'autre, son application à l'industrie.

On peut y remarquer notamment parmi les *chefs-d'œuvre* exposés : une nourrice circulaire faite en plomb de o m. 110 de diamètre et o m. oo8 d'épaisseur, dont on ne connaîtrait pas encore de semblable d'un diamètre si petit pour le diamètre du plomb; un appareil à produire le gaz autogène, pour les soudures de plomb sur plomb, servant pour les becs à acide; la quadruple boucle en plomb de o m. o35; le grand feu d'orgue, comprenant tous les robinets à gaz se trouvant dans le commerce.

Les cours techniques sont faits par les professeurs de l'Association polytechnique, sous la direction de M. L. Masson; les cours pratiques, par les ouvriers de la Chambre syndicale.

D'autre part, c'est la première fois que la Chambre syndicale des entrepreneurs de couverture et de plomberie, assainissement et hygiène de la ville de Paris et des départements de Seine et Seine-et-Oise, organise une exposition collective destinée à montrer les progrès de l'assainissement et de l'hygiène dans la profession d'entrepreneur de couverture et plomberie.

Cette exposition comprend :

1° Les fondations et décisions prises par cette Chambre syndicale dans l'intérêt de l'hygiène, notamment en 1887 la création de son école professionnelle, en 1891 l'adjonction des cours pour les employés, en 1892 le changement de titre de la Chambre syndicale;

2° Les études des commissions d'assainissement nommées chaque année dans le conseil de la Chambre syndicale;

3° Les conférences faites aux élèves de l'école professionnelle, pour lesquelles il est fait appel au concours de personnalités faisant autorité à Paris en matière d'assainissement;

4° Les publications relatives aux lois et règlements relatifs à l'assainissement de Paris et de la Seine;

5° La participation de la Chambre syndicale à l'Exposition d'hygiène de 1895, sa participation au Congrès d'assainissement de la même année;

6° Sa participation à l'organisation d'une section de plomberie à l'école Diderot, créée sur l'initiative de l'un de ses membres, M. Thuillier, aujourd'hui sénateur de la Seine;

7° Ses encouragements par des dotations de prix à l'école Diderot et à la section du bâtiment de l'Association polytechnique.

Elle montre, en outre, des spécimens des installations sanitaires exécutées par quelques-uns de ses membres, MM. Thuillier frères, Soulé, Corpatain, Petit et Cie, Ch. André et Cie, Testat et la Société française des appareils de plomberie.

Cette Chambre syndicale a été fondée en 1817. Elle compte aujourd'hui près de 400 adhérents.

Alimentation des habitations en eau potable. Filtration et stérilisation des eaux à domicile. — La Commission du Touring-Club, dont nous avons déjà mentionné les travaux, a, au sujet de cette question d'un si haut intérêt pour la santé publique, la *pureté des eaux de table,* exprimé les vœux suivants :

1° Mention, par une étiquette ou tout autre moyen, de la nature ou de la provenance des eaux placées sur les tables : eau de source, eau de citerne, eau de puits, eau de la... ou du... (nom de la rivière);

2° Abaissement, dans une notable proportion, du prix des eaux minérales dites *de table.* Les hôteliers trouveraient, dans une vente beaucoup plus considérable, une compensation à la diminution des prix;

3° Adoption de filtres d'une capacité convenable et d'un débit rapide afin d'alimenter facilement les carafes d'eau stérilisée ou filtrée.

3.

Comme la très grande majorité des eaux d'alimentation peuvent être considérées comme suspectes, la filtration de l'eau constitue à peu près la seule sauvegarde pour leur usage.

Nous avons étudié, en 1889, cette question d'après les travaux expérimentaux institués par le Jury de cette époque. En 1900, la question a fait de nouveaux progrès. Les filtres se sont perfectionnés et le problème de la stérilisation des eaux par la chaleur ou par des procédés chimiques est entré dans la voie des solutions pratiques. Toutefois l'Exposition n'en montrait qu'un petit nombre de spécimens, de quelques systèmes seulement, et ne donnant qu'une faible idée de ces progrès.

La filtration de l'eau par les matières poreuses se pratique toujours, soit à l'aide de l'ancienne plaque de grès, excellente à cet égard pourvu qu'on ait soin de la nettoyer fréquemment, soit à l'aide de porcelaines poreuses, suivant le système de M. Chamberland. Depuis peu M. Pottevin a tenté de remplacer la porcelaine par de la cellusose spécialement préparée. C'est aussi le principe du filtre de M. Grandjean.

Filtre Chamberland. — Les derniers progrès réalisés dans la fabrication de cet appareil se résument comme il suit :

La substance filtrante de ce filtre est un cylindre en porcelaine poreuse et la filtration se fait de dehors en dedans. Les pores sont donc fixes et la pression, qui s'exerce toujours à l'extérieur, ne pourrait que tendre à les resserrer au lieu de les écarter.

Un nombre considérable d'expériences ont été faites dans tous les pays pour constater que ces bougies retiennent tous les microbes en suspension dans l'eau. Il faudrait un volume pour donner seulement le résumé de ces expériences. Il n'y a plus de dissentiment aujourd'hui. Tout le monde est d'accord pour reconnaître que, au moins pendant un certain temps, les bougies retiennent tous les microbes et leurs germes. Aussi ces bougies sont-elles universellement employées dans les laboratoires de bactériologie pour séparer les microbes des milieux de culture dans lesquels ils ont vécu. On peut dire, sans crainte de se tromper, que sous ce rapport elles ont rendu les plus grands services.

Quant à la durée de la stérilisation du liquide filtré elle est très variable suivant les auteurs. Elle peut varier de quelques jours seulement à plusieurs mois.

Cela se comprend très bien. Les microbes, en effet, ne traversent pas mécaniquement les parois de la bougie; c'est en se multipliant, en proliférant à travers les pores que ces microbes finissent par les traverser. Par conséquent, toutes les conditions qui favoriseront le développement des organismes, favoriseront également le passage des microbes à travers les parois.

Ces conditions sont la température de l'eau à filtrer et sa composition, c'est-à-dire le plus ou moins de matières organiques en dissolution qu'elle contient. La constitution de la bougie donnant une filtration plus ou moins rapide pourra elle-même intervenir sur la durée de la stérilisation. C'est ainsi que pour les besoins des études à l'Institut Pasteur, M. Chamberland a fait fabiquer des bougies donnant une filtration de plus en plus grande; il est même arrivé à une limite où les microbes traversent directement les parois. Il est bien évident que dans la pratique il ne faut pas arriver jusque-là. C'est pour cela que nous avons appliqué tous nos efforts à conserver les types usuels qui sont très éloignés de cette limite.

Toutes ces considérations montrent l'étude rationnelle et scientifique qui a été faite de ces bougies. Mais nous avons hâte d'ajouter que dans la pratique et pour la filtration de l'eau ces faits sont de peu d'importance. Le problème qui se pose dans la pratique est moins d'avoir une eau absolument privée de microbes (car les microbes existent dans les carafes, sur les parois des verres, dans la cavité buccale, etc.), que d'avoir une eau dont on aura sûrement éliminé les microbes pathogènes qu'elle peut renfermer et en particulier les microbes de la fièvre typhoïde et du choléra. Et dans un travail, extrêmement important, le plus important assurément qui ait été fait sur les filtres, publié dans le *British Medical Journal* (numéro du 22 janvier 1898), les auteurs, MM. Sims Woodhead, directeur du laboratoire de recherches du bureau des médecins de Londres et des chirurgiens de l'Angleterre, et Carrwright Wood, ancien chimiste du laboratoire de la British Medical Association, exposent qu'ils ont ajouté chaque jour à l'eau à filtrer des microbes de la fièvre typhoïde et du choléra. Au bout de quelques jours ils ont constaté le passage des microbes banals de l'eau, mais jamais, même après plus de trois semaines, ils n'ont pu trouver ceux de la fièvre typhoïde et du choléra. Aussi concluent-ils que la bougie Chamberland donne une protection efficace contre la propagation des maladies par l'eau de boisson.

Bien plus, M. le docteur Miquel, dont tout le monde connaît la compétence en matière de bactériologie, a essayé de faire passer artificiellement et par culture le bacille de la fièvre typhoïde à travers les parois d'une bougie. Jamais il n'a pu y parvenir. (*Annales de micrographie.*)

Ceci explique les résultats obtenus par l'introduction des filtres dans l'armée (rapports des ministres de la guerre au Président de la République, *Journal officiel*, numéros des 24 février 1892, 11 avril 1895, 24 février 1897), et montre en même temps qu'il n'est pas nécessaire pratiquement de stériliser les bougies aussi souvent qu'on le croirait au premier abord.

Mais les hygiénistes sont devenus extrêmement difficiles. Ils veulent une sécurité absolue et exigent que l'eau filtrée ne contienne pas un seul microbe. Le filtre Chamberland peut-il réaliser cette condition? Les plus difficiles admettront bien une durée minima de vingt-quatre ou quarante-huit heures dans la stérilisation parfaite. Or en vingt-quatre heures une seule bougie, sous une pression de 20 à 30 mètres, donnera environ 200 litres d'eau parfaitement stérile. En plongeant la bougie pendant quelques minutes dans l'eau bouillante on aura tous les jours deux hectolitres d'eau absolument pure, aérée, contenant tous ses sels en dissolution. Cela paraît à beaucoup infiniment plus pratique, moins coûteux, moins assujettissant que de faire bouillir de l'eau dans un récipient, la refroidir ensuite, l'aérer, et tout cela pour avoir de l'eau de boisson fade, non aérée, louche, etc.

Tous les résultats dont nous venons de parler s'obtiennent à la condition que les bougies soient bonnes, c'est-à-dire sans fêlure ni trou dans la pâte et qu'il ne puisse jamais y avoir de mélange possible entre l'eau filtrée et l'eau non filtrée.

Pour s'assurer du bon état des bougies on les essaye. A cet effet, on commence par les plonger entièrement dans l'eau pendant dix minutes ou un quart d'heure environ. Toute la partie poreuse de la bougie se trouve alors imbibée d'eau. On vide l'eau qui se trouve à l'intérieur, on plonge la bougie dans l'eau et on fait arriver dans l'intérieur de l'air sous une pression de 1 kilogramme environ. Si la bougie est bonne, aucune bulle d'air ne passe de l'intérieur à l'extérieur; si, au contraire, la bougie est fêlée ou présente de petits trous imperceptibles à l'œil nu, il se dégage immédiatement des bulles d'air et la bougie doit être rejetée. Ce procédé physique d'essai des bougies que M. Chamberland a dû imaginer dès le début de la fabrication est parfait. Jamais, dans aucun cas, des bougies soumises à cet essai n'ont laissé passer les microbes. Toutes les bougies livrées au commerce sont ainsi essayées et lorsqu'elles ont été reconnues bonnes on leur applique un cachet spécial.

Cette opération, qui est faite avec le plus grand soin, est capitale; il y a lieu d'estimer que tout corps filtrant qui ne peut pas être soumis à cette épreuve ne peut pas offrir de sécurité. En effet, malgré tous les soins apportés à la fabrication des bougies, on constate par cet essai que 20 à 25 p. 100 des bougies qui paraissaient parfaites à l'œil nu doivent cependant être rejetées.

On comprend ainsi l'importance d'avoir un corps filtrant fermé de toutes parts, excepté sur un point qui sert à l'introduction de l'air comprimé. On saisit ainsi l'avantage de donner aux bougies la forme d'un cylindre ouvert à l'une de ses extrémités. Si le corps filtrant présentait la forme d'une plaque, il serait, sinon tout à fait impossible, du moins extrêmement difficile, de les vérifier. Le seul fait de la pression de 1 kilogramme sur ces plaques les briserait toutes ou presque toutes. Et si on leur donnait une grande épaisseur pour les rendre résistantes, la filtration se trouverait considérablement diminuée. Enfin, au point de vue de la fermeture, la forme bougie présente une incontestable supériorité. Chacune des bougies fournit une surface filtrante de 150 centimètres carrés environ et la fermeture se fait sur un cercle de 3 centimètres de diamètre. La même surface en plaque exigerait la fermeture d'un cercle de 14 centimètres de diamètre environ.

Le filtre simple que tout le monde connaît est monté sur un robinet fixé sur la conduite d'eau à filtrer. L'eau filtrée s'écoule par le teton qui se trouve au bas du tube métallique.

Dans ce système, excellent en lui-même, il peut arriver que le serrage de l'écrou ne soit pas suffisant, auquel cas une petite quantité d'eau impure viendrait se mélanger à l'eau filtrée. De plus, le tube métallique étant refroidi par l'eau, il se forme des gouttelettes à la surface extérieure et ces gouttelettes, en s'écoulant, entraînent les poussières déposées sur le tube et viennent se mélanger au liquide filtré. Tous ces inconvénients sont d'ailleurs facilement évités en adaptant un tube de caoutchouc à la tetine de la bougie, de manière à faire couler l'eau filtrée en dehors de l'axe vertical du tube. L'appareil ainsi disposé offre une sécurité absolue.

Dans les filtres multiples, les tetons des bougies sont réunis aux tetons des collecteurs métalliques par l'intermédiaire de tubes de caoutchouc. Le grand inconvénient de ce système est que les points de jonction plongent dans l'eau à filtrer et qu'il est par suite nécessaire de s'assurer de l'étanchéité des joints avant de faire fonctionner l'appareil. Dans ce système, pour avoir le maximum de sécurité possible, il est nécessaire de faire des ligatures à chacun des joints. C'est là un travail un peu compliqué.

Dans tous les endroits où il n'existe pas de pression, les bougies sont réunies à des collecteurs de faïence au moyen de tubes en caoutchouc, de la même manière que dans les filtres multiples. Les inconvénients sont les mêmes.

Enfin, il faut aussi faire remarquer que, malgré tous les soins apportés à la fabrication des tubes de caoutchouc, il arrive quelquefois que ces tubes se trouvent au contact de l'air et alors des moisissures se développent à leur surface, grâce au dépôt boueux qui s'y trouve. Ces moisissures communiquent à l'eau un goût insupportable. Ce fait, qu'on observe surtout dans les filtres sans pression, est dû à ce qu'on néglige de remplir le filtre de façon que les tubes de caoutchouc soient constamment sous l'eau.

M. Chamberland ajoute qu'il s'est beaucoup préoccupé de ces divers inconvénients qui, il faut bien le dire, peuvent être évités par une surveillance attentive. Mais nous avons acquis la conviction, dit-il, que, si le public veut bien consentir chaque jour à faire ses lampes, à balayer, à astiquer des cuivres, etc., il ne veut pas s'occuper de son filtre. C'est pour lui un accessoire dont il ne saisit pas l'importance. Espérons que, grâce aux hygiénistes, cela viendra. En attendant le système de filtre a été modifié de façon à supprimer les caoutchoucs et à faire que jamais il ne puisse y avoir contamination de l'eau filtrée avec l'eau non filtrée, lors même que les joints seraient plus ou moins bien faits. Pour cela tous les raccords sont en métal et tous les joints sont placés hors de l'eau à filtrer, de façon que, si un joint est insuffisant, l'eau non filtrée pourra sourdre, mais s'écoulera sans contaminer l'eau filtrée.

Pour cela la bougie a été un peu modifiée. Le teton en faïence a été supprimé, de sorte que la bougie est largement ouverte par l'embase, et l'on a remplacé pour ainsi dire le teton de faïence par un teton métallique. Ce dernier se fixe sur un collecteur également métallique dans le cas de bougies multiples.

Tous les inconvénients signalés sont ainsi évités; si la fermeture de l'écrou est plus ou moins bien faite l'eau non filtrée s'écoulera le long du tube métallique sans se mélanger à l'eau filtrée. De plus, cette disposition permet de placer le filtre dans une cave, à un endroit frais, et de faire remonter la canalisation d'eau filtrée à tous les étages d'une maison. Un tel filtre est installé à l'hôpital de l'Institut Pasteur. Il se compose d'une batterie de dix bougies, fonctionne sous une pression de 30 mètres environ et donne 3/4 de litre d'eau filtrée par minute au deuxième étage, 1 litre au premier et 1 litre 1/4 au rez-de-chaussée.

Voilà donc résolu le problème de l'eau filtrée à tous les étages d'une maison, sans réservoir. L'eau sera toujours fraîche et les bougies se trouvant placées dans un endroit frais, la propagation des microbes à travers la pâte se fera beaucoup moins rapidement. La sécurité sera donc encore beaucoup plus grande.

On peut même adapter à ces filtres un dispositif qui permet de vérifier à chaque instant que, depuis la mise en marche de l'appareil, toutes les bougies sont toujours en bon état. Plaçons un manomètre sur la canalisation d'eau non filtrée et supposons qu'il indique une pression de 3o mètres par exemple; plaçons également un manomètre sur un branchement à la sortie de l'eau filtrée et tournons le robinet de sortie de façon que le manomètre marque une pression de 5 mètres par exemple. Les choses restant en l'état, l'eau filtrée s'écoule sous cette pression, les bougies s'encrassent, et la pression de l'eau à la sortie diminue insensiblement. Dans tous les cas, jamais la différence de pression ne sera inférieure à 25 mètres. Si, au contraire, une bougie vient à se briser, la pression augmente brusquement et le manomètre à la sortie remontera. On peut même imaginer un contact électrique avec l'aiguille du manomètre et actionnant une sonnerie ou même fermant l'arrivée de l'eau.

Le mot de filtre sans pression est une expression inexacte. Il y a toujours une certaine pression. Elle est de o m. 5o à 2, 3, 4 et 5 mètres.

Pour ces pressions, le filtre dit *sans pression* fonctionne parfaitement, mais la quantité débitée est beaucoup moindre, le débit étant sensiblement proportionnel à la pression. Si on a 3 mètres de pression, par exemple, il faudra une batterie de dix bougies pour donner le même débit qu'un filtre d'une bougie sous 3o mètres de pression. Mais pour le même débit d'eau les bougies s'encrasseront dix fois moins vite, et par suite il ne sera pas nécessaire de les nettoyer aussi souvent.

Le seul inconvénient de ce système est la dépense. Aussi a-t-on combiné une autre jonction. Dans les petits filtres de ménage, les bougies sont montées sur un raccord métallique fixe. Les joints ne sont donc pas flexibles comme avec le caoutchouc. On n'a pas besoin de les démonter pour le nettoyage. Il suffit donc d'essayer la grappe toute montée avec ses raccords pour s'assurer qu'il n'y a pas de fuite.

Il peut se faire que les eaux à filtrer contiennent une certaine quantité de matières organiques dissoutes ou de sels dont il faut les débarrasser. Certaines variétés de charbon remplissent ce but. Grâce à la forme des bougies Chamberland largement ouvertes par en haut il est facile de résoudre cette difficulté. On introduit dans la bougie un tube métallique fermé en bas par un tamis fin. Le haut du tube porte une embase métallique s'appliquant sur l'embase de la bougie et un tamis mobile ferme le haut du tube. Ce tube étant rempli du charbon que l'on a choisi, l'eau filtrée à travers la bougie est obligée de le traverser de bas en haut dans toute sa longueur, où elle se dépouille des matières dissoutes que l'on voulait retenir. Comme l'eau arrive pure au contact du charbon, celui-ci ne s'encrassera jamais comme cela se produit dans les filtres au charbon ordinaire. Il suffira de le remplacer lorsqu'il aura perdu ses propriétés chimiques.

Ainsi le filtre Chamberland, tel qu'il est aujourd'hui perfectionné, témoignerait d'une sécurité absolue dans la filtration, aucun mélange possible entre l'eau filtrée et l'eau non filtrée, suppression complète des caoutchoucs. Par l'installation d'un tel filtre, dans le sous-sol d'un immeuble, on pourrait avoir de l'eau filtrée et fraîche à tous les étages. Ajoutons qu'il n'empêche pas de pratiquer l'épuration chimique s'il y a lieu, et la produit en même temps que l'épuration physique et bactériologique. Au 1er mai 1900, 1,953,404 bougies ont été vendues tant en France qu'à l'étranger.

Filtres pasteurisants Pottevin. — Les seuls filtres qui jusqu'ici aient donné satisfaction aux exigences des hygiénistes sont les filtres de porcelaine, déclare M. Pottevin; mais

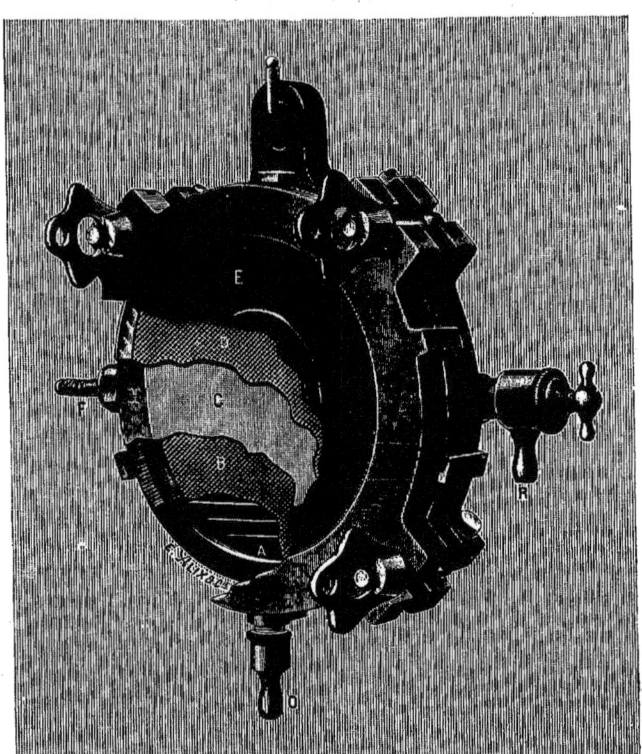

Fig. 10. — Filtre pasteurisant Pottevin.

par suite de la fragilité de la matière qui les constitue et des nécessités d'une régénération fréquente, ils seraient souvent, d'après lui, dans la pratique, d'un emploi difficile et coûteux.

Il y aurait donc intérêt à remplacer la porcelaine par une matière qui, tout en présentant les mêmes qualités filtrantes, ne soit pas fragile et soit d'un prix assez modique pour pouvoir être rejetée quand son pouvoir stérilisant est épuisé.

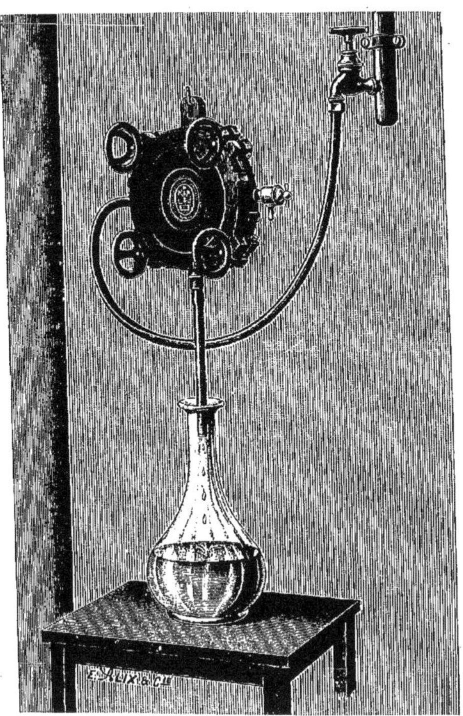

Fig. 11. — Filtre pasteurisant Pottevin.

La base des plaques filtrantes de ce système est de la cellulose pure de lin ou de chanvre neuf. Celle-ci est raffinée à la pile à papier de façon que ses fibres soient dissociées en fibrilles dont la longueur ne dépasse pas 3/5 à 5/10 de millimètre sur quelques centièmes d'épaisseur, puis elle est délayée dans une grande quantité d'eau. Abandonnée au repos, elle forme en se déposant un gâteau mou qui, desséché lentement à basse température de façon à assurer le jeu des forces d'attraction moléculaires et à réaliser un feutrage parfait, donne, une fois sèche, une matière ayant la dureté de la corne et qui, sous une épaisseur de 1 ou 2 millimètres, est absolument imperméable à l'eau, même sous pression.

Si l'on ajoute dans le lait obtenu en délayant les fibres dans l'eau une substance inerte (charbon, terre d'infusoires, etc.) réduite en une poudre dont les grains soient de l'ordre de grandeur des microbes, celle-ci se déposera en même temps que les fibres et après dessiccation réservera entre elles des pores réguliers qui seront de cette grandeur.

Les plaques filtrantes obtenues par ce procédé se sont montrées capables d'arrêter des micro-organismes contenus dans l'eau qui les traverse, ainsi que l'ont constaté divers expérimentateurs.

Les plaques filtrantes ont une forme circulaire ; leur périphérie, sur une profondeur de 1 centimètre, est imprégnée de paraffine qui constitue une bordure imperméable.

Le dispositif adopté pour utiliser les plaques est en gros celui des filtres-presses en usage dans l'industrie. On en peut construire plusieurs types.

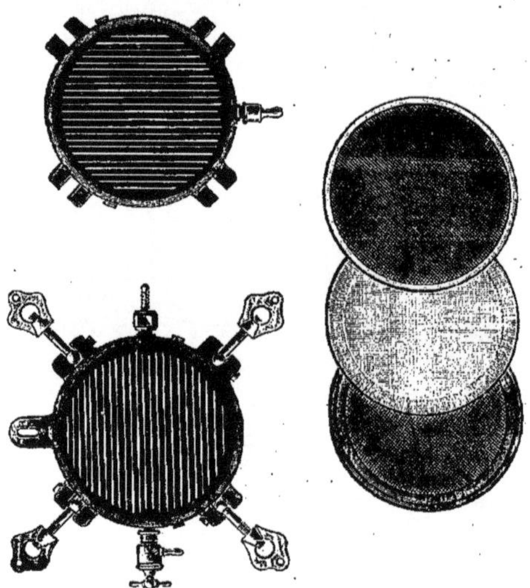

Fig. 12. — Filtre pasteurisant Pottevin.

L'appareil dit *de ménage* se compose de deux calottes en fonte émaillée ou vernissée, l'une recevant l'eau à filtrer, l'autre destinée à recevoir l'eau stérilisée. Chacune de ces calottes porte des rainures soutenant une grille en toile métallique garnie d'un joint en caoutchouc sur sa périphérie ; cette grille s'applique contre la plaque filtrante dans toute son étendue ; les deux calottes sont appuyées l'une contre l'autre par 4 vis à charnières. Grâce à la disposition adoptée, il ne saurait y avoir de communication entre l'eau à filtrer et celle filtrée, autrement qu'à travers la plaque filtrante. Les plaques des appareils simples ont 163 millimètres de diamètre, l'appareil peut être posé à plat sur un support *ad hoc* et, dans ce cas, il est monté la calotte en dessous, ou accroché contre un mur, la calotte touchant le mur.

Pour les besoins des grandes agglomérations, ont été construits des appareils qui se composent d'un certain nombre d'éléments identiques, chacun dans ses grandes lignes, à l'appareil simple. Les plaques de ces appareils ont 2a3 millimètres de diamètre.

Afin de se plier autant que possible aux exigences de la pratique, les inventeurs ont combiné une série de plaques composée de 6 types, différant entre eux par la proportion de terre d'infusoires ajoutée à la cellulose, la plaque 6 étant celle qui, pour la même quantité de cellulose, contient le plus de terre. A mesure que la proportion de terre augmente, la perméabilité de la plaque croît, mais inversement la durée de son efficacité stérilisante diminue.

L'efficacité stérilisante de ces plaques a été scientifiquement constatée à diverses reprises, en particulier par le service de santé de l'armée en 1899. Les expériences faites au Val-de-Grâce ont porté sur des plaques constituées par un mélange de cellulose et de charbon. Depuis, la substitution de la terre d'infusoires au charbon a permis de réaliser au point de vue du temps pendant lequel ces plaques restent efficaces, un progrès considérable; des expériences ont été faites pour le compte de l'Administration de l'Assistance publique à Paris, par M. Grimbert, pharmacien en chef de l'hospice Cochin, professeur agrégé à l'École de pharmacie.

L'*Aerating filtre* de W. WEIR comporte dans un vase-enveloppe deux bougies cylindriques de porcelaine, qui sont concentriques, mais laissent entre elles un espace rempli de charbon animal comprimé; l'eau traverse les deux bougies et le charbon de dehors en dedans. De plus, le vase est surmonté d'une cloche à air comprimé, se renouvelant en temps voulu; cet air doit oxyder les matières organiques déposées dans le filtre.

Cet appareil s'adapte à un robinet de condite qui donne à volonté de l'eau brute ou de l'eau filtrée.

Les *Filtres Grandjean* sont essentiellement constitués par des pastilles de cellulose pure comprimée à forte pression.

L'appareil le plus usuel se compose de deux parties : 1° un robinet en nickel, fixé à une conduite d'adduction d'eau sous pression ; 2° deux disques en métal nickelé, assemblés l'un contre l'autre par de petits écrous en couronne. Entre les deux disques et à l'intérieur, on place une pastille en cellulose maintenue par deux grillages. L'eau arrivant par le robinet exerce une pression sur les faces supérieures de la pastille, fait gonfler la cellulose qui intercepte hermétiquement toute communication entre les parties supérieures et inférieures de l'appareil, et traverse celle-ci en laissant sur les faces supérieures toutes les impuretés.

La pastille se charge tous les huit jours; son prix très réduit rend fort peu coûteux l'entretien de l'appareil.

Des dispositifs spéciaux permettent l'interchangeabilité des pastilles après qu'elles ont servi. A ces dispositifs, M. Grandjean a ajouté un nouvel appareil de stérilisation automatique fonctionnant par la pression et la dépression des eaux dans les canalisations ; le réactif choisi pour la saturation des eaux est l'alun en granules.

Les éléments filtrants de cette espèce peuvent aussi s'appliquer soit en batterie sous pression directe des conduites d'eau, soit dans des appareils portatifs avec pression factice.

Notons aussi les bougies de porcelaine et amiante, inventées par M. Garros, l'aérifiltre Maillé, le filtre magnétique Brosseau, l'épurateur chimique à sable de M. Robert, le filtre Behring au charbon, etc.

Filtre Lutèce. — La filtration des eaux par substances ou procédés chimiques, infiniment plus facile à obtenir et plus pratique à réaliser directement par le consommateur, doit de grands progrès à l'emploi du permanganate de chaux et du peroxyde de chlore.

Il suffit d'une très faible quantité de permanganate de chaux pour obtenir la stérilisation rapide de l'eau; c'est le procédé employé dans le fitre dit *Lutèce.* Comme appareil de ménage, on a imaginé un barillet ou un récipient formé de deux cylindres en tôle émaillée s'emboîtant exactement, le cylindre intérieur étant d'un tiers moins long que le cylindre extérieur. L'eau versée dans le premier cylindre est additionnée de permanganate de chaux dans les proportions voulues, c'est-à-dire jusqu'à ce que la teinte du mélange devienne rose violacé. Au fond du récipient se trouve placé un manchon en bioxyde de manganèse ; le liquide filtre à travers ce manchon, y dépose le permanganate de chaux et tombe clarifié et pur dans le réservoir formé par l'intervalle compris entre les deux cylindres. Un robinet est fixé à la partie inférieure.

Le débit de cet appareil peut varier suivant son volume de 10 à 30 litres en quelques minutes. L'un de ses avantages est de ne nécessiter aucune pression et par conséquent de pouvoir être utilisé en toutes circonstances et partout. Aussi le Touring-Club l'a-t-il judicieusement fait figurer dans le cabinet de toilette de sa chambre d'hôtel hygiénique.

Filtre Bergé. — Les composés oxygénés du chlore jouissent de propriétés antiseptiques fort énergiques que l'on a déjà essayé d'appliquer à la purification des eaux potables. MM. Henri et Albert Bergé, de Bruxelles, ont imaginé récemment un procédé fort original de purification, plus exactement de stérilisation, des eaux potables, basé sur l'emploi du peroxyde de chlore, dont nous empruntons la description et la critique au rapport fait par M. Ogier au Comité consultatif d'hygiène publique de France à propos d'un projet d'emploi de ce procédé à l'alimentation en eau de la ville de Lectoure (Gers).

Le peroxyde de chlore, ou acide hypochlorique, s'obtient, comme on sait, par l'action du chlorate de potasse sur l'acide sulfurique. Soit à l'état gazeux, soit surtout à l'état liquide, le peroxyde de chlore, qui bout vers 10 degrés, est un corps éminemment explosif. C'est à la facilité de sa destruction en présence des matières organiques qu'il doit l'énergie de sa propriété oxydante et, par suite, son action bactéricide.

La préparation du peroxyde de chlore par les moyens ordinaires n'est pas sans danger, mais pour les applications du procédé Bergé, il suffit de produire une solution aqueuse de peroxyde, solution qui est facile à manier et qui peut être fabriquée sans risques grâce à certaines précautions qu'il est utile d'indiquer.

Dans une préparation industrielle, il convient de proscrire absolument l'emploi de l'acide sulfurique concentré, qui donne lieu à un dégagement rapide, mais qui produit souvent des explosions accompagnées de projections dangereuses.

M. A. Bergé conseille l'usage de l'acide un peu étendu, à 58 degrés Baumé (densité : 1.67).

Avec cet acide, qui, bien entendu, ne doit être employé qu'après refroidissement, la décomposition du chlorate se fait lentement et régulièrement. On évite, d'ailleurs, toute accumulation de volumes importants de peroxyde de chlore gazeux, en dirigeant dans le mélange un courant d'air qui entraîne le gaz formé.

Pour les expériences de laboratoire, l'appareil se compose en somme d'un petit flacon où l'on introduit la quantité convenable d'acide sulfurique à 58 degrés et du chlorate pulvérisé (10 grammes, par exemple). Immédiatement on dirige sur le mélange un courant d'air à l'aide d'une soufflerie ou d'une trompe. Le peroxyde dilué d'air traverse ensuite une série de quatre ou cinq flacons laveurs remplis d'eau. Celle-ci dissout le gaz en prenant une coloration jaune intense. On arrête l'opération lorsque la teinte du dernier flacon laveur cesse de devenir plus foncée. Les contenus des divers flacons sont mélangés et constituent le réactif purificateur.

Pour les applications en grand, il serait évidemment nécessaire et probablement facile d'imaginer des appareils permettant une fabrication continue des réactifs (additions successives de chlorate pour une grande quantité d'acide sulfurique).

L'eau à purifier doit être additionnée d'un excès de la solution hypochlorique. Une expérience très simple permet de vérifier si le réactif est réellement en excès; il suffit d'ajouter à un échantillon de l'eau traitée un peu d'un mélange de solution d'iodure de potassium et d'eau d'amidon. La moindre trace de peroxyde de chlore met en liberté l'iode qui colore l'amidon en bleu. Le pouvoir colorant du peroxyde est fort intense, et les eaux contenant un excès de peroxyde de chlore ont au début une légère teinte jaune appréciable par comparaison avec l'eau non traitée.

Pour des motifs que nous indiquerons plus loin, nous pensons, ajoute M. Ogier, qu'il est utile de connaître la quantité des réactifs nécessaires à la purification d'une eau déterminée. Il faut, par suite, pouvoir déterminer le titre du réactif en peroxyde de chlore. Ce titrage est des plus simples; il se fait en quelques instants. Il suffit d'ajouter à un volume mesuré de la solution (500 centimètres cubes, par exemple) un peu d'iodure de potassium. Le mélange prend une teinte brune. Avec une burette graduée, on verse de l'hyposulfite de soude titré jusqu'à décoloration complète. 1 centimètre cube d'hyposulfite à 24 gr. 8 par litre équivaut à 0 gr. 00675 de peroxyde de chlore.

M. Ogier a fait des recherches qui montrent que la vitesse de la disparition du peroxyde de chlore est variable selon la pureté de l'eau mise en expérience.

La destruction du peroxyde de chlore en présence du chlore est d'ailleurs immédiate et il suffit de se servir, par exemple, dans la pratique d'appareils où l'eau ne serait pas à proprement parler filtrée sur le coke, mais ruissellerait seulement à la surface de morceaux assez gros, de telle sorte qu'une aération efficace soit réalisée en même temps grâce aux espaces libres laissés entre les fragments de coke.

Une eau additionnée de peroxyde de chlore en léger excès, c'est-à-dire très faiblement colorée en jaune, se décolore assez vite, surtout à la lumière. Elle conserve pendant quelque temps une odeur spéciale, analogue à celle de l'eau de Javel, puis cette odeur disparaît complètement. Au contact des matières organiques, le gaz chloré se décompose, d'où oxydation et diminution de ses matières organiques. Cette diminution est variable selon la quantité du réactif employé, elle est souvent la moitié.

Le chlore du peroxyde disparaît à l'état de chlore alcalin formé aux dépens des carbonates de l'eau. La dose des chlorures, dans l'eau primitive, est donc nécessairement augmentée, en faisant les dosages du chlore par les procédés ordinaires. Il n'en saurait être autrement, car nous savons que la stérilisation d'une eau de pureté moyenne peut être obtenue avec une dose de peroxyde correspondant à moins de 1 milligramme de chlore par litre d'eau. L'augmentation des chlorures dans l'eau est donc tout à fait négligeable et ne présente aucune importance.

Il est tout à fait indispensable que l'eau traitée par le peroxyde de chlore ne soit pas livrée à la consommation avant que l'excès de réactif ait été complètement détruit; en d'autres termes, il ne doit exister dans une eau de ce genre aucune trace d'un composé oxygéné du chlore à l'état libre, ni sous forme des acides oxygénés inférieurs.

La consommation d'eau contenant de semblables produits ne serait certainement pas acceptée à cause de l'odeur et de la saveur de ces produits. D'autre part, il est bien probable que leur consommation ne serait pas inoffensive. Ajoutons enfin, et c'est là sans doute le point le plus important, que le passage d'eau contenant du peroxyde dans des canalisations en plomb aurait sans doute pour effet de dissoudre des traces de métal sous forme de chlorure de plomb dont l'absorption, continuellement répétée, offrirait les plus grands dangers.

Au reste, la purification finale par le coke n'est pas indispensable, puisque la destruction totale du peroxyde peut s'effectuer spontanément en un temps assez court, pourvu que la dose ajoutée n'ait pas été trop considérable.

Des expériences récentes montrent que le peroxyde de chlore est un agent antiseptique de premier ordre. MM. Van Ermengen et de Wiliani l'ont montré pour l'eau d'Ostende (eau du canal de Bruges); leurs recherches ont été confirmées par M. Van Pée sur le bactérium coli et le charbon, par M. Ogier. Celui-ci estime que la disparition des bactéries est à peu près assurée, même au bout d'un temps très court, avec une dose de réactif qui correspond à 0 gr. 0008 de peroxyde de chlore par litre; ces doses pourraient sans doute être encore abaissées.

Quelques applications restreintes du système Bergé ont été essayées en Belgique, à Ostende, à Middelkerke. Les appareils ont été plutôt jusqu'ici des appareils d'étude. L'installation d'Ostende pouvait fournir environ 2 mètres cubes à l'heure. Cette eau n'a pas été distribuée dans la canalisation, mais un grand nombre de personnes en ont bu, notamment à l'hôpital. Une expérience intéressante a été réalisée à la Villa scolaire de Lombartzyde, dont les élèves ont été alimentés pendant la saison d'été par l'eau ainsi épurée. D'après une déclaration du Collège des Bourgmestre et Échevins de Bruxelles, on n'a eu qu'à se louer de l'emploi de l'eau traitée au peroxyde de chlore.

Le peroxyde de chlore paraît donc donner réellement naissance à de l'ozone dont l'action s'ajoute probablement à l'action propre du composé chloré. C'est une question dont l'étude chimique serait sans doute fort intéressante.

M. Ogier a résumé comme il suit les observations qui précèdent :

Le peroxyde de chlore est un agent stérilisateur très énergique. Il semble pouvoir être pratiquement utilisé pour la purification des eaux potables, car il présente en effet ce très grand avantage de ne pas modifier d'une manière appréciable la composition des eaux traitées. Il n'y ajoute, si le traitement est bien conduit, aucune substance nuisible. Les conditions à remplir, pour que ce procédé puisse être appliqué sans difficulté et sans danger pour l'hygiène, paraissent être les suivantes :

Il importe que l'eau à traiter soit assez pure, principalement au point de vue des matières organiques. S'il n'en était pas ainsi, il conviendrait de la purifier au préalable, par exemple par filtration sur du sable ou sur d'autres substances convenablement choisies.

Les quantités de peroxyde de chlore à employer pour la stérilisation étant variables avec la pureté de l'eau doivent être fixées par des essais préliminaires souvent répétés. Il convient d'ajouter assez de peroxyde et pas trop. L'eau mélangée au réactif ne doit pas être consommée immédiatement, mais seulement après que le peroxyde en excès a disparu.

Cette élimination du peroxyde se fait après des temps variables. Parmi les moyens qui permettraient de l'activer, la filtration sur du coke semble devoir donner de bons résultats.

De toute manière, l'eau traitée ne pourrait être livrée à la consommation sans que la disparition totale du peroxyde ait été vérifiée par des essais chimiques, d'ailleurs extrêmement simples.

Les observations et expériences qui viennent d'être résumées suffiront sans doute pour montrer que le procédé de purification des eaux par ClO^2 offre un réel intérêt.

Outre les essais de laboratoire, il existe :

1° Une installation à Lectoure, fournissant 500 mètres cubes par jour. Cette installation ne fonctionne pas encore régulièrement par suite de ce fait que la canalisation conduisant l'eau en ville n'est pas terminée. Elle a fonctionné cependant régulièrement pendant plusieurs jours pour permettre à la ville de Lectoure d'en faire la réception. M. Ogier a suivi ces essais et fait un rapport (Rapport Ogier, p. 13 et 14);

2° Une installation a été faite à Ostende, permettant d'épurer un mètre cube environ par heure (rapport Ostende, p. 3). Cette installation n'a été démontée que pour faire place à celle de 5,000 mètres cubes par jour. Cette dernière fonctionnera le 15 août prochain au plus tard;

3° La Compagnie des produits du Mayombé a fait installer le procédé à Matadi (Congo Belge) pour la stérilisation de l'eau en bouteilles vendue au Congo.

4° De nombreuses personnes font usage du procédé pour la stérilisation des eaux alimentaires destinées à leur usage ou à celui de leurs ouvriers. Parmi ces dernières, nous citerons la Société anonyme des tanneries et maroquineries belges (une installation à l'usine de Saventhem, et une deuxième à Koekelberg), la brasserie du Lion Blanc a adopté le procédé à son dépôt de bières en bouteilles, etc.;

5° La ville de Bruxelles a adopté le procédé à la Villa scolaire de Lombartzyde[1].

L'eau stérilisée est débarassée du peroxyde de chlore par passage sur coke. Le dispositif employé est tel que même une solution concentrée de peroxyde (o gr. 100 par litre) serait absolument décomposée et n'augmenterait pas d'une façon notable la teneur en chlorures de l'eau. Les tuyaux en plomb, recouverts de la couche de carbonate de chaux, ne sont pas attaqués par le peroxyde de chlore. Cette couche se retrouve dans tous les tuyaux servant aux conduites d'eaux.

Les solutions de peroxyde employées sont très faibles (o gr. 100 par litre); il en résulte que l'eau ne renferme après traitement que des doses insignifiantes de chlorures en plus. Une eau mauvaise ne doit avoir reçu pour sa stérilisation complète que o gr. 001 de peroxyde par litre, soit environ o gr. 0003 de chlore, ce qui augmente la teneur en chlorures de moins de o gr. 001 par litre.

Le prix de revient dans les petites installations est d'environ un demi-centime par mètre cube; dans les grandes installations il ne sera que de deux à trois dixièmes de centime.

Épuration par l'ozone. — L'application de l'*ozone*, indiquée d'abord par le professeur Ohlmüller, a été tentée par divers inventeurs, sans donner jusqu'ici de résultats industriels bien probants; toutefois, il n'est pas douteux que ce gaz ne soit un agent stérilisateur des plus remarquables.

Il y a trois ans, MM. Marmier et Abraham ont repris le difficile problème de la stérilisation des eaux d'alimentation par l'ozone, en faisant passer l'eau à épurer dans une colonne remplie d'air ozoné concentré. Le liquide est aspiré par une pompe centrifuge et envoyé au sommet d'une haute colonne dont la disposition intérieure a pour but de diviser l'eau en minces filets sur lesquels s'exerce l'action de l'ozone. Un puisard recueille l'eau qui, reprise par une pompe élévatoire, est refoulée au réservoir de distribution.

L'air ozoné est amené à la partie inférieure de la chambre de stérilisation qu'il traverse de bas en haut.

La circulation de l'ozone est amenée par un ventilateur aspirant l'air atmosphérique pour le faire passer d'abord dans un dessiccateur, dans un ozoneur et enfin dans la colonne dont nous venons de parler.

[1] Rapport Desquin, p. 7.

Le dessiccateur n'est autre chose qu'un cylindre contenant de l'acide sulfurique concentré qui a absorbé la vapeur d'eau contenue dans l'air.

L'ozoneur est un appareil où se produisent des effluves électriques dans lesquels l'oxygène de l'air se transforme en ozone. Le courant électrique nécessaire à la production des effluves est fourni par un transformateur dont le circuit primaire reçoit le courant d'un alternateur actionné par une machine à vapeur et sa chaudière. Le circuit secondaire fournit à l'ozoneur des courants à une tension voisine de 40,000 volts. On place en dérivation, sur le circuit de haute tension, un déflagrateur formé de deux sphères entre lesquelles jaillit continuellement une étincelle électrique que l'on souffle continuellement au moyen d'un jet d'air comprimé ou de vapeur.

Ainsi ont pu être surmontés les obstacles auxquels s'étaient heurtés les inventeurs précédents. D'une part, la concentration de l'ozone était insuffisante, et, d'autre part, le mélange de l'ozone avec l'eau était trop incomplet pour assurer la destruction de tous les germes. MM. Marmier et Abraham ont obtenu une concentration élevée de l'ozone au moyen de leur dispositif de réfrigération continue combiné, avec l'usage de leur déflagrateur. La réfrigération devenue pratique a permis l'utilisation d'effluves intenses qui seuls donnent de l'ozone concentré; et, au moyen du déflagrateur, on a réussi à produire ces effluves à bon marché.

Quant à la seconde difficulté, mélange de l'eau avec l'ozone, elle est inhérente à la nature même de l'ozone pratiquement insoluble dans l'eau. L'insolubilité est une propriété primordiale qu'il faut exiger de tout agent employé pour la stérilisation des eaux potables. Elle constitue l'indispensable garantie du consommateur en lui donnant la certitude absolue qu'en aucun cas l'eau qui sert à son alimentation n'aura, à la suite du traitement qu'elle a subi, conservé des traces appréciables de l'agent stérilisateur.

MM. Marmier et Abraham estiment que cette garantie ne peut être donnée par le permanganate, les composés toxiques de chlore et autres produits chimiques que l'eau dissout et peut retenir en toutes proportions. C'est pourquoi ils ont imaginé leur colonne de stérilisation, dans laquelle est réalisé, entre l'ozone et l'eau, un mélange intime et pour ainsi dire moléculaire, dans des conditions à la fois efficaces au point de vue bactériologique et avantageuses au point de vue commercial.

A l'usine élévatoire des eaux de Lille, une installation a été établie, en 1898, qui fût capable de stériliser environ 3,000 mètres cubes par vingt-quatre heures. Une commission composée de MM. les docteurs Roux, Calmette et Staes-Brame et MM. Bouriez et Buisine, y poursuivit des recherches qui donnèrent lieu à un rapport, en date du 12 février 1899, dont voici les conclusions :

En résumé, l'ensemble des analyses bactériologiques et chimiques que nous avons effectuées, pendant la période qui s'étend du 10 décembre 1898 au 12 février 1899, nous conduit à conclure que :

1° Le procédé de stérilisation des eaux d'alimentation par l'ozone, basé sur l'emploi des appareils ozoneurs et de la colonne de stérilisation de MM. Marmier et Abraham, est d'une efficacité incontestable, et cette efficacité est supérieure à celle de tous les procédés de stérilisation actuellement connus, susceptibles d'être appliqués à de grandes quantités d'eau;

2° La disposition très simple de ces appareils, leur robustesse, la constance de leur débit, et la régularité de leur fonctionnement donnent toutes les garanties que l'on est en droit d'exiger d'appareils vraiment industriels.

3° Tous les microbes pathogènes ou saprophytes que l'on rencontre dans les eaux étudiées par nous, sont parfaitement détruits par le passage de ces eaux dans la colonne ozonatrice. Seuls, quelques germes de *Bacillus subtilis* résistent.

On compte environ un germe appartenant à cette espèce par 15 centimètres cubes d'eau traitée avec une concentration d'ozone égale à 6 milligrammes par litre d'air. Avec une concentration de 9 milligrammes, le nombre des germes de *B. subtilis*, revivifiables par la culture en bouillon, s'abaisse à moins de 1 pour 25 centimètres cubes d'eau traitée.

Il importe d'observer que le *B. subtilis* (microbe du foin) est tout à fait inoffensif pour l'homme et pour les animaux; et, d'ailleurs, les germes de ce microbe résistent à la plupart des moyens de destruction, tels que le chauffage à la vapeur sous pression à 110 degrés. Il n'est donc pas utile d'exiger sa disparition complète des eaux destinées à la consommation, et nous considérons comme très suffisante la stérilisation obtenue par l'air ozonisé avec une concentration de 5 à 6 milligrammes par litre, dans les conditions où se placent MM. Marmier et Abraham;

4° L'ozonisation de l'eau n'apporte dans celle-ci aucun élément étranger, préjudiciable à la santé des personnes appelées à en faire usage. Au contraire, par suite de la non-augmentation de la teneur en nitrates, et de la diminution considérable de la teneur en matières organiques, les eaux soumises au traitement par l'ozone sont moins sujettes aux pollutions ultérieures, et sont, par suite, beaucoup moins altérables. Enfin, l'ozone n'étant autre chose qu'un état moléculaire particulier de l'oxygène, l'emploi de ce corps présente l'avantage d'aérer énergiquement l'eau, et de la rendre plus saine et plus agréable pour la consommation, sans lui enlever aucun de ses éléments minéraux utiles;

5° En ce qui concerne la ville de Lille, notre avis est qu'il y a lieu de recommander à l'Administration municipale l'adoption du procédé de MM. Marmier et Abraham, lequel, ainsi que nous en avons acquis la certitude, assurerait l'innocuité absolue et permanente des eaux d'Emmerin qui alimentent l'agglomération lilloise.

Nous pensons aussi, qu'étant donnée la sécurité de ce mode d'épuration, la ville de Lille trouverait un avantage immédiat à augmenter le débit des sources actuelles par le simple apport d'eaux de rivière, ou de canaux du voisinage, grossièrement filtrées par une digue de sable, et stérilisées ensuite en même temps que l'eau des sources, au moyen des appareils ozoneurs.

Quelle que soit la profondeur à laquelle seront creusées les galeries souterraines de captation actuellement projetées aux environs de Lille, on ne peut affirmer que l'homogénéité du sol sera assez parfaite pour mettre sûrement l'eau collectée à l'abri des infiltrations de la surface.

Les galeries, percées dans la craie, qui alimentent la ville de Reims, nous en fournissent un exemple. La teneur en germes et en matières organiques de l'eau qui s'y trouve captée varie dans des proportions considérables (de 2,000 à 5,000 germes par centimètre cube, et de 12 à 40 milligrammes de matières organiques par litre), et la fièvre typhoïde produit de fréquents ravages dans la population de cette ville.

La captation des eaux profondes, au moyen des galeries, ne donne donc pas aux hygiénistes une sécurité beaucoup plus grande que la captation des eaux superficielles.

Nous pensons, en conséquence, que, pour éviter la propagation des maladies infectieuses par l'eau d'alimentation, celle-ci doit, si elle est exposée à des pollutions, être stérilisée par un procédé efficace, tel que celui dont nous avons pu contrôler les résultats dans le présent rapport.

Stérilisation de l'eau par la chaleur. — La chaleur est, à n'en pas douter, l'agent le plus certain de la destruction des germes pathogènes. Aussi cherche-t-on tous les jours à utiliser celle-ci pour stériliser complètement l'eau tout en lui conservant les propriétés

4.

qui caractérisent une eau potable, c'est-à-dire une saveur agréable, une température fraîche, et une teneur en gaz suffisante pour assurer une digestion facile.

De nombreux systèmes ont déjà été proposés.

M. J. Le Blanc expose un stérilisateur d'eau pour boisson, opérant en vase clos par la vapeur sous pression à 120 degrés, et donnant sûrement de l'eau stérilisée, filtrée et refroidie.

Le refroidissement est obtenu au moyen d'un violent courant d'air passant autour d'un faisceau tubulaire dans lequel passe l'eau après sa stérilisation. Ce déplacement de l'air est provoqué par la vapeur perdue ayant servi au passage de l'eau et s'échappant par un éjecteur spécial.

La production est de 100 litres à l'heure pour cet appareil; elle est élevée à 200, 500, 1,000, 2,000 litres pour les autres numéros de plus grande dimension. Ce stérilisateur donne, en outre, 30 litres d'eau distillée à l'heure produite par la condensation.

Enfin, M. J. Le Blanc présente un nouveau stérilisateur d'eau, beaucoup plus petit que le précédent, de création toute récente. La stérilisation est également obtenue en vase clos par la vapeur à 120 degrés, tandis que le refroidissement est produit par une circulation d'eau quelconque autour de la lentille en tôle placée dans un réservoir et recevant l'eau stérilisée. Cet appareil, pas encombrant et léger, donne 50 litres d'eau absolument stérilisée, filtrée et refroidie, par heure.

Employant la chaleur comme agent de stérilisation, MM. Vaillard et Desmaroux ont cherché à remplir les conditions suivantes : 1° stérilisation complète de l'eau à une température d'au moins 100 degrés; 2° conservation à l'eau de ses caractères organoleptiques; 3° production de l'eau stérile immédiatement apte à la consommation, c'est-à-dire à une température peu différente de celle de l'eau brute dont on dispose; 4° dépense mimina de combustible; 5° appareil relativement peu coûteux, d'une installation simple, fonctionnant presque sans surveillance et muni d'appareils automatiques assurant une marche régulière.

Le principe du stérilisateur qu'ils ont imaginé consiste à réchauffer progressivement l'eau à traiter, en refroidissant en même temps l'eau qui a été portée à la température de stérilisation, c'est-à-dire à 110 ou 115 degrés. L'appareil se compose essentiellement des organes suivants : 1° un caléfacteur, où toutes les molécules de l'eau à purifier sont maintenues pendant un temps rigoureusement exact et toujours le même, à la température de stérilisation; 2° deux échangeurs récupérateurs de température.

Le caléfacteur comporte deux parties bien distinctes : d'une part, un petit générateur de vapeur se chargeant et se réglant automatiquement; d'autre part, un serpentin faisant corps avec la chaudière et constitué par une série de tubes horizontaux, disposés les uns au-dessus des autres et reliés deux à deux par des boîtes d'intercommunication.

L'eau à stériliser arrive à la partie inférieure du serpentin qu'elle parcourt de bas en haut. Les dispositions de cet organe amènent l'eau à un état de division tel que toutes les molécules sont touchées par la chaleur. Il résulte, en effet, de nombreuses expériences faites par le professeur Vaillard, au moyen de liquides colorés, qu'aucune molécule ne peut échapper à une caléfaction suffisante pour assurer une stérilisation complète.

Les deux échangeurs sont identiques et composés de lames métalliques enroulées concentriquement de manière à laisser entre elles des espaces de 40 centimètres de haut sur environ 5 millimètres seulement de largeur et rigoureusement étanches. Ces espaces sont répartis en deux canalisations distinctes : l'une pour le liquide froid se dirigeant vers le caléfacteur, l'autre pour l'eau échauffée sortant du serpentin et progressant en sens inverse. De la sorte, deux courants contraires circulent d'une manière contiguë sur toute l'étendue du parcours. C'est dans le circuit, à travers les deux échangeurs, que se produit l'échange progressif de température entre l'eau à chauffer et celle qui sort du serpentin. La surface d'échange n'est pas moindre de 100 mètres carrés. C'est là un résultat très remarquable, étant données les dimensions restreintes de l'appareil.

En sortant du serpentin, l'eau stérilisée traverse tout d'abord un troisième échangeur-récupérateur, dit *détartreur*, qui a pour objet de retenir les dépôts calcaires qui pourraient n'être pas intégralement recueillis dans les tubes du caléfacteur.

Pendant la durée de son échauffement, l'eau a toujours circulé en vase clos; elle n'a donc pu perdre, par évaporation, qu'une partie très minime des gaz qu'elle tenait en dissolution. Pour la même raison, sa teneur en sels minéraux n'a pas changé. Elle a donc conservé tous ses caractères organoleptiques et ne présente pas, bien qu'absolument stérilisée, les inconvénients de l'eau bouillie à l'air libre qui est dépourvue d'oxygène et dont la teneur en sels a été très notablement modifiée, ce qui la rend désagréable au goût et souvent d'une digestion difficile. Enfin, l'eau sortant de l'appareil est froide et peut être consommée immédiatement.

De petits modèles à débit relativement faible, 100 litres à l'heure par exemple, peuvent servir pour de petites agglomérations telles qu'une maison de rapport; de grands modèles conviennent parfaitement pour assurer l'alimentation en eau potable d'agglomérations plus importantes, comme une école, un collège, un hospice, une caserne, etc.

Dès l'année 1889, la maison Rouart frères et Cⁱᵉ, s'occupa de la stérilisation des eaux. Dans son appareil, l'eau est recueillie par une pompe aspirante et foulante et amenée dans une chaudière ou vase clos où elle est chauffée à 115, 120 degrés sous pression pendant quinze à vingt minutes, ce qui présente deux avantages importants :

1° Absence de vaporisation, qui a pour effet de ne pas modifier sensiblement la composition de l'eau et de lui conserver pour la majeure partie l'air qu'elle contient en dissolution, ce qui la laisse légère et digestive;

2° Économie dans le combustible employé, puisqu'il n'y a pas à fournir la chaleur latente de vaporisation de l'eau.

L'appareil ainsi constitué pourrait être considéré comme complet, mais il reste à remplir deux conditions dont l'importance apparaîtra clairement. L'eau portée à

120 degrés serait à sa sortie de la chaudière à une température trop élevée pour la consommation; de plus, pour que l'usage de l'appareil ci-dessus soit réellement pratique, il importait au plus haut point d'en rendre le fonctionnement aussi économique que possible. Ces deux conditions essentielles furent remplies grâce à l'emploi d'un échangeur de température.

A cet effet, l'eau allant dans la chaudière pour être stérilisée est envoyée par la pompe dans un vase dans lequel est placé un serpentin où circule l'eau stérilisée venant de la chaudière en sens inverse. Les deux liquides en contact échangent leur température de telle sorte que l'eau à stériliser entre dans la chaudière à une température voisine de 100 degrés et qu'elle sort de l'échangeur avec une différence de 10 à 12 degrés sur la température qu'elle avait au moment de l'introduction (cette différence peut encore être atténuée par l'adjonction d'un complément d'échangeur). Cet échange s'obtient sans dépense d'aucune sorte. Il en résulte que des appareils construits d'après ces données ont pu produire 100 litres d'eau stérilisée par kilogramme de charbon brûlé ce qui, on le reconnaîtra, est une dépense bien minime eu égard au résultat obtenu.

De nombreuses prises de l'eau ainsi obtenue furent faites et cultivées, toujours elles donnèrent le même résultat, stérilisation obtenue, comme l'ont constaté de nombreux rapports faits à ce sujet.

La question était ainsi réalisée pratiquement par les installation où l'eau peut être distribuée sur place. Il restait à envisager la question d'embouteillage et de transport.

Le problème de livrer à la consommation de l'eau stérilisée en bouteilles s'impose, en effet, si l'on veut en rendre l'emploi facile. Alors vient se joindre à la difficulté de produire de l'eau stérile celle de l'embouteillage, en lui conservant sa stérilité.

Ce résultat est obtenu d'une façon absolue à l'aide de l'appareil imaginé par M. Geluté. Il est constitué par une sorte de caisse largement vitrée reposant sur deux réservoirs dont elle est solidaire. Ses parois présentent des orifices sur lesquels sont fixés des manches en caoutchouc, une tige de rinçage est alimentée par une dérivation prise sur la conduite d'amenée de l'eau stérilisée. Des conduites convenablement siphonnées assurent l'étanchéité de l'appareil. Dans chacun des réservoirs sont disposés des plateaux tournants pouvant se déplacer verticalement. Les bouteilles munies de leur système de bouchons sont stérilisées par immersion dans de l'eau acidulée. Les réservoirs de l'appareil sont remplis d'eau également acidulée.

L'atmosphère de l'intérieur de l'appareil est donc absolument indépendante de l'air extérieur.

Voici la marche d'une bouteille à travers cet appareil : débouchée et pleine d'eau acidulée, le jeu du plateau tournant disposé dans le réservoir de gauche la fait pénétrer dans l'appareil. L'ouvrier, les mains engagées dans les manches en caoutchouc, la saisit et la renverse; là, elle se vide. L'eau acidulée qu'elle contenait est remplacée par l'air stérilisé de l'intérieur de la caisse. Lorsque la bouteille est vide, l'ouvrier la place sur la tige de rinçage; après quelques instants il la retourne et en présente le goulot à la tubulure. Quand elle est pleine, il la bouche et la place dans le réservoir de droite. Le jeu du plateau tournant de ce réservoir la fait sortir de l'appareil bouchée et prête à être livrée à la consommation.

En 1890 fut installée une fabrique d'eau stérilisée qui pût être livrée au public. Les envois faits dans les différentes parties de la France, quelles que fussent les lenteurs et difficultés d'expéditions, permirent de constater que l'eau était absolument stérile.

CHAPITRE II.

SALUBRITÉ DES AGGLOMÉRATIONS ET DES VILLES.

Les plans et documents relatifs à la salubrité des agglomérations et des villes sont, comme il était facile de le prévoir, extrêmement nombreux à l'Exposition. Pour plus de clarté, nous envisageons, d'une part, les expositions des villes, puis celles des industries particulières. Dans ce chapitre ne sont examinés, d'ailleurs, que les amenées d'eau, les systèmes d'évacuation des matières usées, l'utilisation de celles-ci. La classification spéciale de la Classe 111 nous oblige à y joindre les piscines et installations balnéaires.

§ 1. EXPOSITION DES VILLES.

Ville de Paris. — *Service technique des eaux et de l'assainissement.* — La notice publiée par ce service rend compte, dans les termes suivants, de la manière dont il a figuré à l'Exposition, et des enseignements qui s'en dégagent :

L'Exposition universelle de 1900 offrait au service technique des eaux et de l'assainissement de Paris une merveilleuse occasion de répondre, par le simple exposé des faits, aux préventions si répandues encore au sujet des solutions adoptées, soit pour la fourniture des eaux d'alimentation, soit pour l'évacuation des eaux usées; il n'a eu garde de la laisser échapper.

Malgré l'aridité du sujet, il s'est efforcé de fixer l'attention du grand public sur les immenses progrès réalisés, sur les résultats considérables obtenus dans ces dernières années, en présentant un tableau d'ensemble du vaste et complexe outillage dont il dispose, sous une forme aussi tangible et aussi attrayante que possible.

Pour donner un premier et rapide aperçu de ces résultats et de ces progrès, il suffira de rappeler que, depuis la dernière Exposition universelle, on est parvenu à supprimer définitivement tout recours à l'expédient justement décrié des substitutions d'eau de Seine brute dans la canalisation du service privé, qui ne reçoit plus désormais, durant les jours caniculaires, comme dans tout le reste de l'année, que de l'eau potable de qualité tout à fait supérieure; à poser le principe et à entamer la rapide généralisation du nouveau système d'évacuation dit *tout à l'égout* qui a déjà permis de fermer naguère la voirie de Bondy; et enfin à réaliser sur une échelle colossale cette épuration agricole des eaux d'égout qui, malgré l'application faite depuis plus de vingt ans, à Gennevilliers, n'était encore, en 1889, qu'une expérience à grande échelle dont il restait à faire l'application systématique en vue de l'assainissement de la Seine.

Les lois du 4 avril 1889 (extension des irrigations à l'eau d'égout vers Achères) et du 10 juillet 1894 (assainissement de Paris et de la Seine), celles du 5 juillet 1890 (adduction des eaux des sources de l'Avre) et du 21 juillet 1897 (adduction des eaux des sources du Loing et du Lunain) témoignent de la sollicitude des pouvoirs publics pour l'amélioration de l'outillage sanitaire de la capitale. Les emprunts successifs contractés par la ville de Paris en 1892 et 1894-1896, spécialement en vue de l'exécution de grands travaux d'adduction et de distribution d'eau ou d'assainissement, donnent la mesure des sacrifices consentis pour cet objet par la municipalité.

Que de chemin parcouru depuis un siècle, si l'on songe qu'en 1800 chaque habitant de Paris avait à sa disposition 15 litres par jour d'eau médiocre, pour la majeure partie puisée en Seine dans la traversée de Paris, et en consommait mois encore, puisqu'on avait vu la première compagnie des eaux, créée par les frères Périer, succomber faute de clients, tandis qu'aujourd'hui la distribution d'eau suffit à peine à toutes les demandes avec ses 300 litres d'eau par jour, dont 112 en eau de source plus 25 au besoin en eau filtrée, qui atteignent partout les étages les plus élevés des maisons !

N'en est-on pas également frappé quand on se remémore que le réseau d'égouts avait en tout 26 kilomètres de développement au début du siècle et se composait en partie de fossés à ciel ouvert débouchant en Seine au milieu de la ville et que l'immonde voirie de Montfaucon empoisonnait le voisinage des Buttes-Chaumont, surtout si l'on considère d'autre part le réseau des égouts actuels, mesurant plus de 1,100 kilomètres et portant toute la masse des eaux recueillies sur leur parcours jusque dans les champs d'épurations, où elle est transformée par le sol irrigué en un liquide cristallin où le chimiste et le micrographe ne décèlent plus aucun élément nocif ?

Quelques diagrammes successifs donnent une idée de la transformation qui s'est opérée de la sorte; des vues rétrospectives, des modèles d'anciens ouvrages ramènent la pensée vers un état de choses oublié et font d'autant mieux ressortir le progrès accompli.

Il est plus malaisé sans doute de se rendre un compte exact de la situation actuelle sous ses aspects multiples et divers, de comprendre le jeu de cet organisme pour la majeure partie dissimulé sous terre et qui ne se révèle à la surface du sol que par un très petit nombre d'ouvrages apparents; à ceux qui désirent en avoir une notion sérieuse et approfondie, l'étude est rendue accessible, amusante parfois, grâce à nombre de tableaux, d'aquarelles, de dessins, de plans, de photographies — sans compter les livres, atlas, publications diverses — et aussi de modèles en relief, d'appareils en vraie grandeur ou en réduction, souvent animés ou en état de fonctionnement, dont la vue seule et pour quelques-uns les dimensions exceptionnelles donnent à la foule elle-même un aperçu de l'importance réelle du service. Mais ce qui dès l'abord communique à tous une impression juste et ineffaçable, c'est, d'une part, cette fontaine gracieuse qui occupe le milieu du jardin central dans le pavillon de la Ville et où, dans quatre bacs profonds à parois blanchies et quatre bassins fermés par des glaces, on juge par transparence et par réfraction de la limpidité comparative des eaux de source affectées à la consommation privée et des eaux de rivière qui en sont absolument exclues et réservées aux besoins de la voie publique et des usines; d'autre part, le diorama du parc agricole d'Achères, placé dans la salle située à l'angle sud-ouest du pavillon, qui, avec une vérité saisissante, reproduit la plaine irriguée au milieu du cadre verdoyant qui l'entoure et y montre le mode d'exploitation culturale, l'emploi de l'eau d'égout en irrigation par infiltration et l'écoulement des eaux épurées.

Le service municipal, qui a entre les mains tout le système de la distribution d'eau et de l'écoulement de l'afflux urbain, dispose d'un outillage considérable qui comprend :

Pour les eaux d'alimentation. — 7 dérivations dont 5 très importantes, d'un débit de plus de 400,000 mètres cubes par jour; 25 usines élévatoires ou à vapeur, représentant une puissance totale de plus de 6,000 chevaux et capables d'élever en 24 heures un volume d'eau équivalent; 18 réservoirs d'une capacité supérieure à 800,000 mètres cubes; 2 réseaux complets de conduites publiques d'une longueur de 2,600 kilomètres avec 26,000 appareils divers et 80,000 prises pour abonnements.

Pour les eaux usées. — Un réseau d'égouts unique, exclusivement composé de galeries accessibles en maçonnerie, dont 66 kilomètres de collecteurs, avec 3 usines élévatoires, 3,200 réservoirs de chasse, 12,500 bouches, 19,000 regards, 50,000 égouts particuliers, 450 kilomètres de branchements.

Pour l'épuration agricole. — Un émissaire général et des conduites capables d'écouler 1 million de mètres cubes par 24 heures. 3 usines élévatoires de 5,000 chevaux de force totale; 4 champs d'épuration municipaux de plus de 1,600 hectares de superficie; des réseaux de distribution et de drainage, dont le développement dépasse 200 kilomètres et qui permettent d'étendre les irrigations sur une surface quadruple.

A quoi viennent s'ajouter les canaux de navigation Saint-Denis et Saint-Martin, reliant la Seine à l'amont et à l'aval de Paris, avec le bassin de la Villette, qui forme un port fluvial classé par son trafic au sixième rang parmi les ports français, immédiatement après les cinq grands ports maritimes, Marseille, le Havre, Dunkerque, Bordeaux et Rouen, et où aboutit le canal de l'Ourcq qui, à son rôle dans l'alimentation du service public, joint celui d'artère de petite navigation et de rigole alimentaire des deux autres canaux de la ville de Paris.

Le tout représente un capital d'environ 550 millions, dont 350 pour les eaux et canaux et 200 pour l'assainissement.

Conformément au programme magistral élaboré par l'ingénieur Belgrand, décédé en 1878, inspecteur général des ponts et chaussées et directeur des eaux et égouts, et qu'un buste en marbre rappelle à l'Exposition même, la distribution d'eau a pour base la division absolue en deux services distincts, l'un pour la voie publique, l'industrie, les cours, les écuries, les jardins, l'autre pour les habitations; au service privé ont été attribuées les eaux de source limpides, fraîches, captées au loin, amenées par des aqueducs fermés dans des réservoirs couverts et conduites sans voir le jour, sans possibilité de contamination en route, sans variation sensible de température, du point où elles émergent du sol jusqu'au robinet du consommateur et qui, depuis peu, sont soumises à un service spécial de surveillance chargé de veiller sans cesse à la défense efficace de leur pureté; au service public sont réservées les eaux de la Seine et de la

Marne, assez pures chimiquement pour tous les emplois industriels, mais à température variable, et celles du canal de l'Ourcq, celles aussi des anciennes dérivations (Arcueil, Pré-Saint-Gervais) et des puits artésiens. C'est encore Belgrand qui, par une habile répartition de ces diverses eaux entre plusieurs zones et plusieurs étages distincts, a su faire concourir à un but unique une série de distributions juxtaposées et superposées sans jamais être confondues, de manière à satisfaire à toutes les exigences du double service dans une ville étendue, où le sol est fort accidenté, tout en évitant les trop fortes pressions et les élévations d'eau inutiles. Le volume d'eau disponible a été doublé par ses successeurs. sous la direction d'Alphand notamment, dont le buste est placé à côté du sien.

Le réseau d'égouts est aussi l'œuvre de Belgrand qui a eu le haut mérite d'en faire un corps dont toutes les parties sont agencées pour concourir au même objet; son utilisation, primitivement limitée aux eaux pluviales, ménagères et industrielles, a été successivement étendue aux eaux vannes par application des tinettes filtrantes, puis aux matières de vidange, en réalisant ce qu'on a dénommé le « tout à l'égout » et qu'Alfred Durand-Claye, dont le buste figure aussi à l'Exposition, a su faire adopter, en dépit de nombreuses résistances, rattachant ainsi définitivement le système d'assainissement parisien au type unitaire. Le réseau est caractérisé par l'emploi exclusif d'égouts d'assez grande hauteur pour qu'on puisse les parcourir debout, véritables voies souterraines, où l'eau sale coule en temps sec dans une cunette étroite, bordée de banquettes de circulation, et où l'on a pu donner place aux deux canalisations d'eau, aux câbles télégraphiques et téléphoniques, aux canalisations pour la distribution de force motrice et le transport des cartes pneumatiques de la poste, etc... En temps de pluie, l'eau s'élève, surmonte les banquettes et trouve un écoulement facile grâce à la dimension des galeries, de sorte qu'il n'y a nulle part d'inondation dans les rues, même par les plus grandes averses; des déversements se produisent alors comme dans toutes les villes où l'on admet les pluies d'orage dans les égouts; mais ces déversements en Seine sont rares et de courte durée.

Il a fallu triompher de luttes passionnées pour parvenir à l'application intégrale de l'épuration des eaux d'égout par le sol, que Mille avait proposée dès 1864, et dont Alfred Durand-Claye s'était fait après lui l'apôtre convaincu. Elle est pratiquée soit sur les terrains d'alluvions anciennes de la vallée de la Seine, dont la perméabilité est extrême (Gennevilliers, Achères, Triel), soit sur les sables tertiaires moyens et le limon des plateaux recouvrant le calcaire grossier fissuré (Pierrelaye-Méry).

Les *eaux* de source affectées au service privé sont amenées à Paris par les quatre aqueducs de la Dhuis, de la Vanne, de l'Avre, du Loing et du Lunain. Le captage de ces eaux, fait avec un soin particulier dans des chambres maçonnées et voûtées, est signalé à l'attention des visiteurs par des modèles en relief qui donnent, avec l'ensemble des bassins sourciers de la région de l'Avre et de celle du Loing et du Lunain, le détail de quelques ouvrages parmi lesquels celui d'Armentières (dérivation de la Vanne) appelle une mention spéciale. Le mode d'adduction est représenté par un profil schématique où les profanes peuvent voir l'eau couler et se rendre compte des moyens employés pour franchir collines et vallées, du jeu des siphons, en particulier, qui rappelle le principe des vases communicants.

Les deux premières dérivations, celles de la Dhuis et de la Vanne, qui remontent à 1866 et 1874, ne figurent à l'Exposition universelle que par des plans d'ensemble, des photographies, un album statistique très complet des ouvrages de la Vanne, etc. On s'est surtout attaché à faire connaître les deux dérivations nouvelles exécutées depuis la précédente Exposition universelle et qui fonctionnent l'une, celle de l'Avre, depuis mars 1893, l'autre depuis quelques jours seulement, mai 1900.

On rappellera brièvement que la Dhuis est une source tributaire du Surmelin, près de Château-Thierry, qui émerge à l'altitude de 128 mètres, et qu'elle arrive au nord-est de Paris, au réservoir de Ménilmontant, à la cote 108, après un parcours de 131 kilomètres dans un aqueduc ovoïde, d'une capacité de 40,000 mètres cubes par jour, interrompu par de nombreux siphons dont la longueur atteint 17 kilomètres; elle fournit normalement 20,000 mètres cubes et sa dérivation a coûté 18 millions de francs. Les sources de la Vanne, disséminées entre Sens et Troyes, fournissent 120,000 mètres cubes par jour; l'aqueduc qui a coûté, réservoir compris, 43 millions de francs, à une longueur totale de 173 kilomètres, une section circulaire de 2 m. 10 de diamètre et une pente de 10 centimères par kilomètre; il aboutit, au sud de Paris, au réservoir de Montsouris.

L'aqueduc de l'Avre, construit de 1891 à 1893, constitue la branche ouest de la dérivation bilatérale conçue par Couche en 1884 et en vue de laquelle il avait fait, en collaboration avec M. Bechmann, alors ingénieur ordinaire, l'acquisition de plusieurs groupes de sources importantes. Cet aqueduc amène chaque jour à la cote 107, sur les hauteurs de Saint-Cloud, 100,000 mètres cubes d'eau empruntés tant à la source du Breuil dans la vallée de l'Avre qu'aux sources de la Vigne, petit affluent de ce cours d'eau, tributaire de l'Eure, à des altitudes supérieures à 146 mètres. Le tracé de cet aqueduc suit d'abord les coteaux de rive droite de l'Avre, franchit l'Eure près de Dreux, se développe ensuite sur le plateau qui s'étend entre la forêt de Dreux et le parc de Versailles, pour gagner enfin, par une longue percée souterraine, le réservoir de Montretout, qui comprend trois compartiments de 100,000 mètres cubes chacun. Sa longueur totale est de 105 kilomètres, dont 62 kilom. 400 de tranchées, 30 kilom. 100 de souterrains, 3 kilom. 400 de reliefs couverts, 7 kilom. 600 de siphons et 1 kilom. 300 d'arcades découvertes; la pente des parties à écoulement libre est de 40 et 30 centimètres par kilomètre, et la section circulaire a des diamètres de 1 m. 70 et 1 m. 80; les siphons, composés de deux files de tuyaux en fonte de 1 mètre de diamètre, sont calculés pour une perte de charge de 1 m. 20 par kilomètre. Les travaux ont été exécutés sous la direction de M. Humblot, inspecteur général des ponts et chaussées (décédé en 1899); par M. l'ingénieur en chef Bienvenüe et MM. les ingénieurs ordinaires Geslain, Legouëz et Renaud. L'évaluation primitive, 35 millions, n'a pas été dépassée, mais il reste à régler de nombreuses indemnités. On trouve à l'Expo-

sition un plan-relief au 1/2500° de la région des sources de l'Avre, un plan-relief
détaillé au 1/125° de la source du Breuil, un modèle de la chambre de jauge qui, dans
l'intérêt des usagers d'aval, limite à 1,280 litres par seconde le volume dérivé; une
aquarelle donne une vue perspective du réservoir; de nombreuses photographies font
connaître les principaux ouvrages et montrent les diverses sources avant et après le
captage.

L'aqueduc du Loing et du Lunain, tout récemment achevé, constitue une partie de
la branche est de la dérivation bilatérale projetée en 1884; il amène provisoirement au
réservoir de Montsouris un volume quotidien de 50,000 mètres cubes emprunté aux
sources basses acquises à cette époque dans la vallée du Loing près de Nemours et antérieurement, dans celle de son affluent de rive droite, le Lunain, qu'une usine élévatoire unique refoule au niveau de l'aqueduc de la Vanne dans la forêt de Fontainebleau;
il a reçu d'ailleurs une capacité très supérieure (180,000 mètres cubes) tant en vue de
prolongements ultérieurs vers l'amont qu'afin de suppléer au besoin l'aqueduc de la
Vanne, dont il suit le tracé en cas d'accident ou de réparation. On y a substitué aux
arcades, dont la pratique a révélé les difficultés d'entretien à l'aqueduc de la Vanne,
des siphons métalliques de grands diamètres (1 m. 25 et 1 m. 50) en fonte frettée ou
en tôle d'acier; les parties à écoulement libre sont en maçonnerie avec section circulaire de 2 m. 50 de diamètre et pente de 10 centimètres par kilomètre. La dépense a
été d'environ 24 millions de francs. Les travaux ont été exécutés sous la direction de
M. Humblot, puis de M. Bechmann, chef du service, et sous les ordres successifs de
M. Bienvenüe, puis de M. Babinet, ingénieurs en chef; par MM. Huet, Geslain et
Baratte, ingénieurs ordinaires. Cette dérivation est représentée dans le pavillon de la
ville de Paris par de nombreux dessins d'exécution, des vues photographiques, un plan
en relief au 1/5000° de la région des sources et un modèle au 1/50° du captage de la
plus importante (Chaintréauville, vallée du Loing), un spécimen de tuyau en fonte
frettée provenant des usines de Pont-à-Mousson, etc.

Les quatre dérivations fournissent normalement 280,000 mètres cubes d'eau par
jour, débit qui se maintient habituellement en été, sauf dans les périodes de très grande
sécheresse où il pourra tomber à 200,000 mètres cubes environ, et qui ne se présentent
guère qu'au commencement de l'automne. Les eaux, très limpides d'ordinaire et de
belle couleur franche, bleue ou verte, comme on en peut juger aux vasques de la fontaine qui orne le jardin central, ne deviennent légèrement louches qu'après des pluies
torrentielles; on les met en décharge quand, plus rarement encore, elles viennent à se
troubler. Leur température varie à peine 9 à 11 degrés; d'après les analyses hebdomadaires régulièrement poursuivies à l'observatoire municipal de Montsouris, leur composition est très peu variable; toutes un peu calcaires (18 à 23 degrés à l'hydrotimètre),
elles ne renferment qu'une très faible quantité de matière organique et un nombre très
réduit de bactéries.

Lorsqu'au moment des grandes chaleurs la consommation s'élève brusquement —
par suite du gaspillage qu'on fait alors de l'eau fraîche — il arrive que l'approvisionne-

ment d'eau de source se trouve momentanément en déficit et que les réservoirs baissent rapidement. Depuis 1897, on pare à ces défaillances au moyen d'eau de rivière épurée par filtration lente sur un lit de sable fin, une première série de bassins filtrants précédée de canaux décanteurs ayant été, à cet effet, établie à l'usine de Saint-Maur pour traiter 25,000 à 30,000 mètres cubes d'eau de Marne par jour ; en 1899, une autre série de bassins filtrants, avec canaux décanteurs et filtres dégrossisseurs Puech, a été installée à Ivry pour traiter par jour 35,000 mètres cubes d'eau da Seine. Une usine élévatoire nouvelle est en voie de construction sur ce point et des conduites vierges, absolument réservées à l'eau filtrée, ne tarderont pas à relier les établissements de Saint-Maur et Ivry, qui la produisent, à la canalisation du service privé dans Paris. Les analyses montrent d'ailleurs que cette eau est aussi salubre et plus pauvre en bactéries que l'eau de source elle-même ; elle ne le cède qu'au point de vue de la température, qui se rapproche toujours de celle de l'air. La disposition des bassins filtrants dans les deux établissements est indiquée par les deux vues perspectives qui les représentent à l'Exposition.

Le service public et industriel est fait dans tout le centre de Paris, comme le montre le plan des zones de distribution, par les 150,000 mètres cubes d'eau qu'amène chaque jour au bassin de la Villette le canal de 107 kilomètres de longueur dérivé de la rivière d'Ourcq, dont la construction a été entreprise sous Napoléon Ier et achevée par une compagnie, à qui la Ville l'a racheté en 1876 ; dans les périodes sèches, deux usines puisant en Marne complètent l'alimentation de ce canal. En sa qualité d'ouvrage déjà ancien, il n'est représenté à l'Exposition que par un plan général, des renseignements statistiques et divers documents relatifs à l'entretien, notamment les dessins d'une drague spéciale et le modèle d'une bâche mobile qui a dû être construite afin d'effectuer certaines réparations sans interrompre la circulation des bateaux.

Dans les quartiers situés à une altitude moyenne le même service est fait par l'eau de Seine que fournissent trois groupes de réservoirs disposés au Sud, à l'Est et l'Ouest, à des altitudes comprises entre 89 et 76 mètres, et reliés entre eux par un réseau unique de conduites ; ces trois groupes de réservoirs sont alimentés par une série d'usines réparties sur les deux rives du fleuves, dont la plus importante, celle d'Ivry, peut élever par jour 130,000 mètres cubes d'eau et comprend 9 machines à vapeur de 160 chevaux de force en eau montée, et qui ensemble sont capables de fournir jusqu'à 350,000 mètres cubes par vingt-quatre heures.

Dans les quartiers hauts, au Nord et à l'Est, c'est l'eau puisée en Marne par la grande usine de Saint-Maur avec ses huit machines hydrauliques et ses quatre machines à vapeur, d'une puissance totale de 1,500 chevaux, qui alimente le service public et industriel. Les pompes de Saint-Maur peuvent élever 100,000 mètres cubes ; une partie — un huitième environ — est jetée dans le lac de Gravelle pour l'alimentation du bois de Vincennes ; le reste se déverse à la cote 100 m. dans les bassins inférieurs de Ménilmontant établis au-dessous du grand réservoir de la Dhuis.

Ces eaux sont toutes relativement chargées de bactéries et riches en matières organique, assez souvent troubles ; la composition chimique des eaux de Seine et de Marne diffère peu de celle des eaux de source, en ce qui concerne les matières minérales en dissolution, ce sont aussi des eaux calcaires ; celles de l'Ourcq le sont plus encore et contiennent en outre des sulfates qui les rendent moins favorables à certains usages industriels.

L'eau de Marne ne pouvant elle-même atteindre les hauteurs de Montmartre, des Buttes-Chaumont et de Belleville, des usines de relais sont disposées pour refouler au sommet des coteaux les eaux de rivière comme les eaux de source, de sorte qu'on y retrouve aussi la double alimentation et le double service.

Les puits artésiens ne fournissent à la distribution qu'un appoint peu important, sauf celui de Passy, dont le débit total (4,000 à 5,000 mètres cubes) constitue l'alimentation des lacs du bois de Boulogne ; les 200 à 300 mètres cubes du puits de Grenelle sont déversés dans la canalisation de l'Ourcq ; le débit du puits de la place Hébert est utilisé pour le service d'une piscine populaire de natation, et celui de la Butte-aux-Cailles, dont les travaux sont en voie d'achèvement, n'aura sans doute guère d'autre emploi. L'eau de l'ancien aqueduc d'Arcueil est mélangée aux eaux de rivière pour le service public.

On s'est borné à présenter des photographies relatives aux diverses usines, intéressantes à cause de l'extrême variété des engins mécaniques qui remontent à diverses époques et où l'on retrouve presque tous les types ; celui qui domine se compose d'un moteur monocylindrique, genre Corliss, actionnant directement une pompe double, genre Girard, à piston plongeur effilé, double corps de pompe en forme de baril allongé, et clapets latéraux à ressorts extérieurs ; il fonctionne bien, s'entretient sans peine et n'a qu'une consommation réduite.

Dans toutes les parties du double réseau de la distribution d'eau dans Paris les conduites sont constamment en service et en pression ; toute la canalisation se compose de circuits fermés, à mailles serrées, et en tous les points l'alimentation peut se faire par les deux côtés ; à tous les embranchements sont placés des robinets ; toutes les prises se font en charge de sorte que, malgré la multiplicité des travaux de chaque jour, les interruptions de service sont réduites au minimum.

Dans toutes les voies publiques les caniveaux sont lavés à grande eau, une ou deux fois par jour ; l'arrosage à la lance, en usage depuis longtemps sur les voies fréquentées, s'étend à toutes celles dont la longueur s'y prête, limitant aux rues ordinaires l'usage plus coûteux du tonneau ; les promenades sont largement alimentées, et de véritables rivières artificielles coulent au bois de Boulogne et au bois de Vincennes ; de nombreuses fontaines monumentales jouent, les unes tous les jours, les autres les dimanches et jours de fête ; de cet énorme développement du service public résulte, à certaines heures, un abaissement brusque et général de la pression dans les conduites du service public, ce qui a obligé à desservir en eau du service privé les usages qui réclament une permanence absolue de la pression, comme les ascenseurs hydrauliques et les 6,000 bouches d'incendie pour pompes à vapeur.

Les abonnements du service privé sont rigoureusement assujettis au régime des compteurs soumis d'ailleurs à une réglementation sévère qui exclut les compteurs de vitesse et à une surveillance continue qui assure un entretien convenable.

Des tableaux graphiques indiquent la progression de la canalisation et des appareils publics dans les dernières années; ainsi que la capacité des réservoirs; des plans font ressortir la répartition des deux services en zones et étages, donnent l'ensemble des conduites et la disposition des réservoirs; des albums ou atlas renferment tous les types de tuyaux, raccords, robinets, appareils, dont beaucoup sont en outre représentés par des spécimens convenablement choisis, de manière à bien montrer les dispositifs adoptés, les systèmes de joints, etc. Une rampe d'essai placée au sous-sol avec des spécimens de tous les types de compteurs en service montre le mode d'essai et de vérification des compteurs ainsi que le mécanisme intérieur de ces appareils.

Le service municipal, qui fait directement l'exploitation technique de la distribution, n'est cependant pas lui-même en rapport avec les consommateurs; la vente de l'eau est confiée par un traité qui remonte à 1860 et doit durer jusqu'en 1910, à la Compagnie générale des eaux, chargée de la régie intéressée. L'eau de source est tarifée 35 centimes le mètre cube, sauf le cas où elle est employée pour la production de force motrice, où ce prix est porté à 60 centimes afin d'en restreindre l'usage, peu rationnel dans une ville située loin des hautes altitudes et où l'eau en pression reviendra toujours chère, tandis que d'autres forces motrices peuvent desservir plus économiquement les moteurs domestiques et les ascenseurs.

Pour les emplois industriels desservis en eau de rivière à la pression variable de la canalisation du service public, le tarif est progressivement décroissant; le prix s'abaisse à mesure que le volume augmente, partant de 60 francs par an pour 1,000 litres par jour, soit 16 centimes environ le mètre cube, pour descendre par échelons jusqu'à 7 centimes environ. Une récente décision du Conseil municipal a pour objet de préparer le relèvement des eaux d'Ourcq, de manière à pouvoir introduire l'eau de rivière dans les maisons à tous les étages, à lui permettre de remplacer l'eau de source pour le lavage des cuvettes des cabinets d'aisances; en même temps le tarif serait modifié et ramené comme celui des eaux de source à un prix uniforme au mètre cube.

Les produits, tels qu'ils résultent des recettes provenant de la vente aux consommateurs et sans faire entrer en ligne de compte la dépense faite gratuitement pour le service public, dépassent actuellement 17 millions de francs; ils progressent depuis quelques années de 600,000 à 800,000 francs par an. Si l'on en déduit les dépenses d'exploitation, qui sont supérieures à 5 millions, on trouve que le revenu net est, à peu de chose près, équivalent aux sommes nécessaires pour assurer le service des emprunts municipaux correspondants et des annuités de rachat à la Compagnie générale des eaux.

Ainsi que le montre le plan général au 1/5000° du réseau des Égouts de Paris, les grands collecteurs vont déboucher en un point situé à Clichy, au Nord-Ouest de l'enceinte, après avoir franchi par des percées en souterrain les coteaux de l'Étoile et de Monceau. Ces collecteurs, d'abord au nombre de deux, dits *collecteurs d'Asnières et Monceau*, ont été récemment renforcés par un troisième, tracé suivant une direction à peu près parallèle et dénommé collecteur de Clichy; ils recueillent la totalité des eaux usées de la rive gauche, y compris la Bièvre, petit affluent de la Seine, transformée depuis longtemps en égout, celles des îles et la majeure partie de celle de la rive droite. Le surplus est intercepté au pied des coteaux de Ménilmontant par un collecteur de moindre section, dit *collecteur du Nord*.

Les profils de ces collecteurs, groupés sur un même dessin, montrent que, malgré la faible pente du fleuve, il a été possible de donner aux artères principales du réseau souterrain des déclivités suffisantes (30 à 50 centimères par kilomètre au moins) pour y réaliser, grâce à leurs grandes sections et aux volumes d'eau considérables qui y passent, des vitesses capables d'entraîner aisément toutes les matières légères en suspension et à empêcher les dépôts vaseux. C'est ici le lieu de rappeler que des visites publiques sont organisées depuis 1867 deux fois par mois en été dans les collecteurs. L'itinéraire de ces visites a été récemment changé par suite des travaux du Métropolitain; elles s'effectuent maintenant de la rue Saint-Martin (près des Arts et Métiers) au quai du Louvre, partie en wagons, partie en bateaux, mis en mouvement par l'électricité; 600 personnes peuvent y prendre part chaque fois.

Le plus considérable des grands collecteurs dont les sections sont toutes représentées par des modèles réduits, celui de Clichy, n'a pas moins de 6 mètres d'ouverture et 5 mètres de hauteur, et comporte une cunette de 4 mètres de large sur 2 mètres de profondeur, entre deux banquettes de 90 centimètres. Il a été construit en 1895-1899 entièrement en souterrain sur 4,300 mètres de longueur, sans ouverture de tranchée, ni transport de matériaux sur la voie publique, et a constitué la première application d'un nouveau procédé de construction qui utilise le bouclier pour l'exécution de galeries de formes quelconques à revêtement maçonné; le principe de ce procédé indiqué par M. Bechmann, ingénieur en chef, a été appliqué avec un plein succès, sous sa direction par M. Chagnaud, d'abord, puis par M. Fougerolle, entrepreneur (MM. Launay et Legouëz, ingénieurs ordinaires); un beau modèle réduit au cinquième du bouclier Chagnaud, qui peut être mis en mouvement sous les yeux des visiteurs, en fait comprendre le mécanisme et apprécier l'ingéniosité.

Les eaux de la rive gauche sont jetées dans les collecteurs de la rive droite par deux siphons établis en travers de la Seine en amont du pont de l'Alma et du pont de la Concorde; deux autres siphons relient aux collecteurs, de part et d'autre du fleuve, les petits réseaux des îles Saint-Louis et de la Cité. De ces quatre ouvrages, le siphon de l'Alma, construit par Belgrand en 1868, est seul antérieur à la dernière exposition; il se compose de deux tubes en tôle de 1 mètre de diamètre descendus dans une rigole draguée au fond du lit du fleuve, et c'est pour y assurer le passage continu des eaux d'égout qu'a été imaginé le mode de curage ingénieux au moyen d'une boule en bois qu'on y fait passer à intervalles réguliers; on l'a fait encore figurer au pavillon de la Ville par un cadre de dessins, parce qu'il est le prototype devenu classique d'autres ouvrages analogues.

Les deux siphons des îles Saint-Louis et de la Cité, exécutés en 1891 par MM. Bechmann, ingénieur en chef, et F. Meyer, ingénieur ordinaire, n'en sont que la reproduction avec des dimensions moindres. Celui de la Concorde est d'un modèle différent; composé d'un tube unique de 1 m. 80 de diamètre, il a été percé en souterrain et à l'air comprimé, à 10 mètres de profondeur au-dessous du lit, au moyen d'un bouclier circulaire et il est revêtu entièrement d'anneaux en fonte formés de plaques à nervures boulonnées entre elles et noyées dans une couche de béton; c'est en 1896 qu'il a été exécuté par M. Berlier, sous les ordres de MM. Bechmann et Launay, ingénieurs en chef, et Legouëtz, ingénieur ordinaire. Des châssis avec plans, coupes, élévations, en donnent tous les détails.

D'autres châssis représentent les deux siphons de moindre importance au moyen desquels les collecteurs secondaires des quais de rive droite et du centre franchissent le canal Saint-Martin, l'un par-dessus au pont Morland, l'autre par-dessous au droit de la rue Saint-Sébastien.

Trois usines, de construction récente, servent à élever dans le réseau des collecteurs les eaux usées de certaines régions basses qui ne pouvaient y arriver par écoulement naturel; la plus importante, celle de la rue de la Convention, est représentée par une série de dessins qui en montrent la division en trois parties distinctes : d'une part, l'atelier des moteurs en élévation au-dessus du sol où des machines à vapeur compriment à 40 atmosphères de l'eau empruntée à la distribution; d'autre part, les deux ateliers des pompes actionnées à distance par cette eau comprimée; on trouve également à l'Exposition les dessins et le modèle d'une de ces pompes d'un type original à simple effet dû à M. Samain (1898), et le modèle (mis en mouvement par une petite dynamo) d'une roue Sagebien élévatoire construite, en 1898, par M. Meunier, pour l'usine Mazas, où elle est actionnée par des machines mi-fixes à vapeur concurremment avec des pompes centrifuges.

De nombreux dessins et modèles, des albums, feuilles statistiques, photographies, etc., font connaître toutes les dispositions de détail des collecteurs secondaires et des égouts de tous ordres, leurs sections diverses, le mode d'attache des canalisations qui y trouvent place, leurs raccordements entre eux, les regards de descente, les bouches sous trottoirs en libre communication avec l'atmosphère qui y livrent accès aux eaux de la voie publique et y assurent une large aération naturelle, les branchements particuliers qui servent à les relier aux maisons riveraines et dont le dernier modèle, fixé par un arrêté de 1895, est une galerie murée vers l'égout et qui sert d'enveloppe aux canalisations de service.

Le type courant des égouts élémentaires, tel que l'a fait adopter Alfred Durand-Claye en vue de la généralisation du tout-à-l'égout et auquel on ramène autant que possible les types antérieurs, est de forme générale ovoïde et de 2 m. 30 de hauteur sur 1 m. 40 aux naissances de la voûte, avec une petite cunette de 0 m. 40 d'ouverture et 0 m. 25 de profondeur et une banquette latérale de circulation; il est exécuté en maçonnerie très mince de meulière, hourdée au ciment, avec enduit de ciment sur toute la paroi intérieure, ainsi qu'à l'extrados de la voûte; deux conduites au moins, de o m. 10 à o m. 4o de diamètre, y sont habituellement scellées au niveau des naissances indépendamment des canalisations suspendues à la voûte; la pente de ces égouts varie de 5 millimètres à 3 centimètres par mètre; si la déclivité du sol est plus grande, on ménage de distance en distance des gradins.

Les cheminées de descente placées de 5o en 5o mètres ne s'ouvrent plus que sur les trottoirs; elles sont toutes pourvues d'échelons en fer galvanisé, avec une crosse mobile qui en facilite beaucoup l'usage; une galerie de 1 m. 8o de hauteur relie le pied de la cheminée à l'égout. Dans les parties de collecteurs à grande profondeur, où les descentes sont plus espacées, on a ménagé des chambres de refuge pour le cas d'orage.

L'adoption systématique de bouches librement ouvertes dans les caniveaux par où l'on se débarrasse facilement, pour le plus grand profit de la voie publique, du produit du balayage, a pour conséquence la formation dans les égouts de dépôts sableux que les vitesses des courants normaux sont impuissants à entraîner et qui nécessitent un système de curage régulier.

L'emploi des réservoirs de chasse à siphons automatiques a du moins pour effet de débarrasser ces dépôts de toutes les matières fermentescibles, généralement plus légères, et qui sont entraînées par les courants d'eau propre produits de temps à autre par ces appareils; le fonctionnement en est mis sous les yeux du public par des modèles réduits à parois de verre.

Le curage ne s'applique donc qu'à des amas de matières inertes, dont le séjour sous l'eau pendant quelques jours ne donne lieu à aucune fermentation. Il s'effectue au rabot dans les petites galeries qui sont visitées deux ou trois fois par semaine. Dans les collecteurs, les dépôts viennent former des bancs plus ou moins allongés que des engins mobiles, *wagons-vannes* ou *bateaux-vannes,* actionnés par l'eau elle-même, font progresser peu à peu jusqu'aux chambres de dépôt où l'on en fait l'extraction au moyen de seaux ou de grues élévatoires ou de dragues spéciales à mâchoires; les wagons-vannes circulent dans les collecteurs secondaires, à cunette de 1 m. 2o de longueur et au-dessous, dont les banquettes sont bordées à cet effet par des cornières formant rails; les bateaux dans les grands collecteurs où la cunette a des largeurs de 2 à 4 mètres. Tous ces appareils, wagons et bateaux-vannes, dragues, etc., figurent à l'Exposition à échelle réduite, mais dans les conditions mêmes de leur fonctionnement normal et peuvent être mis en mouvement devant les visiteurs qui ont ainsi le moyen d'apprécier leur mode d'action.

La boule du siphon de l'Alma produit un effet analogue; son emploi a été étendu dans le service à tous les autres siphons appelés à recevoir des eaux chargées de matières en suspension; on en voit le fonctionnement au modèle du grand siphon de Clichy où, à raison de ses dimensions (2 mètres de diamètre) et pour en faciliter le transport, on a dû la rendre démontable, disposition nouvelle qu'il y avait lieu de faire connaître aux ingénieurs.

De la porte de la Chapelle, où aboutit le collecteur du nord, et de Clichy, où viennent converger les trois grands collecteurs généraux, partent les émissaires, qui vont porter les eaux d'égout jusqu'aux champs d'épuration.

Celui qui fait suite au collecteur du Nord et qui est dénommé dérivation de Saint-Ouen, a été doublé en 1899; il conduit par simple gravité jusque dans la plaine de Gennevilliers, en franchissant la Seine au moyen de conduites posées entre les arcs métalliques des ponts de Saint-Ouen, élargis l'an dernier à cet effet, le débit de ce collecteur grossi des eaux vannes refoulées par les machines du dépotoir municipal.

L'autre, beaucoup plus considérable, et dont le débit peut atteindre jusqu'à 10 mètres cubes par seconde, n'a pas moins de 25 kilomètres de longueur dès à présent et doit être prochainement prolongé encore : au départ, il passe sous la Seine au moyen d'un siphon souterrain de 2 m. 50 de diamètre intérieur, percé en 1893-1894 par M. Berlier à l'aide d'un bouclier à air comprimé, qui a été la première application de cet engin en France; il se continue ensuite jusqu'à Colombes par un aqueduc libre à section circulaire de 3 mètres de diamètre, franchit de nouveau la Seine au moyen de quatre conduites en acier portées par un grand pont métallique à trois travées de 70 mètres et 67 mètres d'ouverture, s'élève sur le coteau d'Argenteuil en deux conduites en tôle d'acier et en ciment armé de 1 m. 80 de diamètre renfermées dans une galerie de 5 m. 16 d'ouverture en ciment armé, se continue en écoulement libre en aqueduc de 3 mètres de diamètre jusqu'au delà d'Herblay, traverse en siphon (ciment armé, 2 mètres de diamètre) la dépression de Chennevières, puis la vallée de l'Oise (2 mètres de diamètre, souterrain percé à l'air comprimé et longue conduite en fonte frettée provenant des usines d'Auberives), court en souterrain sur 5 kilomètres de longueur au-dessous de la colline de l'Hautie et s'arrête près de Triel au moment de traverser encore une fois la Seine.

A Clichy, se trouve une usine élévatoire pourvue de six et bientôt huit machines à vapeur (construites les unes par la maison Farcot, les autres par les forges et chantiers de la Méditerranée) actionnant des pompes centrifuges, qui reçoivent les eaux préalablement dégrossies dans un bassin de réception, où les sables s'arrêtent et sont enlevés à la drague, puis à travers des grilles à râteaux mécaniques retenant et évacuant les corps flottants : une partie de ces eaux est refoulée à 10 mètres de hauteur pour gagner la plaine de Gennevilliers en passant dans deux conduites en fonte de 1 m. 10 de diamètre sous les ponts de Clichy; une autre partie est élevée à 5 mètres seulement et jetée dans l'émissaire général par où elle gagne, après un parcours de 4,500 mètres environ, une deuxième usine élévatoire, dite *de Colombes*, où, après un nouveau dégrossissage, elle subit un nouveau refoulement à 40 mètres de hauteur, et qui comprend 12 machines à vapeur (4 de la maison Farcot, 8 de la Compagnie de Fives-Lille) et en renfermera bientôt 18, de 300 chevaux chacune, actionnant des pompes à piston plongeur, genre Girard.

De l'émissaire général se détachent trois branches : la première, à Herblay, franchit la Seine en siphon, du type et des dimensions de celui de l'Alma, pour gagner le parc agricole d'Achères; la seconde, un peu plus loin, se dirige vers Pierrelaye, où elle commande une partie du champ d'épuration et aboutit à une troisième usine élévatoire dont les quatre machines desservent les parties hautes du domaine municipal de Méry; enfin la troisième part de Chanteloup et gagne le champ d'épuration de Carrières-sous-Poissy.

Tout ce vaste ensemble, qui a coûté 30 millions de francs, a été exécuté en deux parties distinctes, l'une en 1892-95, l'autre en 1896-99, sous la direction de M. Bechmann, ingénieur en chef, chef du service, par M. Launay, successivement ingénieur ordinaire, puis ingénieur en chef. L'émissaire est figuré sur un plan en relief au 1/20000; le profil en long général et des coupes transversales, un modèle et des détails du siphon souterrain de Clichy (avec la boule de curage), des vues du pont-aqueduc d'Argenteuil et des arcades de la Frette, un modèle de la galerie en ciment armé, de nombreux dessins, des spécimens de tuyaux en ciment armé et en fonte frettée; des photographies, etc., fournissent des renseignements complets sur l'ensemble et les détails des ouvrages. Des modèles au 1/100° des usines de Clichy et de Colombes, des vues perspectives, des châssis, une réduction de la grille à râteaux automatiques, etc., des dessins et plans pour les branches de distribution complètent une exposition entièrement nouvelle et d'un intérêt manifeste.

Sur une surface de plus de 6,000 hectares, dominée par les émissaires actuels, la Ville possède plus de 1,600 hectares de domaines municipaux (Achères, 1,000; Méry, 500; les Grésillons, 100) affermés à des concessionnaires et qui lui servent de champs d'épuration pour les eaux d'égout; pour le surplus, elle livre l'eau gratuitement aux cultivateurs.

Grâce à l'utilisation partielle des matières fertilisantes contenues dans les eaux d'égout, les terrains irrigués, assez arides autrefois, se sont rapidement couverts d'une riche végétation, sans que la salubrité de la contrée ait eu à en souffrir. Et, d'autre part, les conduites ou fossés de drainage renvoient au fleuve des eaux admirablement épurées, d'une limpidité et d'une fraîcheur parfaites, sans trace d'azote organique, très pauvres en microbes, que les visiteurs goûtent volontiers lors des visites organisées chaque dimanche dans le parc agricole d'Achères, où les transporte commodément un chemin de fer à voie étroite de 10 kilomètres de longueur.

La plaine de Gennevilliers, où les irrigations ont commencé en 1868, compte aujourd'hui 900 hectares de cultures libres irriguées : l'eau d'égout y est distribuée par un réseau de conduits en béton d'où elle s'échappe par des bouches fermées par des clapets à vis; des drains très espacés, également en tuyaux de béton, recueillent les eaux épurées.

Dans les champs d'épuration d'Achères, de Méry, de Carrières, etc., la distribution est faite par des canalisations en ciment armé, et les drains sont pour la plupart de simples fossés, aménagés parfois en rivières anglaises, où l'eau épurée circule claire, limpide et appétissante.

Le diorama d'Achères donne une idée très juste de l'aspect général d'un de ces champs d'épuration; on y voit les bouches de distribution, les rigoles de répartition des eaux, un drain pour l'eau épurée... Les spécimens des tuyaux et des bouches, des vues d'ensemble, des dessins de détail, font connaître d'ailleurs les procédés employés; et les résultats obtenus figurent à l'Exposition non seulement sous forme de légumes récoltés dans les champs irrigués et d'eau épurée dans un flacon où elle contraste avec l'eau d'égout placée à côté dans un flacon semblable, mais aussi par des analyses, des tableaux, des diagrammes moins frappants peut-être, mais plus précis.

Service des travaux sanitaires de Paris. — On ne retrouve pas cette fois dans l'Exposition de la Ville de Paris les deux maisons salubre et insalubre qui y figuraient en 1889 et donnaient une comparaison si instructive des dispositions anciennes condamnées désormais et des dispositions nouvelles recommandées par l'hygiène moderne pour *les canalisations intérieures dans les maisons et les appareils évacuateurs des eaux usées.* Mais on y voit encore toutes ces dispositions représentées, soit par des tableaux comparatifs, des coupes d'intérieurs où l'on en saisit bien les détails, soit aussi par une maison en miniature, où la plomberie est reproduite ainsi que tous les appareils et où l'on peut, malgré leurs petites dimensions, les faire fonctionner aux yeux des visiteurs. Des dessins nombreux, des spécimens d'appareils en usage, une réduction aussi de l'atelier d'essai de la Villette, des types d'ouvrages en plomberie, des collections de tuyaux, de siphons, de revêtements, des appareils d'essai à la fumée, des modèles de chalets de nécessité, de bains-douches, etc., appellent l'attention et renseignent utilement sur les installations sanitaires modernes qui sont en train de transformer si heureusement la salubrité intérieure de nos habitations.

Des châssis en montrent l'application dans plusieurs grands établissements publics récemment construits ou transformés : maison de répression de Nanterre, hôpital Boucicaut, hospice de Brévannes, hôpital Saint-Louis.

Rappelons que les propriétaires parisiens n'ont pas à contribuer en général à la construction des égouts publics, mais qu'ils sont obligés par le décret-loi du 26 mars 1852 d'y relier leurs immeubles et par la loi du 10 juillet 1894 d'y envoyer les matières liquides et solides des cabinets d'aisances en les soumettant à la perception d'une taxe annuelle établie d'après la valeur du revenu des immeubles correspondants. Les branchements particuliers existent partout où les égouts sont construits, c'est-à-dire dans l'immense majorité des voies publiques; mais les voies privées ont échappé jusqu'ici à l'obligation, et 17,000 maisons seulement sur 80,000 pratiquent le « tout-à-l'égout », de sorte qu'il reste encore à Paris 53,000 fosses, 26,000 tinettes filtrantes et 12,000 tonneaux mobiles, et que la vidange fonctionne encore à raison de 3,000 mètres cubes environ chaque nuit.

Le produit actuel de la taxe de vidange et des autres redevances relatives à l'assainissement des maisons se tient aux environs de 3,500,000 francs alors que la dépense d'entretien des égouts et des émissaires, d'exploitation des usines élévatoires, d'épuration des eaux d'égout, dépassent 5 millions sans compter la rémunération du capital engagé.

La partie active du service de l'assainissement de l'habitation est confiée, d'une part, aux architectes voyers et, de l'autre, aux agents des travaux sanitaires.

C'est à ces derniers notamment qu'est dévolu le soin de surveiller tout ce qui a trait à l'évacuation des matières usées et d'étudier expérimentalement les appareils qui semblent devoir donner les meilleurs résultats.

On sait que cette question de l'évacuation rapide de tous les résidus de la vie organique intéresse au plus haut point la salubrité des villes. Des progrès considérables ont été réalisés au cours du siècle qui vient de s'écouler et il n'est pas sans intérêt de comparer, en cette matière, les pratiques du passé avec les appareils et les procédés modernes.

A Paris, jusqu'au règne de François Ier, les matières fécales étaient transportées, chaque jour, avec les autres immondices de la ville, aux décharges publiques, qui, par suite de l'amoncellement des détritus et des ordures, formaient autour de la cité une ceinture de monticules ; c'est là qu'il faut rechercher l'origine des éminences qu'on a retrouvées de nos jours rues Meslay et Notre-Dame-de-Nazareth, boulevard Bonne-Nouvelle, rue des Moulins, à Saint-Germain-des-Prés et au labyrinthe du Jardin des Plantes (ancienne décharge des Coupeaux). On conçoit combien devaient être incommodes et malsaines pour les habitants de la capitale les émanations provenant de ces dépôts.

C'est dans un arrêt du Parlement, de 1533, obligeant les propriétaires à créer une fosse d'aisances dans chaque maison, qu'on trouve la première tentative de réglementation de la vidange à Paris. Plus tard, une ordonnance de 1664 enjoignit d'établir des ventouses qu'on devait conduire jusqu'au-dessus des combles. Telle fut l'origine du tuyau d'évent. Mais les fosses anciennes n'étaient pas étanches, le sous-sol de Paris continuait à être infecté par infiltration, et les puits, qui étaient alors presque l'unique source d'eau potable, ne fournissaient que des eaux contaminées.

Un décret du 10 mars 1809 ordonna la construction de fosses véritablement étanches ; enfin, une ordonnance royale du 24 septembre 1819 régla et règle encore la construction des fosses d'aisances.

L'usage de l'eau pour diluer les déjections constitua une sérieuse amélioration. Toutefois, dans ces conditions nouvelles, la masse de déjections augmenta dans des proportions considérables et les fosses se remplirent beaucoup plus vite.

L'obligation de construire des fosses étanches eut pour conséquence l'apparition d'un nouveau fléau : la vidange.

Les moyens grosssiers d'extraction employés pendant longtemps n'étaient pas sans danger et produisaient l'infection du voisinage. Aussi chercha-t-on, de 1845 à 1850, à opérer, au moyen de diverses substances chimiques, la désinfection des fosses avant l'extraction des matières.

Après l'acide chlorhydrique indiqué en 1773 par Guyton de Morveau, MM. Thénard et Dupuytren recommandèrent le chlore comme le plus énergique des désinfectants. Vers 1820, Labarraque conseilla de faire usage de chlorure de chaux. Ce n'est que vers 1855 qu'on arriva, au moyen des sels métalliques, à un résultat permettant d'opérer sans danger l'extraction des matières contenues dans les fosses.

Les procédés primitifs d'extraction étaient tout à fait rudimentaires. Les liquides étaient extraits avec des seaux, déversés dans des hottes et transvasés ensuite dans des tonneaux dits *lanternes*. Lorsqu'on arrrivait aux solides désignés sous le nom de « heurte » ou « gratin », on faisait usage de la pioche et de la pelle.

C'est seulement en 1820 que la pompe proposée par Hallé dès 1785 fut substituée au seau et à la hotte, d'une manière pratique. L'usage de la pompe à bras se continua jusqu'à l'époque où la vapeur vint remplacer les muscles de l'homme. Depuis, ce dernier procédé s'est généralisé dans tout Paris.

Les prescriptions relatives à l'extraction des vidanges, à la forme des récipients, au transport des matières, sont très nombreuses. L'origine des pouvoirs qui avaient été confiés au préfet de police à ce sujet et qui ont été transmis, en partie, au préfet de la Seine par le décret du 10 octobre 1859, remonte aux lois des 16-24 août 1790, 2 mai 1791 et à l'arrêté du 12 messidor an VIII.

Le préfet de la Seine a aujourd'hui dans ses attributions tout ce qui concerne la surveillance de la construction, de l'entretien et de la vidange des fosses d'aisances, mais le préfet de police reste exclusivement chargé de prendre les mesures nécessaires pour assurer la liberté et la sûreté de la circulation à l'occasion de la vidange.

Ces prescriptions légales et les mesures administratives destinées à en régler l'exécution n'ont pas en vue de porter atteinte à la liberté de l'industrie de la vidange, qu'elles ont seulement pour but de réglementer. Aussi, les ordonnances du préfet de police et les arrêtés du préfet de la Seine en la matière ne portent-ils que sur les points suivants :

Mode de construction et d'aménagement des fosses d'aisances le plus propre à faciliter le travail d'extraction ;

Obligation d'opérer la vidange dès qu'elle est devenue nécessaire ;

Détermination des modes d'extraction ; désinfection préalable par des produits chimiques ; emploi de pompes aspirantes et foulantes ;

Fixation des heures de jour et de nuit pendant lesquelles la vidange peut être effectuée.

Interdiction de toute projection des matières soit sur la voie publique, soit à l'égout ;

Réglementation de la forme des tonnes, vases ou récipients destinés à recevoir les vidanges, du matériel de transport et des outils employés pour la vidange ;

Obligation d'employer des tonnes étanches ne laissant échapper ni liquides, ni gaz infects ;

Fixation des itinéraires et des lieux de dépôt des matières ;

Nécessité d'une permission (du préfet de la Seine aujourd'hui) pour exercer la profession de vidangeur, mais comme moyen de contrôle et de surveillance seulement.

Un arrêté du 2 juillet 1867 ayant autorisé l'écoulement à l'égout des liquides des fosses provoqua l'emploi des tinettes filtrantes. Le système diviseur ne se développa que lentement d'abord, mais il s'est de plus en plus répandu au fur et à mesure de l'introduction de l'eau dans la maison.

Un arrêté du préfet de la Seine, du 5 juin 1878, oblige les vidangeurs à brûler les gaz qui se dégagent pendant l'opération de la vidange soit des pompes d'extraction, soit des récipients.

Ultérieurement, un certain nombre d'arrêtés furent pris par le préfet de la Seine dans le but d'améliorer la surveillance des opérations de vidange, pour fixer des heures réglementaires suivant les quartiers, réglementer les transports des matières et supprimer les vidanges de jour.

Enfin une loi du 10 juillet 1894 prescrivit l'obligation de l'écoulement direct à l'égout, ce qui entraîne par voie de conséquence la suppression dans un délai plus ou moins long de tous les anciens systèmes de vidanges.

On se préoccupait fort peu autrefois de l'assainissement des habitations et l'on ne trouve pas de dispositions réglementaires sur ce sujet en dehors de celles qui viennent d'être rappelées et qui concernent seulement les latrines. Rien ou à peu près n'avait été fait pour évacuer souterrainement les eaux usées provenant des maisons.

Les eaux ménagères s'écoulaient dans les ruisseaux des rues qui étaient ainsi transformés en véritables égouts à ciel ouvert que les lavages quotidiens n'empêchaient pas de devenir infects pendant l'été, ou bien étaient reçues dans des puisards où elles se perdaient, infectant la nappe souterraine dans laquelle on puisait plus loin l'eau nécessaire à l'alimentation.

Une ordonnance de police du 20 juillet 1838 avait indiqué cependant un semblant de réglementation de ces puisards. Il devaient être voûtés en maçonnerie, l'entrée d'eau fermée par un siphon et l'ouverture servant à l'extraction, à la vidange quand le puisard était plein ou n'absorbait plus, devait avoir les mêmes dimensions que celles des fosses d'aisances.

Dans certain cas le puisard n'était autre chose qu'un puits ordinaire creusé jusqu'à la nappe souterraine dans lequel les eaux usées étaient dirigées après avoir subi un commencement de décantation dans une chambre en maçonnerie étanche, sorte de fosse où elles étaient reçues tout d'abord; quand cette première fosse était pleine de matières plus ou moins solides, on la vidait comme les fosses ordinaires.

Ces sortes de puisards n'étaient guère employés que dans les propriétés à surface considérable où les eaux plus abondantes demandaient à être évacuées promptement ou bien dans les industries qui employaient beaucoup d'eau.

On conçoit d'ailleurs, sans qu'il soit besoin d'insister, le trouble que ces puisards devaient apporter à la pureté de la nappe souterraine déjà altérée par tant d'autres causes semblables.

A partir de 1832, on entreprit le drainage des rues et l'on chercha les moyens de faire disparaître ce qui choquait les regards sans s'attaquer aux foyers d'infection qui subsistaient à l'intérieur des maisons.

Il faut aller jusqu'à l'article 6 du décret du 26 mars 1852 pour rencontrer la première prescription relative à l'écoulement à l'égout des eaux pluviales et ménagères. Cet article est ainsi conçu :

« Toute construction nouvelle dans une rue pourvue d'égout devra être disposée de manière à y conduire souterrainement les eaux pluviales ou ménagères; la même dis· position sera prise pour toute maison en cas de grosses réparations et, en tout cas, avant dix ans. »

L'arrêté préfectoral du 19 décembre 1854 décida que les communications avec l'égout se feraient au moyen de galeries souterraines en maçonnerie de 2 mètres au moins de hauteur sous clef et de 1 m. 30 de largeur aux naissances; une même galerie pouvait, d'ailleurs, desservir deux propriétés contiguës, à la condition d'être établie à l'aplomb du mur mitoyen.

Sous l'empire de cette réglementation, la construction des branchements d'égout s'est effectuée assez rapidement dans la plus grande partie de l'ancien Paris; mais, dans la partie annexée en 1860, le travail s'est fait plus lentement, les propriétaires reculant devant la dépense d'une construction aussi importante lorsqu'il s'agissait d'un immeuble de peu de valeur. C'est ce qui conduisit à modifier certaines prescriptions de l'arrêté de 1854 et à réduire les dimensions du branchement à 1 m. 80 pour la hauteur sous clef et à 0 m. 90 pour la largeur aux naissances; mais, par contre, on exigea pour chaque maison un branchement distinct; on avait reconnu, en effet, les nombreux inconvénients du branchement mitoyen tant pour le raccord des canalisations que pour les questions de propriété qu'il soulevait.

L'administration se charge du curage des branchements moyennant un abonnement consenti au propriétaire au taux fixé, ainsi qu'il suit, par arrêté du 30 mars 1872 :

> Pour chaque galerie d'une longueur de 2 m. 50 au plus, par an . . . . 5 francs.
> Par mètre courant au delà de 2 m. 50, par an 2

Cette réglementation fut quelque peu modifiée dans la suite par divers arrêtés qui :

1° Autorisèrent :

Pour l'écoulement des eaux usées des propriétés d'un revenu imposable inférieur à 3,000 francs et situées en dehors des voies publiques de grande circulation, l'établissement de tuyaux en fonte épaisse avec joints en plomb;

Pour les branchements d'une longueur inférieur à 2 mètres, on adopta les dimensions suivantes :

> Hauteur sous clef. . . . . 1^m00
> Largeur aux naissances 0 60
> Largeur au radier. 0 40

Et celles ci-après pour les branchements d'une longueur comprise entre 2 et 6 mètres :

> Hauteur sous clef. . . . . 1^m00
> Largeur aux naissances 0 60
> Largeur au radier 0 40

Le classement des rues de Paris en deux catégories, suivant l'importance de la circulation fut d'ailleurs établi par un arrêté préfectoral du 14 mai 1880.

Le 28 janvier 1881, un arrêté préfectoral interdit l'écoulement dans les égouts des eaux chaudes dont la température serait supérieure à 30 degrés, afin d'éviter les dangers qui en résulteraient pour les ouvriers chargés du curage des égouts.

La réglementation ainsi établie ne tarda pas être modifiée. On reconnut bientôt, en effet, les inconvénients d'une trop grande diminution des sections, et un arrêté du 28 octobre 1881 releva les dimensions des branchements particuliers en fixant le minimum de la hauteur à 1 m. 80 et celui de la largeur aux naissances à 0 m. 90, sans cependant supprimer la faculté de les remplacer par de simples tuyaux pour les propriétés d'un revenu inférieur à 3,000 francs.

2° Rendirent obligatoires :

a. L'installation dans le branchement du tuyau de prise d'eau qui relie la canalisation intérieure à la conduite publique de distribution ;

b. Le murage à l'égout public de tous les branchements nouveaux qui doivent être mis en communication avec l'immeuble qu'ils desservent par une baie ouverte dans le mur de façade.

Les anciens branchements doivent être également murés dans le délai de dix ans ou immédiatement en cas de travaux de modification ou de réparations.

Les propriétaires sont autorisés à y loger les compteurs d'eau de source et d'eau de rivière.

Toutes ces dispositions sont d'ailleurs représentées sur les nombreux dessins exposés par le service.

L'établissement d'une réglementation fixe et efficace date, comme il a été dit, du commencement du xix° siècle.

Un décret du 10 mars 1809 ordonne la construction de fosses véritablement étanches. Ce décret fut modifié par l'ordonnance du 24 septembre 1819 ; c'est vers cettte date que commence la période de transformation et d'installation à peu près régulière des cabinets d'aisances dans les habitations.

En principe, d'une façon générale, les sièges des cabinets d'aisances étaient béants ; on s'y tenait accroupi.

Ce n'est que plus tard, c'est-à-dire de nos jours, qu'on a employé des appareils à fermeture hermétique.

Nous verrons tout à l'heure les progrès immenses que la suppression des anciens systèmes de vidanges et leur remplacement par l'écoulement direct ont apportés à l'installation des cabinets d'aisances.

Grâce à la sévérité de l'Administration, qui a tenu la main à l'exécution des prescriptions de l'ordonnance de 1819, les fosses perméables ont commencé à disparaître peu à peu ; mais les vidanges, conséquence infaillible de l'observation des nouveaux règlements, ont immédiatement créé pour la ville et ses environs un autre fléau.

Jusqu'à la fin du xviiie siècle, le volume des matières de vidanges était au reste à peu près insignifiant; il ne pouvait en être autrement tant à cause de la façon primitive dont on s'en débarrassait en les jetant dans la rue ou dans les ruisseaux avec les ordures ménagères, qu'en raison de la perméabilité des fosses qui laissait absorber par le sol la totalité des liquides.

C'est ainsi que le volume journalier des matières transportées à la voirie de Montfaucon était de 51 mètres cubes en 1791. (Mémoire de Giraud, architecte en chef.) Mais il s'éleva progressivement et rapidement à 300 et 350 mètres cubes vers 1833, en raison des différentes mesures d'assainissement que nous avons relatées plus haut.

La voirie de Montfaucon est située entre Pantin et la Villette; elle existait dès le xiie siècle et était spécialement destinée aux matières fécales. Dans le charnier qui accompagnait les seize piliers de la justice, on jetait pêle-mêle les ossements des suppliciés, les immondices des rues et les déjections des maisons. Le voisinage en était, d'ailleurs, intolérable et suscitait des plaintes continuelles des faubourgs Saint-Denis, Saint-Martin, du Temple et de l'hôpital Saint-Louis.

Soufflot déplaça la voirie de Montfaucon et la transporta, en 1761, ainsi que le gibet et le charnier, à 300 mètres de la barrière du Combat, au pied des Buttes-Chaumont.

Les bassins couvraient une étendue d'environ 10 hectares et étaient étagés sur la pente disponible, soit 15 mètres. On versait les matières dans les bassins supérieurs où elles se décantaient, et les liquides s'écoulaient dans les bassins inférieurs où ils se perdaient, soit par infiltration dans un certain nombre de puisards créés spécialement à cet effet, soit par évaporation. Les matières desséchées étaient vendues aux cultivateurs comme engrais.

Le volume toujours croissant des matières obligea à recourir, en 1826, à un moyen des plus funestes : le déversement en Seine, près l'Arsenal, des eaux vannes surabondantes, au moyen de l'égout latéral au canal Saint-Martin.

M. Gisquet, préfet de police, qui voulut visiter la voirie de Montfaucon en 1832, rapporte M. Belgrand auquel nous empruntons ces renseignements, «y trouva, chose hideuse, des gens qui, au milieu de ces lacs, repêchaient des poissons morts, et ces immondices gâtées que la police avait fait enlever des marchés étaient revendues et servies aux barrières».

Cependant le volume des matières augmentait considérablement, sans que se perfectionnât le mode de traitement qui était le même depuis des siècles : la dessiccation à air libre et la transformation en poudrette. Il n'était, d'ailleurs, pas possible de songer à donner à Montfaucon tout le développement nécessaire. Les plaintes du voisinage devenant de plus en plus pressantes, il fallut aviser. Déjà, en 1797, M. Giraud, architecte, avait proposé de diviser la voirie en deux parties : d'en établir une dans la plaine de Grenelle, l'autre dans la plaine Saint-Denis et d'accompagner chaque établissement d'une fabrique d'engrais dont on écoulerait les produits dans les campagnes voisines et d'une manufacture de produits ammoniacaux.

Ce programme ne se réalisa qu'en 1817 et en partie seulement. Une ordonnance royale concéda à la Ville de Paris 30 hectares de terrain dans la forêt de Bondy pour y établir une voirie. Mais le quart seulement des matières de vidanges put y être transporté en bateaux par le canal de l'Ourcq; ces matières y furent traitées de même qu'à Montfaucon qui persistait à rester comme un fléau aux portes mêmes de la ville et ne put enfin être supprimé qu'en 1849, grâce à une idée de M. Mary, alors directeur du service municipal de Paris.

Le système de M. Mary consistait à refouler tous les jours, dans les bassins de la voirie de Bondy, les eaux vannes liquides au moyen d'une conduite latérale au canal de l'Ourcq; les matières solides continuant à y être transportées en bateaux. L'emplacement choisi pour le nouvel établissement qui devait renfermer les machines et pompes nécessaires au refoulement, fut le lieu d'embarquement déjà utilisé pour les solides. On lui donna le nom de « dépotoir », qu'il a gardé jusqu'ici, de même qu'il conserve actuellement la même destination.

Les matières extraites des fosses étaient amenées dans des tonnes hermétiquement fermées, puis « dépotées » ou débardées dans de vastes citernes d'où elles étaient refoulées à la voirie de Bondy qui a pris, dans ces derniers temps, le nom de voirie de l'Est.

Le traitement par dessiccation est aujourd'hui complètement abandonné, il est remplacé avantageusement par le traitement industriel qui fait disparaître, au fur et à mesure des arrivages, les produits journaliers des déjections de la grande ville; mais ce n'est guère que de nos jours, exactement en 1891, qu'a disparu le dernier « lac » de matières fécales qui a contribué à donner à Bondy une renommée de si mauvais aloi que le temps ne tardera pas sans doute à effacer.

La voirie de Bondy n'existe plus d'ailleurs aujourd'hui en tant que lieu de traitement des matières de vidanges.

Les matières extraites nuitamment des fosses fixes ou, pendant le jour, des fosses mobiles sont transportées par les compagnies de vidanges dans leurs voiries particulières qui sont placées sous le contrôle de la préfecture de police.

Ces voiries forment autour de la capitale une ceinture de fabrique d'engrais et de produits ammoniacaux qui n'est pas sans influence sur ce qu'on est convenu d'appeler les « odeurs de Paris ».

Le temps n'est pas éloigné, croyons-nous, où, par suite du développement de l'écoulement direct à l'égout, disparaîtront pour jamais ces foyers d'insalubrité installés à notre porte.

Parallèlement, les travaux de vidanges subissaient d'importantes améliorations. A la vidange au seau et à la pelle, reste de la barbarie ancienne, avait succédé la vidange à la pompe à bras qui devait faire place plus tard à la pompe à vapeur.

A côté de la fosse d'aisances fixe avait pris naissance un autre système de vidanges connu sous le nom de « fosses mobiles », dont une ordonnance de police du 5 juin 1834, encore en vigueur aujourd'hui, réglemente les conditions d'installation et d'enlèvement.

Les appareils doivent être placés dans une sorte de caveau étanche au pourtour, au sol imperméable et disposé en forme de cuvette, et pourvu d'un ventilateur. Les enlèvements se font en plein jour.

Ce système obtint quelque faveur parce qu'il permettait le transport des matières sans opération de vidanges. Il suffit en effet de charger le tonneau sur des voitures et de le transporter aux voiries; ensuite l'installation de la fosse mobile est infiniment moins coûteuse que celle d'une fosse fixe. De là son adoption dans les immeubles peu importants ou ne comptant qu'un petit nombre d'habitants. De sorte que le nombre de ces appareils s'éleva progressivement jusqu'à atteindre plusieurs milliers.

Les inconvénients d'un tel système ne tardèrent pas à se faire sentir : débordement des appareils qui ne sont pas enlevés à temps; enlèvements trop fréquents; manipulation malpropre à l'intérieur des habitations et transports répugnants et insalubres en plein jour.

La question de vidange continuait donc à être à l'ordre du jour. En 1835, le préfet de la Seine et le préfet de police, voulant mettre fin aux réclamations si fondées de la population parisienne, nommèrent de concert une commission dans laquelle entrèrent, avec les membres du conseil municipal et du conseil de salubrité, quelques personnes qui, par leurs travaux et la nature de leurs fonctions, étaient à même de donner des avis salutaires.

Cette commission, par l'organe de son rapporteur, Parent-Duchâtelet, publia les conclusions suivantes :

Dans les rues pourvues d'égout, on devait se borner à conserver les solides et laisser écouler les eaux vannes directement et d'une manière continue dans la galerie souterraine. Sur ce point, « la commission déclare unanimement que non seulement elle croit la chose praticable, mais qu'elle la considère comme très avantageuse, tant pour le public que pour l'administration. Suivant elle, une conduite en fonte emmènerait dans l'égout toutes les eaux de la maison, ce qui permettrait d'améliorer d'une manière notable la voie publique. Nous avons la conviction, pour ne pas dire la certitude, que beaucoup de propriétaires ne craindraient pas, pour jouir d'un pareil avantage, de contribuer pour quelque chose à la dépense qu'occasionne à la ville la construction de ces égouts ».

Parent-Duchâtelet, cependant, allait trop loin lorsqu'il proposait de laisser couler, nuit et jour, les liquides des fosses dans les ruisseaux des rues, prétendant qu'ils étaient beaucoup moins putrescibles que les eaux de vaisselle et de savon, bien qu'il ajoutât que cette tolérance ne serait accordée « que dans les lieux où l'eau se trouverait en quantité suffisante pour neutraliser et faire disparaître complètement les qualités particulières qui rendent les eaux vannes désagréables ».

L'essai qui fut autorisé et réglementé quelques années après ne dura pas. L'écoulement des liquides dans les égouts au moyen de canalisations étanches eut, au contraire, un succès incontestable.

C'était, en effet, une solution éminemment pratique pour l'époque que celle qui consistait à envoyer dans les égouts publics les vidanges liquides qui représentent les neuf dixièmes des déjections humaines et à recevoir temporairement les matières solides dans les récipients mobiles ou fixes vidés périodiquement.

Ce fut l'origine de la grande mesure qui a transformé la vidange parisienne.

Déjà, par une ordonnance du 12 décembre 1849, le préfet de police avait rendu la désinfection des fosses obligatoire avant vidange. Une ordonnance de police, en date du 28 décembre 1850, autorisa l'écoulement à l'égout. Ses principales dispositions furent confirmées et complétées par celle du 8 novembre 1851.

L'extraction des liquides avait lieu au moyen de la pompe; une équipe d'ouvriers composée d'un chef et de quatre compagnons pouvait extraire en une nuit 10 mètres cubes de matières (5 voitures-tonnes) si l'on portait aux voiries, ou 16 mètres cubes, si l'on écoulait dans les ruisseaux et de là à l'égout public. La ville percevait pour droit d'écoulement 1 fr. 25 par mètre cube.

Les perfectionnements et les améliorations vont se continuer maintenant sans interruption.

En 1854, obligation nouvelle de désinfecter complètement les matières de vidange dans les fosses d'aisances et autorisation d'écouler les liquides des fosses au fur et à mesure de leur production, directement et d'une manière permanente dans les égouts, au moyen d'un tuyau aboutissant à l'égout le plus voisin; puis retrait de cette autorisation qui n'est maintenue que pour les liquides provenant des réservoirs, c'est-à-dire des fosses dans lesquelles on recueillait les eaux vannes qui avaient traversé les appareils séparateurs, quand ces liquides ne pouvaient être écoulés directement à l'égout au fur et à mesure de leur production.

L'écoulement à l'égout des liquides des réservoirs a lui-même été interdit; ces vidanges doivent être transportées aux voiries comme les matières des fosses ordinaires.

Un arrêté du 2 juillet 1867 consacra définitivement le principe posé par la commission de 1835 de l'écoulement continu des liquides à l'égout et réglementa le mode d'installation des appareils diviseurs, séparateurs des matières fortes et des matières liquides et des canalisations souterraines servant à évacuer ces dernières à l'égout.

Ces installations d'appareils diviseurs eurent immédiatement une grande vogue dans les maisons neuves. Elles permettent, en effet, d'adapter dans les cabinets d'aisances des cuvettes pourvues d'effet d'eau, jusque-là soigneusement exclues des cabinets raccordées sur fosses fixes.

L'extension du vaste réseau d'égouts, dont le génie de Belgrand dota la Ville de Paris, facilitait grandement les installations, à tel point qu'en quelques années le chiffre des appareils diviseurs en service atteignit 33,000.

Et cependant le volume de la vidange ne diminuait pas à Paris, au contraire; l'introduction de l'eau à l'intérieur des logements, dans les cuisines, sinon dans les cabinets d'aisances, l'annexion des anciennes communes suburbaines avaient développé la vidange à un tel point que le volume journalier atteignait 3,000 mètres cubes.

Les dépotoirs et les usines de traitement s'étaient développés autour de Paris et les vents régnants de quelque côté qu'ils soufflassent apportaient leurs émanations.

En résumé, quatre systèmes se partagent la réception et l'enlèvement des matières de vidange : la fosse fixe, la fosse mobile, la tinette-filtre, l'écoulement direct à l'égout.

La fosse fixe, bien que ce système soit en pleine décroissance depuis plusieurs années, constitue encore le mode le plus généralement suivi pour la réception des matières excrémentielles. Paris en effet possède encore à l'heure actuelle 53,000 fosses fixes dont la vidange s'opère à la vapeur.

Il existe, d'autre part, dans Paris 12,500 fosses mobiles, ou tonneaux étanches, qui reçoivent et gardent tous les excréments solides et liquides. Leur enlèvement, qui a lieu en plein jour, est aussi incommode qu'insalubre. Ces appareils, comme les fosses fixes, tendent à devenir moins nombreux.

Les appareils diviseurs sont au nombre de 27,000. Les enlèvements ont lieu à des intervalles plus ou moins rapprochés, suivant le nombre de cabinets jonctionnés sur la chute et la fréquentation de ces cabinets.

Ces enlèvements, qui se font en plein jour, ne sont pas sans être nuisibles à la santé publique; de plus, et c'est leur grand défaut, ces tinettes, quand on ne les enlève pas à temps, débordent dans les caveaux qui deviennent ainsi des foyers d'infection et d'insalubrité pour les habitants de la maison.

En 1886, les propriétaires, dont les immeubles se trouvent situés sur des voies drainées par un collecteur ou un égout suffisamment pourvu d'eau, ont été autorisés à écouler directement les eaux vannes et les matières fécales provenant de leurs propriétés. Ce dernier système, qui supprime tous les inconvénients des fosces fixes et des tinettes filtrantes, a été rendu obligatoire par la loi du 10 juillet 1894.

Parmi les dessins exposés par le service, trois sont remarquables en ce sens qu'ils mettent sous les yeux du public une maison parisienne desservie par l'un des systèmes de vidange que l'on vient d'énumérer et en font ressortir les avantages ou les inconvénients.

L'un d'eux représente une maison desservie par une fosse fixe et alimentée par un puits situé dans la cour.

Les cuisines prennent jour et air sur une courette étroite ou sont tout simplement éclairées sur un palier d'escalier. Sous la pierre d'évier, quand il y en a, un seau reçoit les eaux ménagères.

Les cabinets d'aisances à usage commun sont disposés près du rampant de l'escalier; souvent ils ne reçoivent ni jour ni air. Sur chaque palier, à l'intérieur ou à l'extérieur, sont établies des cuvettes, dites *plombs*, pour le service des habitants.

Les descentes d'eau pluviale, qui reçoivent également les eaux ménagères, la plupart

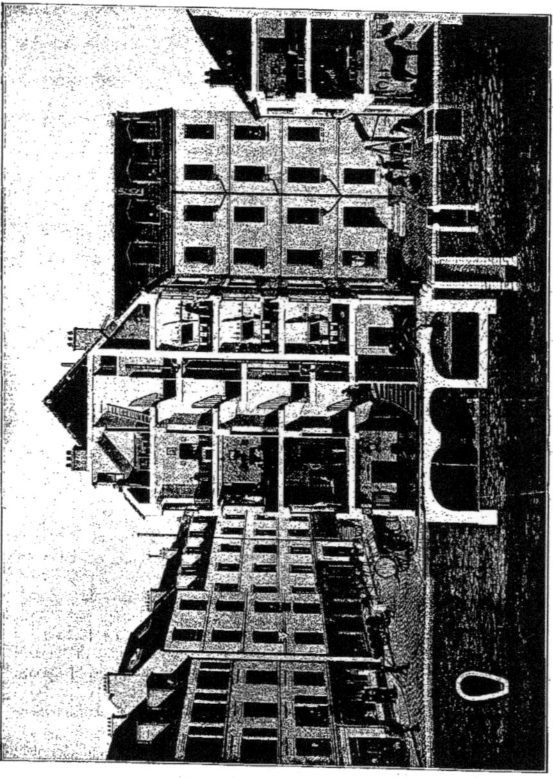

Fig. 13. — Maison de Paris (insalubre) desservie par une fosse fixe et alimentée par un puits situé dans la cour.

du temps mélangées d'urine, aboutissent au sol et l'écoulement se fait à travers les cours dans les caniveaux à ciel ouvert ou quelquefois dans des gargouilles, jusqu'à une sorte de déversoir placé près de l'entrée d'où elles s'écoulent à l'égout.

La fosse fixe est pourvue d'un ventilateur. La chute, qui n'est pas toujours prolongée au-dessus du toit, est en communication directe avec les cabinets qui sont simplement pourvus de pots à trou béant ou de sièges à bascule qui se détériorent facilement par suite d'oxydation et, au bout de quelque temps, ne sont plus autre chose que des pots ordinaires à l'orifice librement ouvert.

La seconde figure représente une maison desservie par le système diviseur.

L'appareil filtrant se compose d'un récipient cylindrique en métal de 70 à 80 millimètres de capacité, garni à l'intérieur d'un filtre également en métal, percé de trous d'un diamètre suffisant pour laisser passer les liquides en retenant les papiers et les résidus solides (un dixième environ des déjections) qui sont enlevés quand l'appareil est plein. Ce dernier est placé dans un réduit ménagé dans la cave, et raccordé au moyen d'un col de cygne, sur une canalisation en fonte ou en grès, qui reçoit également les eaux pluviales et les eaux ménagères; cette canalisation débouche dans le branchement particulier où elle se termine au pied d'un mur pignon, par un siphon déversoir, vulgairement appelé *gueule de cochon*.

Les éviers des cuisines munis de bondes siphoïdes sont raccordés par un tuyau en plomb sur la descente.

Des siphons obturateurs sont placés à la base des descentes d'eaux ménagères avant leur raccord avec la canalisation.

Dans la cour, une entrée d'eau reçoit les eaux ménagères et est munie d'un siphon dit *à cloche*.

Les cabinets sont peut-être un peu mieux disposés que dans la maison avec fosse. Les cuvettes à valve, système Havard avec ou sans effet d'eau, sont généralement employées; l'occlusion y fait défaut, car on ne peut pas considérer comme fermeture hermétique la bascule mobile qui laisse béant le trou de chute à chaque évacuation.

Enfin, à l'extrémité de la canalisation, un siphon déversoir avait pour objet d'empêcher l'air de l'égout public de pénétrer à l'intérieur de l'immeuble par les tuyaux d'évacuation. Il était placé immédiatement à l'aplomb du mur de face. En dernier lieu cependant on prolongeait la canalisation et le déversoir se trouvait près du pied droit de l'égout public.

La tinette filtrante a bien été un progrès sur la fosse fixe. Mais un des moindres inconvénients du système consiste dans l'enlèvement irrégulier des tinettes. Si l'appareil n'est pas plein, c'est le propriétaire qui supporte les frais d'enlèvement trop fréquents. Si au contraire le vidangeur ne vient pas juste à temps, l'appareil déborde dans le caveau où il est installé, il faut procéder à une vidange à la main et à une désinfection, souvent insuffisante, des caves. La tinette filtrante écoule à l'égout des liquides plus ou moins fermentés; les solides qu'elle retient produisent des gaz délétères qui remontent fréquemment par les cabinets et empestent les appartements.

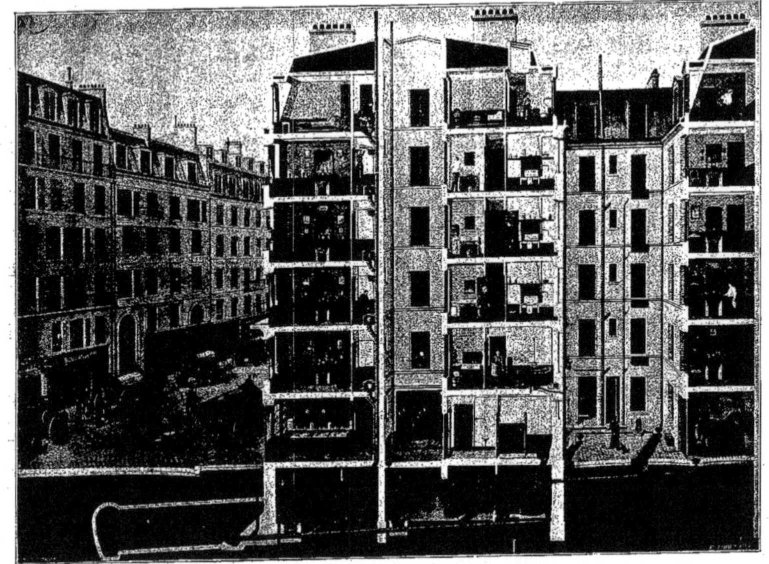

Fig. 14. — Maison de Paris desservie par le système diviseur.

En somme, les systèmes anciens (fosses fixes ou mobiles, appareils filtrants), dont la réforme est obligatoire, emmagasinent les matières de vidanges sous la maison librement ouverte à toutes les causes d'insalubrité et tendent à en éloigner l'eau, principalement dans les immeubles où cet élément d'hygiène serait le plus indispensable. Le nouveau mode de vidange vulgairement désigné sous le nom de «tout-à-l'égout» procède d'une façon inverse. Il met l'eau dans l'habitation et la vidange dehors. La maison soigneusement protégée par des obturateurs hydrauliques contre toute rentrée d'air vicié, voit disparaître les causes d'infection produites par la vie journalière des habitants. L'eau, en même temps mise à la portée de tous, même dans les logements les plus modestes, y apporte le bienfait de la salubrité et la propreté. Un arrêté du 24 décembre 1897 fixe le mode d'application du nouveau régime.

Rien de plus simple d'ailleurs qu'une installation d'écoulement direct satisfaisant à toutes les conditions de l'hygiène moderne.

Dans l'immeuble représenté par le troisième dessin l'eau est distribuée sur tous les points où elle est nécessaire. Un réseau de canalisations étanches largement ventilées comprend :

Les chutes, les descentes d'eaux pluviales et ménagères et les conduites en sous-sol établies sur la plus grande pente disponible jusqu'au pied-droit de l'égout public dans lequel la canalisation débouche après avoir traversé le branchement particulier en communication avec l'intérieur de l'immeuble ;

Des obturateurs hydrauliques, posés aux entrées d'eau, partout où leur présence est nécessaire, dans la cour, sous les pierres d'évier, baignoires, toilettes et sous les sièges des cabinets d'aisances pour empêcher la communication des pièces habitées avec l'atmosphère de la canalisation et de l'égout public ;

Des chasses d'eau établies dans chaque cabinet d'aisances pour assurer l'entretien en état de propreté de la cuvette et de l'obturateur et pour entraîner les matières sans la moindre stagnation jusqu'à l'égout public.

C'est l'évacuation immédiate, instantanée, des matières excrémentielles hors de la maison.

Lors de l'achèvement des travaux et avant la mise en service, il est toujours prudent de procéder à la vérification de l'étanchéité des canalisations par une épreuve à la fumée et de leur résistance par une épreuve partielle sous pression d'eau.

Sans doute, les transformations résultant de la nouvelle loi ne seront pas immédiates, et il s'écoulera un certain temps avant qu'aient disparu la dernière fosse et la dernière voiture de vidange. La transition ne se fera pas en un jour : une grande ville ne modifie pas ainsi ses habitudes, fussent-elles mauvaises.

Mais il est bien certain que la solution plus ou moins prochaine est l'abolition des récipients de toute nature, fosses fixes ou mobiles, tinettes, diviseurs de tous systèmes en promenade journalière dans les rues de Paris et la disparition certaine des dépotoirs, voiries et usines de traitement des matières de vidanges qui entourent la capitale.

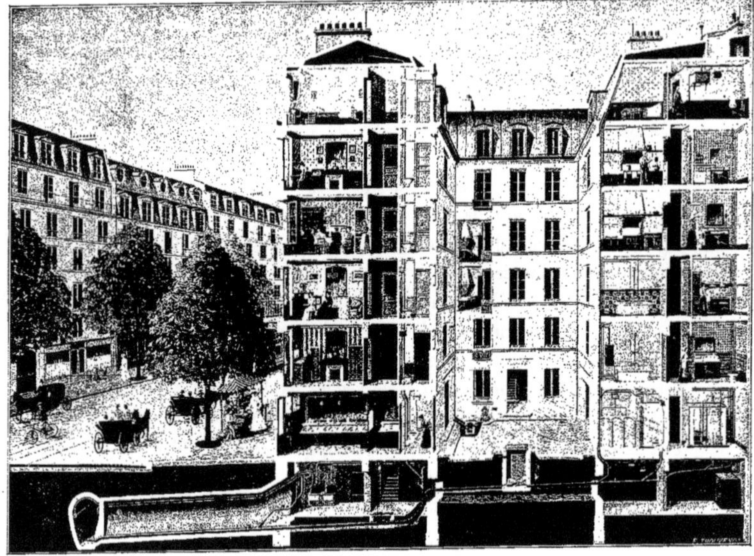

Fig. 15. — Maison de Paris desservie par le tout-à-l'égout.

Les renseignements statistiques qui vont suivre et qui sont reproduits graphiquement dans l'exposition du service montrent que les progrès réalisés depuis 1894, quelque lents qu'ils puissent paraître, n'en sont pas moins réels et sont de nature à rassurer sur

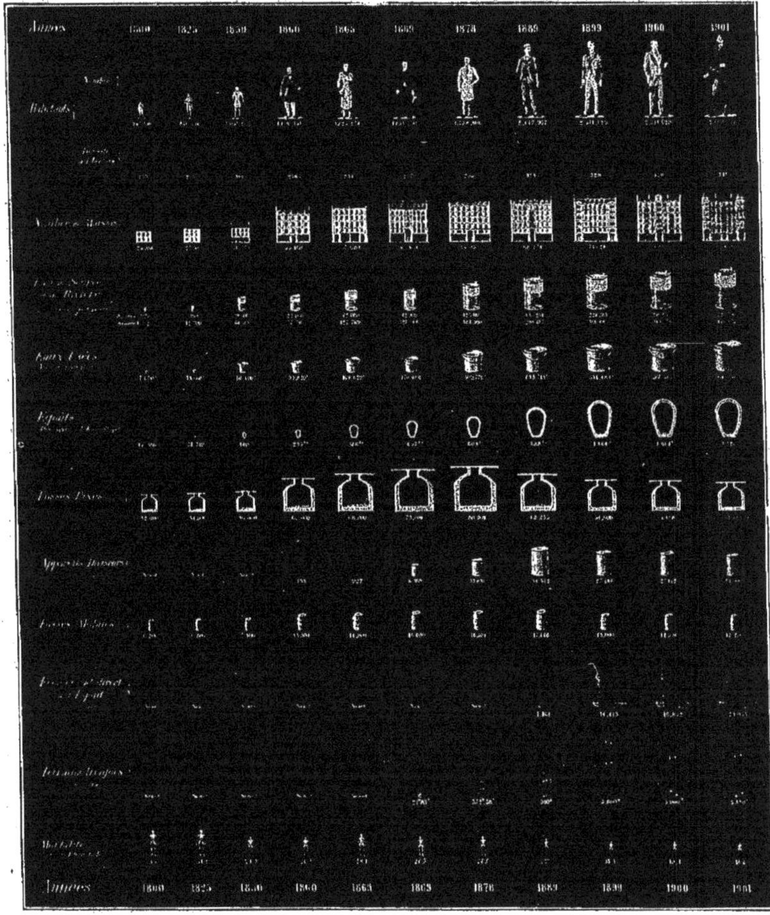

Fig. 16. — Améliorations sanitaires de Paris pendant le xixe siècle.

le sort de la réforme sanitaire entreprise par la ville de Paris, à poursuivre par elle au milieu des difficultés sans nombre suscitées par des préventions aveugles et souvent intéressées.

Le nombre des fosses fixes, qui était, au 1ᵉʳ janvier 1895, de 63,437, a passé successivement :

| En 1896.................. | 62,389 | En 1898.................. | 58,430 |
| En 1897.................. | 60,694 | En 1899.................. | 56,619 |

pour tomber en 1900 à 53,000 environ.

Le nombre des appareils diviseurs, qui était au 1ᵉʳ janvier 1895 de 34,718, est successivement tombé :

En 1896..................	32,845	En 1899..................	28,281
En 1897..................	31,020	En 1900..................	26,500
En 1896..................	29,207		

Les fosses mobiles ont suivi une marche également descendante, quoique peut-être moins accentuée :

En 1895..................	16,103	En 1898..................	15,028
En 1896..................	15,785	En 1899..................	13,404
En 1897..................	15,371	En 1900..................	12,800

Au contraire, le nombre des immeubles desservis par l'écoulement direct à l'égout fait ressortir une progression ascendante qui se traduit par les chiffres du tableau ci-après :

Avant la loi du 10 juillet 1894 :

| En 1891.................. | 1,835 | En 1893.................. | 3,473 |
| En 1892.................. | 2,585 | En 1894.................. | 4,298 |

Après la loi du 10 juillet 1894 :

En 1895..................	5,444	En 1898..................	12,475
En 1896..................	7,291	En 1899..................	14,445
En 1897..................	9,460	En 1900..................	17,000

Le délai fixé par l'arrêté du 24 décembre 1897 pour les transformations à effectuer dans les maisons anciennes, situées dans une première liste de rues où d'installation de l'écoulement direct est obligatoire, prend d'ailleurs fin à l'expiration de la présente année. Cette liste comprend une longueur de 600 kilomètres de voies publiques bordées de 40,000 maisons, sur lesquelles 13,000 environ sont déjà desservies par le « tout-à-l'égout ». Les propriétaires des 27,000 autres prennent dès à présent leurs dispositions pour satisfaire à la loi.

Une seconde liste des rues obligatoires, désignées par arrêté préfectoral du 26 décembre 1898, et une troisième, en date du 21 décembre 1899, ont porté le nombre de maisons qui devront être desservies par l'écoulement direct au 1ᵉʳ janvier 1903, à 57,000. A cette date, les anciens systèmes de vidanges, sans être encore passés à l'état de souvenirs, auront diminué dans des proportions telles que leur présence ne pourra plus être considérée que comme un accident sans importance et de nature à faire mieux apprécier l'importance de l'immense progrès social réalisé en quelques années.

On ne trouve pas, cette fois, dans l'exposition de la Ville de Paris les deux maisons salubre et insalubre qui y figuraient en 1889 et donnaient une comparaison si instructive des dispositions anciennes condamnées désormais et les dispositions nouvelles recommandées par l'hygiène moderne pour les canalisations intérieures dans les maisons et les appareils évacuateurs des eaux usées. Mais on y voit encore toutes ces dispositions représentées soit par des tableaux comparatifs, des coupes d'intérieurs, où l'on en saisit bien les détails soit aussi par une maison en miniature, où la plomberie est reproduite, ainsi que tous les appareils, et où l'on peut, malgré leurs petites dimensions, les faire fonctionner sous les yeux des visiteurs.

Des dessins nombreux de spécimens d'appareils en usage, une réduction aussi de l'atelier d'essai de la Villette, des types d'ouvrages en plomberie, des collections de tuyaux, de siphons, de revêtements, des appareils d'essai à la fumée, des modèles de chalets de nécessité, des bains-douches, etc., appellent l'attention et renseignent utilement sur les installations sanitaires modernes qui sont en train de transformer si heureusement la salubrité intérieure de nos habitations.

Des châssis en montrent l'application dans plusieurs grands établissements publics récemment construits ou transformés : maison de répression de Nanterre, hôpital Boucicaut, hospice de Brévannes, hôpital Saint-Louis.

Rappelons que les propriétaires parisiens n'ont pas à contribuer en général à la construction des égouts publics, mais sont obligés par le décret-loi du 26 mars 1852 d'y relier leurs immeubles et, par la loi du 10 juillet 1894, d'y envoyer les matières liquides et solides des cabinets d'aisances qui donnent lieu à la perception d'une taxe annuelle établie d'après la valeur du revenu des immeubles correspondants.

Les branchements particuliers existent partout où les égouts sont construits, c'est-à-dire dans l'immense majorité des voies publiques ; mais les voies privées ont échappé jusqu'ici à l'obligation et 17,000 maisons seulement sur 80,000 pratiquent le tout-à-l'égout, de sorte qu'il restent encore à Paris 53,000 fosses, 26,000 tinettes filtrantes et 12,000 tonneaux mobiles, et que la vidange fonctionne encore à raison de 3,000 mètres cubes environ chaque nuit.

Le produit actuel de la taxe de vidange et des autres redevances relatives à l'assainissement des maisons se tient aux environs de 3,500,000 francs, alors que la dépense d'entretien des égouts et des émissaires d'exploitation des usines élévatoires d'épuration des eaux d'égout dépassent 5,000,000 de francs par an, sans compter la rémunération du capital engagé.

Enfin, la Compagnie générale des eaux qui, déjà chargée des eaux de Paris, exploite les distributions d'eau d'un certain nombre de villes françaises, a exposé :

1° L'ensemble des plans des distributions d'eau de ces villes ;

2° Cinq modèles relatifs à l'épuration des eaux de rivière par la filtration en grand, aidée de l'emploi de fer métallique (procédé Anderson) : plans en relief de l'usine de Choisy-le-Roi et de celle du col de Villefranche, revolver, chambre de manœuvre pour le réglage du débit des filtres, appareil pour le lavage mécanique du sable;

3° Une réduction des réservoirs en fer et ciment construits à Châtillon (4,000 mètres cubes de capacité);

4° Un certain nombre d'appareils spéciaux, et notamment un clapet multiple pour conduites de refoulement créé par la maison Chappée, du Mans, sur les indications de la Compagnie;

5° Enfin, une magnifique notice rendant compte, avec vues photographiques à l'appui, des installations de la Compagnie de France. Nous en donnons ci-dessous le relevé sous forme de tableau :

AGGLOMÉRATIONS DESSERVIES.	NOMBRE D'HABITANTS.	VOLUME DISTRIBUÉ PAR JOUR.	NATURE DE L'EAU DISTRIBUÉE.
		mètres cubes.	
Banlieue de Paris :			
Seine (62 communes)	689,726		Eau de rivière filtrée (en outre,
Seine-et-Oise (67 communes). . .	150,197	120,000	puits du Vésinet et quelques
Seine-et-Marne (12 communes). .	5,072		sources).
Lyon	466,000	170,000	Galeries et puits filtrants au bord du Rhône.
Banlieue de Lyon (22 communes) . .	80,000	13,000	Puits filtrants au bord du Rhône.
Villefranche-sur-Saône	12,205	1,300 à 2,000	Eau de source.
		3,000 à 6,000	Eau (industrielle) d'un puits filtrant au bord de la Saône.
Nice et le littoral :			
Nice et Villefranche-sur-Mer . . .	93,760	1,500	Eau des sources de Sainte-Thècle (un peu d'eau de la nappe sous le Paillon et un peu d'eau de la Vésubie).
Antibes	7,000 à 8,000	"	Eau de sources.
Service du Louron (Colle, Cagnes et Villeneuve-Loubet).	3,000 à 4,000	"	Idem.
Vence	3,043	"	Idem.
Service de la Vésubie (littoral de Villefranche à Menton et y compris Monaco).	65,000	"	Eau de rivière filtrée.
Toulon et la Seyne.	95,276	14,000	Source Saint-Antoine et galerie souterraine du puits de Ragas.
	16,341	2,200	
Hyères	17,708	1,200	Nappe souterraine de la plaine du Gapeau.
Arcachon	8,221 (20,000 en hiver).	7,000	Eau du lac Cazaux.
Ancenis	5,048	1,200	Galerie captante dans une île de la Loire.
Rennes.	69,937	15,000	Sources et drainages des vallées granitiques de la Loisaume et de la Minette.

AGGLOMÉRATIONS DESSERVIES.	NOMBRE D'HABITANTS.	VOLUME DISTRIBUÉ PAR JOUR.	NATURE DE L'EAU DISTRIBUÉE.
		mètres cubes.	
Morlaix......................	16,027	500 à 2,000 1,800	Sources du chemin de fer. Eau de rivière (eau indus-trielle).
Rouen......................	113,219	15,000	Sources de Fontaine-sous-Préaux et de Darnétal; quelques industries sont ali-mentées en eau de Seine.
Sotteville, Petit-Quevilly et Saint-Étienne-du-Rouvray.	34,074	8,500	Eau de Seine avec cuves fil-trantes.
Lisieux......................	16,349	1,800	Eau de sources.
Elbeuf......................	20,542	4,500	Source du Mont-Duve.
Arras......................	26,144	3,000 à 5,000	Source du Vivier.
Boulogne-sur-Mer.............	46,807	7,000	Source du Tinguy.

VILLE DE MARSEILLE. — M. A. CARTIER, agent voyer en chef du département des Bouches-du-Rhône, a proposé, dès 1884, à la municipalité de Marseille d'assainir la ville et les ports, en construisant un réseau complet d'égouts et un collecteur émissaire pour rejeter au loin toutes les eaux et toutes les matières usées : ce qui lui valut une médaille d'argent à l'Exposition de 1889.

Une loi, promulguée le 24 juillet 1891, le déclarait d'utilité publique et approuvait le règlement et les tarifs présentés par la ville de Marseille. Un décret, en date du 2 août 1891, ratifiait les conventions passées avec M. Génis pour l'exécution des travaux.

Le dépense, évaluée à la somme de 33,500,000 francs, a fait l'objet d'un forfait payable après la réception définitive, c'est-à-dire après achèvement et après constatation du bon fonctionnement de tout le réseau et du grand collecteur émissaire.

La première pierre a été posée le 8 octobre 1891, par M. de Freycinet, président du Conseil. Les travaux ont été complètement achevés en mai 1896 et, depuis cette époque, tout le réseau est en plein fonctionnement.

Sous chaque rue, sous chaque impasse, il a été établi un égout ou une canalisation qui reçoit directement les écoulements des maisons riveraines. Des collecteurs secon-daires, construits d'après un plan d'ensemble, reçoivent ces canalisations et se jettent tous dans le grand émissaire qui va à la mer loin de toute habitation. En tête de chaque canalisation un réservoir de chasse automatique, système Geneste-Herscher, assure l'entraînement des matières au moyen de chasses énergiques et fréquentes. Tous les immeubles de l'agglomération, au nombre de 22,000 environ, sont desservis. La sur-face drainée est de 1,300 hectares.

Les ports sont protégés par une ceinture d'égouts aboutissant à trois puissantes usines élévatoires qui refoulent dans le grand émissaire tous les apports de la partie basse de la ville.

Ces usines, mises en communication avec la mer, pourraient, en cas de besoin, y puiser l'eau nécessaire au fonctionnement de l'émissaire. La longueur totale du réseau est de 210 kilomètres.

L'émissaire traverse la ville du Nord au Sud. Il a son origine au quartier d'Arenc; il reçoit en tête, le ruisseau de Plombières, le béal Magnan et le ruisseau Aygalades, qui servent d'égouts aux quartiers excentriques situés au-dessus. Un collecteur spécial y conduit les écoulements des nouveaux abattoirs.

Dès le début, l'émissaire est donc alimenté par des eaux indépendantes du canal de Marseille. Il a une longueur de 11,867 mètres, dont 8,420 mètres en souterrain. Dans cette partie, des puits dont la profondeur atteint jusqu'à 120 mètres, ont été établis tous les 500 mètres pour assurer l'aération et permettre la sortie des ouvriers en cas de danger. La plus grande section de l'émissaire est de 17 mq. 29 de vide. La pente minima du radier est de 0 m. 30 par kilomètre.

La cuvette est sur toute la longueur revêtue en maçonnerie avec enduit au ciment.

Son débit en temps ordinaire est de 4 mètres cubes à la seconde avec une vitesse de de 1 mètre à la seconde. Jusqu'à présent, il a suffi à l'écoulement des orages les plus violents. L'écoulement se fait sur toute la longueur sans ralentissement et sans siphonnement. Il passe sans siphonner sous la rivière de l'Huveaune, dont le lit a été dévié.

L'émissaire débouche à la mer au delà des collines de Marseille-Veyre, le seul endroit de la côte où l'on puisse déverser sans inconvénient un semblable collecteur.

C'est, en effet, une côte abrupte, sans arbres, sans terre végétale, inhabitée et inhabitable. Ce sont des rochers à pic qui surplombent de grands fonds, contre lesquels passe un courant rapide se dirigeant vers le Sud. Toutes les matières sont entraînées vers la haute mer sans retour possible. Sa construction a nécessité une dépense de 7 millions de francs.

La mise en service des nouveaux collecteurs a eu pour effet d'assainir complètement le golfe et les ports. Tous les apports, cause de leur infection, sont rejetés dans l'émissaire et conduits au loin. Les eaux corrompues du Vieux-Port et du canal de la Douane sont devenues claires et poissonneuses. Le ruisseau du Jarret dont les eaux croupissantes souillaient la rivière de l'Huveaune, et la plage du Prado ne reçoit plus d'égouts. Ces foyers d'infection ont disparu.

Le raccordement des immeubles aux égouts qui, au début, avait donné lieu à quelques difficultés, avance rapidement. Sur les 22,000 immeubles, compris dans l'agglomération, plus de 15,000 sont déjà mis en communication avec les égouts. Ce nombre augmente tous les jours.

Aussi, le résultat de ces transformations et de ces améliorations se fait déjà sentir. Le taux de la mortalité a sensiblement baissé. Pendant la période des vingt années de 1869 à 1889 il était, en moyenne, de 32 p. 1000 (rapport de M. le docteur Proust du 13 mai 1880); il est descendu, en 1898, à 22.7, et la moyenne des trois dernières années 1897, 1898 et 1899 n'a été que de 24.9, malgré l'épidémie de variole qui a sévi en 1899.

Ces chiffres sont extraits du bulletin statistique publié par M. le professeur Domergue, secrétaire du Conseil d'hygiène, qui constate, en outre, que le chiffre correspondant aux décès par maladies zimotiques tend aussi vers un minimum.

Nous avons cru utile de profiter de l'Exposition universelle pour mettre ces résultats en évidence. Ils peuvent être donnés comme exemple et encourager les grandes villes à ne reculer devant aucun sacrifice pour améliorer leur état sanitaire.

Marseille n'est déjà plus la ville dont l'insalubrité était légendaire. Son état sanitaire s'améliore chaque année au fur et à mesure que le fonctionnement du « tout-à-l'égout » devient plus complet.

Lorsque la double canalisation, en cours d'exécution, et qui faisait partie du programme primitif, livrera à la consommation de l'eau de bonne qualité, elle réalisera l'idéal de la Ville salubre, répondant à toutes les exigences de l'hygiène.

Il faut reconnaître, en outre, qu'en exécutant ce vaste projet d'ensemble Marseille a accompli une œuvre, non seulement d'un intérêt local indiscutable, mais aussi d'intérêt général. Elle a créé un terrain réfractaire à l'éclosion des germes morbides exotiques.

VILLE DE REIMS. — Avant 1875, Reims était uniquement et surtout insuffisamment alimentée par l'eau de la rivière de Mesle. Une machine élévatoire prenait l'eau dans un bras de la rivière venant directement de Sillery, village situé à 8 kilomètres en amont de Reims. Cette eau était souvent sale et boueuse et en quantité trop faible. En 1874, on découvrit, par un hasard heureux, près du château d'eau, et de l'autre côté de la Vesle, une *nappe souterraine* abondante et de qualité excellente. Cette eau souterraine provient en partie de la plaine, en partie de la montagne de Reims. Elle ne présente pas évidemment toutes les garanties d'une eau de source bien captée; la hauteur de la couche filtrante, grève et sable, est assez faible à certains moments de l'année. C'est pourquoi la ville a acheté, autour des prises, une large surface de protection. Depuis le *15 juin 1875*, les concessions et les fontaines publiques sont uniquement alimentées par cette eau souterraine; cette eau, d'une apparence bleuâtre en masse, est excellente au goût; l'analyse chimique la rapproche beaucoup de l'eau de la Vanne; on n'y a pas trouvé de microbes pathogènes; seule la teneur en bactéries est assez élevée, 1,000 à 2,000 par centimètre cube.

Des améliorations considérables, dont plusieurs ont été exécutées sur les conseils de M. Bechmann, ont été faites depuis 1875, et voici le dispositif actuel : sur la rive gauche de la Vesle, à 1 kilomètre de Reims, *trois puits de captation,* en maçonnerie, couverts, l'un de 10 mètres de diamètre, les deux autres de 5 mètres, réunis entre eux, sont creusés entièrement dans la *grève aquifère*; ils ont 12 mètres de profondeur. Ces trois puits fournissent de l'eau en abondance. Cette eau est réunie à l'usine des fontaines, située de l'autre côté de la rivière, par un gros siphon en fonte et par une galerie en maçonnerie, faite à l'air comprimé, galerie qui traverse en siphon : 1° la Vesle; 2° le canal de l'Aisne à la Marne. Cette eau est aspirée, puis refoulée par une force motrice de 400 chevaux dans un vaste réservoir de 20,000 mètres cubes de capacité, situé à une altitude de 120 mètres. L'altitude du réservoir est assez grande pour que l'eau atteigne le sommet des maisons, même dans les parties hautes de la ville, par un réseau de conduites dont le développement atteint plus de 100 kilomètres.

La quantité d'eau par jour et par habitant s'est ainsi élevée de 50 litres en 1882 à 84 litres en 1900. Elle pourrait être encore plus considérable, car on estime que la nappe pourrait fournir 200 litres par jour et par habitant.

La Compagnie des eaux vannes expose les résultats qu'elle a obtenus depuis douze années à Reims par l'épuration et l'utilisation des eaux d'égout de cette ville, en même temps qu'un projet d'épuration et d'utilisation agricoles des eaux d'égout et de ville de Saint-Quentin.

En dehors de Paris, Reims est la seule grande ville, en France, qui se soit occupée d'une manière efficace de l'épuration de ses eaux d'égout.

A la suite d'études et d'expériences poursuivies sans interruption depuis 1868, une commission extra-municipale, chargée de rechercher le meilleur système d'épuration, déposa en 1874, après plusieurs années d'études, un rapport concluant à l'épuration par le sol. Les discussions qui s'élevèrent alors entre les partisans de l'irrigation et ceux de l'épuration chimique retardèrent malheureusement la solution de la question.

Mais à la fin de 1879, après de nouveaux essais, la Ville, adoptant une solution mixte, passa deux traités, l'un avec la Compagnie des eaux vannes, pour l'épuration par irrigation d'une partie des eaux d'égout, l'autre avec une société de chimistes pour l'épuration par des procédés chimiques de l'autre partie. Ces deux traités, soumis simultanément aux enquêtes administratives et à l'examen des autorités compétentes, furent en 1883 l'objet d'un avis du Conseil général des ponts et chaussées, qui conclut à l'adoption de l'épuration par le sol.

Cet avis détermina le choix de l'Administration municipale qui passa, en 1884, un nouveau traité avec la Compagnie des eaux vannes pour l'épuration de la totalité des eaux.

Ce traité, par suite de nouvelles discussions et des formalités à remplir pour la déclaration d'utilité publique, ne fut approuvé par l'autorité préfectorale qu'au mois d'août 1887.

Le contrat définitif passé entre les deux parties pour une durée de 36 ans renferme l'obligation pour la Compagnie d'épurer toutes les eaux d'égout, de fournir une partie des terrains nécessaires à l'épuration, d'installer à ses frais les machines élévatoires, les bassins de réception, les conduites de distribution et d'assainissement, et d'exécuter les travaux d'aménagement du sol.

La ville de Reims, de son côté, paye à la Compagnie une redevance annuelle basée sur le volume d'eau épurée, et lui fournit 150 hectares de terrains destinés à l'épuration et situés à proximité des propriétés de la Compagnie des eaux vannes.

Il est stipulé que, dans le cas où la quantité des eaux débitées par les égouts atteindrait ou dépasserait une moyenne de 40,000 mètres cubes par jour, la Ville devra fournir à la Compagnie de nouveaux terrains d'une contenance proportionnelle au volume des eaux à épurer. La moyenne de 40,000 mètres cubes ayant été dépassée dès l'année 1893, à la suite de l'achèvement des égouts de Reims, la Ville a fourni à la Compagnie 33 nouveaux hectares.

L'adduction des eaux d'égout aux champs d'irrigation se fait au moyen de deux grands aqueducs : l'un reçoit les eaux de la partie haute de la ville et aboutit à une chambre de répartition qui permet de déverser les eaux vannes sur les terrains situés au-dessous de la cote 78 m. 50 ; le second aboutit au bassin de réception des machines élévatoires, dont le radier est à la cote 73 m. 40.

Les machines élévatoires sont au nombre de quatre ; trois actionnent des pompes à piston plongeur avec clapets multiples verticaux ; à la quatrième sont attelées des pompes centrifuges.

Les champs d'épandage sont divisés en trois zones : la zone supérieure, alimentée par les eaux de l'aqueduc inférieur relevées par les machines élévatoires ; la zone moyenne, desservie par les eaux de l'aqueduc supérieur, et la zone inférieure, qui reçoit les eaux de trop-plein des aqueducs supérieur et inférieur.

Les eaux de l'aqueduc inférieur arrivent dans un grand bassin de réception de 2,500 mètres cubes de capacité, sont refoulées au moyen des machines, et dirigées par deux conduites en fonte de o m. 500 et de o m. 600, dans une chambre d'équilibre en béton de ciment, située à environ 900 mètres de l'usine. De cette chambre qui s'élève à une hauteur de 11 m. 50 au-dessus du niveau du sol et qui mesure intérieurement 1 m. 40 sur 1 m. 40, se détachent dans des directions différentes quatre conduites en fonte, deux de o m. 300 et deux de o m. 400, répartissant les eaux sur les terrains de la zone supérieure. Le réseau de cette zone, composé de tuyaux en fonte de o m. 600, o m. 500, o m. 400 et o m. 300, a une longueur de 11 kilomètres.

Les eaux d'égout de l'aqueduc supérieur aboutissant à un bassin central et se déversent dans deux chambres de répartition alimentant, la première, une conduite en béton de 1 m. 20 de diamètre, et la seconde, une conduite de o m. 600.

Deux chambres latérales de trop-plein permettent de recevoir les eaux lorsque le débit est trop considérable, notamment à la suite des pluies d'orage ou après la fonte des neiges. Ces eaux de trop-plein sont recueillies dans une rigole à ciel ouvert, avec radier en béton, et sont utilisées sur les terrains de la zone inférieure.

La conduite de 1 m. 20 de l'aqueduc supérieur se bifurque en deux conduites en béton de o m. 800 de diamètre, aboutissant à deux petits réservoirs d'extrémité. De ces réservoirs partent les conduites de distribution qui répartissent sur les terrains de la zone moyenne les eaux à épurer.

Le réseau de cette zone, composé de tuyaux en béton de o m. 800, o m. 600, o m. 400 et o m. 300, a une longueur approximative de 9 kilomètres.

Enfin, les eaux en excès de l'aqueduc inférieur et de l'aqueduc supérieur alimentent les terrains de la zone basse, au moyen d'une conduite en béton de o m. 800 de diamètre, en partie à ciel ouvert, en partie forcée. Le réseau de distribution de cette

zone, principalement formé de rigoles à ciel ouvert, a une longueur totale de 10 kilomètres.

Cent vingt prises d'eau ont été branchées sur les conduites principales et secondaires.
Ces prises consistent en un siphon de 0 m. 300, émergeant verticalement au milieu
d'un petit bassin en maçonnerie dans lequel se trouve placée une bonde de fond avec
joint en caoutchouc et vis de pression. Les petits bassins de prise d'eau ont une ou plusieurs ouvertures pour la répartition des eaux dans les rigoles principales qui alimentent
les rigoles secondaires. Celles-ci répartissent les eaux sur toute la surface des champs à
irriguer ou à colmater. Pour les cultures autres que les céréales et les prairies, les rigoles
secondaires alimentent les billons qui séparent les planches cultivées et qui permettent
à l'eau d'égout de circuler sans toucher les plantes. Celles-ci, alignées sur une bande de
terrain longue et étroite, ne reçoivent l'eau que par les racines. Les planches en forme
de billon ont une largeur variable suivant la nature de la culture.

Le système est complété par des canaux d'assainissement, d'une longueur totale de
13 kilomètres, destinés à faciliter l'abaissement de la nappe d'eau dans les terrains
inférieurs et à recevoir les eaux épurées pour les conduire à la Vesle.

Afin d'abaisser davantage le plan d'eau, la Compagnie des eaux vannes a acquis les
moulins de Macô et de Compensé dont elle a supprimé les chutes.

Elle a ainsi obtenu une épaisseur filtrante suffisante pour cultiver ces terrains autrefois inondés pendant la plus grande partie de l'année.

Enfin le service des Ponts et Chaussées ayant provoqué, en 1894, le curage de la
Vesle, fortement envasée depuis longtemps par les eaux d'égout de Reims, la Compagnie a participé pour une somme importante aux frais de cette opération. Elle a, de
plus, dans le même but, fait procéder à ses frais à l'élargissement et à l'approfondis-
sement du canal de décharge de l'ancien moulin de Compensé.

La ville de Reims a mis dès le début, à la disposition de la Compagnie des eaux
vannes, 150 hectares destinés à servir le champ d'épuration ; elle lui a fourni depuis
une nouvelle superficie de 33 hectares ; la Compagnie des eaux vannes, de son côté,
a acheté le domaine de Baslieux, le domaine des Bergeries, et un grand nombre de
parcelles de terre à différents propriétaires ; d'autre part, elle a loué avec promesse
de vente le château des Maretz et ses dépendances ; le tout représente une superficie
de 450 hectares, dont 350 sont destinés à l'irrigation. Le reste, non irrigable, est
composé d'un parc, de deux étangs, des abords immédiats du château et de terrains
situés à une altitude trop élevée. De plus, depuis deux années, elle a loué dans le voisinage, avec promesse de vente, une surface complémentaire de 47 hectares. Au total :
580 hectares de terres irrigables dans de bonnes conditions.

La Compagnie des eaux vannes possède, en outre, répartis sur les propriétés irriguées, trois grands corps de ferme, Baslieux, les Maretz et les Bergeries, et une importante distillerie agricole pouvant distiller 150,000 à 200,000 kilogrammes de betteraves par 24 heures.

Le débit journalier moyen des eaux d'égout a atteint 41,700 mètres cubes en 1896 et 43,600 mètres cubes en 1897 ; depuis, il est descendu à 39,700 mètres cubes en 1898 et à 38,200 mètres cubes en 1899.

La surface irrigable étant actuellement de 580 hectares, les 38,200 mètres cubes de la dernière année correspondent à un volume annuel moyen d'eau d'égout épuré et utilisé par hectare et par an de 24,059 mètres cubes.

Ce volume moyen, quoique inférieur au chiffre de 40,000 mètres cubes qui a été fixé par la loi du 4 avril 1889 sur l'épandage des eaux d'égout de Paris, peut paraître élevé pour une exploitation où l'on fait de l'utilisation agricole. Mais les conditions reconnues les meilleures pour l'utilisation sont très variables, suivant les cultures et la nature du sol.

Plusieurs auteurs assurent qu'il ne faut pas dépasser 8,000 mètres cubes, 10.000 et 20,000 mètres cubes au plus pour obtenir un profit agricole satisfaisant ; or, l'expérience a démontré à Reims que certaines cultures peuvent, sans inconvénient, absorber des quantités d'eau beaucoup plus considérables.

C'est ce qui a lieu pour les betteraves, qui constituent les principaux produits de l'exploitation de Reims et reçoivent un volume d'eau très élevé. Au contraire, les prairies et les cultures maraîchères en reçoivent beaucoup moins qu'elles n'en absorbent dans d'autres exploitations où l'on fait de la culture intensive, grâce à la nature du sol et à la facilité d'écoulement des produits. A Reims, ces dernières cultures pratiquées sur les terrains de la zone inférieure, d'une nature tourbeuse, ne supporteraient pas une aussi grande quantité d'eau. Quant aux céréales, elles sont toujours semées après les betteraves, et ne reçoivent qu'un colmatage avant leur ensemencement.

L'exploitation de Reims n'est plus un champ d'expériences ; c'est une opération industrielle livrée à un fermier qui se préoccupe naturellement d'en retirer le maximum du profit, mais qui ne suit pas le détail des opérations, comme on l'a fait à l'époque des premiers essais. Aussi des jaugeages exacts n'ont-ils été faits que sur l'ensemble de la propriété. Cependant, on peut affirmer d'une façon très approximative, que les différentes cultures de l'exploitation des Maretz ont reçu, pendant les trois dernières années, les quantités d'eau moyennes ci-après :

Betteraves.. 37,000 mètres cubes.
Céréales... 6,000
Prairies, artichauts, choux et divers 18,000

Il est intéressant de constater que, dans une exploitation consacrée par une pratique de douze années, l'irrigation n'a pas été suspendue un seul jour, même pendant les plus grands froids.

Au point de vue de l'épuration, les résultats sont très satisfaisants. L'eau épurée se rend dans les canaux d'assainissement où elle est toujours parfaitement limpide et ne révèle à l'analyse que quelques traces d'azote à l'état organique.

On ne peut douter non plus de l'efficacité des eaux d'égout pour la fertilisation du sol ; car, à part quelques phosphates naturels qui ont été employés au début, les terres de l'exploitation de Maretz n'ont reçu depuis 1888 aucune sorte d'engrais, et cependant les rendements culturaux dépassent de beaucoup les rendements normaux de la région.

C'est ce que démontrent les tableaux exposés par la Compagnie.

Un premier tableau donne, depuis l'origine de l'exploitation, la surface irriguée annuellement, le volume d'eau moyen réparti par hectare et la quantité d'engrais que représente ce volume.

On constate ainsi que les 24,000 mètres cubes d'eau d'égout employés par hectare en 1889 représentent 1,229 kilogrammes d'azote et 204 kilogrammes d'acide phosphorique.

Même en tenant compte de la déperdition résultant de l'entraînement, on voit que la richesse des eaux d'égout en azote est de beaucoup supérieure à celle de toute autre fumure.

Un deuxième tableau montre quels ont été, jusqu'à présent, les rendements nets par hectare des principales cultures.

Il permet de constater l'énorme différence qui existe entre ce qu'étaient ces rendements avant l'épandage et ce qu'ils sont depuis que l'on procède à cette opération. C'est ainsi qu'en 1887 le rendement net en betteraves par hectare était de 20,500 kilogrammes; le rendement en blé de 1,760 kilogrammes, et le rendement en avoine de 1,500 kilogrammes, alors que ces rendements ont dépassé aujourd'hui 40,800 kilogrammes pour les betteraves, 3,600 kilogrammes pour les blés et 3,200 kilogrammes pour les avoines.

Les rendements en blé et en avoine sont très élevés; ils sont supérieurs de plus d'un tiers à ceux de la région.

Ceux des betteraves sont également supérieurs et très satisfaisants. Il s'agit, bien entendu de betteraves à sucre et non de betteraves fourragères. On remarquera aussi qu'il s'agit des rendements nets et moyens d'une surface considérable de plus de trois cents hectares, et que, sur une surface semblable, il existe toujours quelques champs qui, pour une cause ou pour une autre, laissent à désirer. Ainsi, on a constaté dans certaines pièces de terre un rendement de 18,000 et de 25,000 kilogrammes, tandis que d'autres ont atteint 60,000 et 65,000 kilogrammes. On a même relevé sur un champ qui avait reçu des soins particuliers un rendement de 72,000 kilogrammes.

La moyenne obtenue à Reims est donc très élevée, et ce résultat prouve que l'opération qui consiste à utiliser, au lieu de les laisser perdre, les eaux résiduaires des grandes agglomérations peut être fructueuse, à la condition que les villes fassent quelques sacrifices en frais de premier établissement et subventionnent la compagnie exploitante.

On verra aussi par les comparaisons qui vont suivre que les charges sont pour ces villes moins élevées que lorsque les circonstances ne leur permettent pas d'avoir recours à l'épuration par le sol, et que, si les conditions d'utilisation peuvent varier dans chaque cas particulier, il y aura généralement intérêt à faire de l'épandage.

La Compagnie expose trois graphiques. Sur le premier on a représenté : 1° le volume d'eau épurée annuellement; 2° la superficie des terrains irrigués; 3° le volume d'eau utilisée par hectare et par an.

On a tracé la ligne droite qui, à l'échelle adoptée représente la dose de 40,000 mètres cubes par hectare et par an, limite fixée par la loi du 4 avril 1889 et le décret du 23 février 1895 pour l'épandage sur les champs d'épuration de la ville de Paris.

Le volume d'eau moyen utilisé par hectare et par an n'a pas sensiblement varié; il se maintient entre 25,000 et 30,0000 mètres cubes, le maximum ayant été de 33,000 mètres cubes en 1894.

Le second graphique représente le rendement en poids depuis 1888 des principales cultures : betteraves, blé et avoine. On remarquera que la production dépasse notablement le rendement moyen du département de la Marne, tel qu'il a été relevé sur les documents officiels du Ministère de l'agriculture.

Il est difficile d'établir une comparaison rationnelle entre les différentes villes au point de vue des dépenses qu'elles font pour l'épuration de leurs eaux d'égout. Les circonstances sont en effet très différentes suivant la distance des champs d'épuration ou des usines, et suivant l'altitude du débouché du collecteur par rapport à l'altitude des champs d'épuration.

En ce qui concerne les usines, on peut admettre *a priori*, s'il s'agit d'épuration chimique, qu'on choisira un terrain rapproché et situé de manière que le relèvement soit peu important.

Au point de vue de l'épuration par le sol, Reims n'est pas précisément dans les conditions qu'on pourrait considérer comme les plus favorables, puisqu'il faut relever par machines, à une altitude moyenne de 25 mètres, deux tiers environ des eaux d'égout, le tiers restant étant répandu par simple gravitation; d'autre part, les champs d'épuration sont situés à 7 ou 8 kilomètres de la ville. Cependant Paris est dans des conditions moins avantageuses encore, puisque toutes les eaux doivent être relevées et que les champs d'épuration sont beaucoup plus éloignés.

Il serait oiseux d'établir à cet égard une comparaison entre Reims et Paris, car les éléments ne sont pas comparables; on peut faire ressortir, sans attacher cependant au rapprochement une importance qu'il ne saurait avoir, que la ville de Reims épure ses eaux plus économiquement et avec moins d'aléa que d'autres villes qui emploient l'épuration chimique. C'est l'objet du troisième graphique :

a. En s'adressant à une Compagnie fermière qui utilise les eaux vannes et en limitant à un maximum fixe la redevance qu'elle lui paye pour l'épuration, quel que soit le volume traité, la ville de Reims a réduit à 0 fr. 0093 le prix moyen du volume d'eau épuré; elle a l'avantage, très appréciable pour les budgets municipaux, d'avoir une dépense annuelle sensiblement constante et d'être garantie contre les fluctuations des denrées agricoles dont la Compagnie assume tous les risques. C'est ce qu'indique la courbe presque horizontale qui représente les dépenses à la charge de la ville de Reims et qui comprend :

1° La redevance payée à la Compagnie;

2° L'intérêt à 4 p. o/o du capital d'acquisition des terrains appartenant à la ville;

3° L'intérêt et l'amortissement à 3 p. o/o en cinquante ans des ouvrages construits par elle.

b. Si la ville de Reims appliquait le procédé adopté à Londres, il y a lieu de penser que la courbe des dépenses serait sensiblement supérieure.

En effet, la ville de Londres pratique l'épuration chimique par l'action combinée de la chaux et du sulfate de fer.

Or, la dépense totale de l'épuration (voir Debauve, *Distributions d'eau et égouts*, 1897, t. II, p. 511) atteint à Londres o fr. 015 par mètre cube, chiffre qui comprend, comme celui qui est donné pour Reims, l'intérêt et l'amortissement du capital. Il est vraisemblable que, dans une application plus restreinte, ce chiffre subirait un relèvement dont il n'a pas été tenu compte; et cependant on voit que déjà, avec une charge moyenne de o fr. 015 par mètre, la courbe théorique correspondant au prix moyen de Londres est bien supérieure à celle de Reims.

c. Avec le procédé employé à Huddersfield (Angleterre) la courbe se relèverait encore. D'après M. Debauve (*Distributions d'eau et égouts*, 1897, t. II, p. 511), à Huddersfield, on épure 225,000 mètres cubes par jour à raison de o fr. 017 le mètre. En appliquant ce prix moyen au volume des eaux d'égout de Reims, on obtient une courbe qui le dépasse sensiblement.

La Compagnie de salubrité de Levallois-Perret a appliqué son système à la ville de Levallois-Perret (Seine), 50,000 habitants; jusqu'ici il n'y a que trois villes en France qui aient adopté un plan général d'assainissement et l'aient imposé à leur population : Paris et Marseille, par le *tout-à-l'égout,* et Levallois-Perret par le système de drainage pneumatique.

L'usine est établie rue Victor-Hugo, 133, à Levallois-Perret, et la canalisation qu'elle dessert a 30 kilomètres de longueur, non compris les branchements dans les immeubles.

L'Administration de l'Exposition s'est adressée à la Compagnie de salubrité pour l'assainissement des berges basses de la Seine, rive gauche. Le 12 septembre 1899, un traité est intervenu entre le Commissaire général et elle pour la construction d'une usine d'aspiration sous le pont de l'Alma, et la pose d'une canalisation de 1,600 mètres desservant tous les Pavillons étrangers et les divers water-closets, urinoirs, etc., de la berge. Elle procède par suite à l'enlèvement de toutes les eaux vannes et ménagères et en général de toutes les eaux souillées produites sur le trajet de sa canalisation qui constitue un égout métallique et étanche.

Ces eaux sont ensuite refoulées, par une canalisation de 80 mètres de long, dans le collecteur du quai, à l'entrée du siphon de l'Alma.

L'usine du pont de l'Alma fonctionne au moyen de l'air comprimé fourni par la canalisation de la compagnie Popp. Cet air comprimé est employé à faire le vide par deux procédés différents, soit par l'entremise d'un éjecteur, soit en actionnant une pompe à vide.

Le système de canalisation en fonte employé comporte le joint spécial breveté de la Compagnie de salubrité.

La Société expose aussi des spécimens du dédoublement des eaux vannes en un produit solide et un produit liquide, qu'elle opère à l'air libre, mais à titre d'expérience seulement, dans son usine de Levallois, n'ayant ni la place, ni les autorisations nécessaires pour effectuer un véritable traitement.

Le projet d'assainissement de Toulon préparé par la COMPAGNIE NATIONALE DE TRAVAUX D'UTILITÉ PUBLIQUE ET D'ASSAINISSEMENT est basé sur l'évacuation rapide des eaux usées comprenant les eaux ménagères et les eaux vannes.

Les canalisations sont établies de manière à avoir pour les eaux collectives une vitesse minima de 75 centimètres à la seconde. En tête de chaque canalisation on a établi un réservoir de chasse; les chasses auront lieu toutes les trois heures.

Aux trois points bas on établira des stations d'éjecteurs hydropneumatiques Shone, appareils destinés à refouler les eaux vers un point terminus où elles seront traitées avant d'en effectuer le déversement à la mer dans la petite rade.

Des travaux d'assainissement ont été exécutés par la même Société dans la principauté de Monaco; il y sont en fonctionnement depuis 1898.

M. FÉLIX TASSON, ingénieur à Paris, expose des plans relatifs à l'hygiène d'Anvers.

M. Tasson a fait l'étude de ce que selon lui il faudrait faire pour procéder à l'assainissement de cette ville. Pour réaliser son idée, il se sert du système de l'ingénieur anglais Shone, qui a donné de si bons résultats dans les nombreuses villes où il est employé. Actuellement, il y a à Anvers, un réseau d'égouts recevant les eaux pluviales et les eaux ménagères; pour la vidange on se sert de fosses fixes. C'est pour remédier à ce système, contraire à l'hygiène, que M. Tasson a imaginé de se servir du système Shone.

Les canalisations qu'il propose serviraient à évacuer, non seulement les eaux vannes provenant des cabinets d'aisances, mais les eaux ménagères qui sont tout aussi dangereuses que les premières au point de vue de la santé publique. Les eaux pluviales seraient recueillies par les égouts actuels; l'effet de la marée sur ces égouts n'aurait plus le même inconvénient qu'actuellement.

LE GOUVERNEMENT MONÉGASQUE s'est toujours préoccupé d'assurer à ses habitants, et aux nombreux étrangers qui viennent séjourner dans la Principauté, une hygiène parfaite. Aussi depuis longtemps déjà toutes les rues ont-elles été pourvues d'égouts destinés à recueillir les eaux usées ainsi que les eaux pluviales de manière que leur évacuation se fasse le plus rapidement possible.

Par suite de la topographie très variée du territoire, les différents égouts construits forment des groupes ayant chacun des débouchés vers la mer.

Par ordonnance souveraine du 23 juin 1894, S. A. S. Monseigneur le Prince de Monaco a fait appliquer dans la Principauté le tout-à-l'égout. Le Gouvernement a dû, à la suite de l'application de cette ordonnance, apporter des modifications au régime des égouts; les travaux nécessaires sont en partie exécutés. Ils ont comme but de faire déverser en mer, dans de grands fonds, les eaux résiduaires collectées par les égouts, de manière qu'elles ne puissent occasionner aucun danger pour la santé publique. C'est ce qui existe actuellement pour tout le réseau des égouts de la Condamine, ainsi que pour celui de Ténao.

Le réseau des égouts de la Condamine se déversait précédemment par trois canalisations dans la baie d'Hercule. Les extrémités de ces trois débouchés n'étaient qu'à une faible distance du rivage et à des profondeurs très faibles variant de o m. 5o à 1 mètre. Les travaux récents ont consisté dans la construction d'un égout de ceinture destiné à ramener les eaux qui se déversaient anciennement dans ces trois endroits, au point le plus bas qui se trouve sur le boulevard de la Condamine jusqu'au droit de la rue Antoinette. A ce point, on a établi une station en maçonnerie dans laquelle sont placés trois éjecteurs hydropneumatiques Shone ayant chacun une capacité de 2,270 litres. Ces éjecteurs sont destinés à recueillir toutes les eaux usées au fur et à mesure de leur arrivée et ensuite à les refouler par une conduite en fonte, faite à l'aide de tuyaux avec joints universels Charles Gibault, qui les amène à l'anse de Fontvieille dans un égout d'où, par gravitation, elles sont déversées dans la mer, à 94 mètres du rivage dans des fonds de 7 m. 5o de profondeur, à l'aide d'une conduite en fonte de 800 millimètres de diamètre, formée de tuyaux à emboîtement et cordon avec joints au plomb et à l'antimoine.

L'égout précédant la conduite allant en mer reçoit, en dehors de toutes les eaux usées de la Condamine, celles recueillies par l'égout du boulevard de l'Ouest qui se déversaient précédemment simplement sur la plage.

Les éjecteurs sont des appareils automatiques dont le fonctionnement est assuré par l'air comprimé; la pression de cet air est de trois atmosphères afin de refouler les eaux au point haut du boulevard Charles III à la cote x 27,000.

L'air comprimé est fourni par une usine située à côté des terrains des gazomètres; le plan de cet usine figure dans l'Exposition. Les compresseurs d'air fonctionnent automatiquement, c'est-à-dire qu'ils ne travaillent que lorsque les éjecteurs sont en action et que ceux-ci consomment de l'air pour refouler les eaux. La surveillance de l'usine et des éjecteurs est très simple, tous les appareils fonctionnant automatiquement; elle se résume dans un simple entretien et dans le graissage des appareils. A l'aide de compteurs on enregistre le travail fait, celui-ci peut à tout moment être contrôlé, car les appareils ne fonctionnent que lorsque les besoins du service l'exigent.

Il y a lieu de remarquer que toutes les opérations se passent en vases clos et que par suite la station des éjecteurs ne peut occasionner aucun danger, aucun ennui pour les personnes qui habitent dans son voisinage. L'ensemble des dessins exposés peut donner une idée exacte des travaux exécutés. Le fonctionnement se fait d'une manière parfaite depuis le 20 mai 1898. Ils n'ont jamais donné lieu à aucune réclamation et tout le système s'est toujours bien comporté.

Le réseau des égouts du Ténao se déversait sur la plage, ce qui était un grave inconvénient. Le Gouvernement, pour y remédier, a fait exécuter la prolongation de l'égout en mer sur une distance de 124 mètres à partir du rivage à l'aide d'une conduite en fonte de 800 millimètres de diamètre. Les eaux actuellement se déversent en mer dans des fonds de 8 mètres, l'endroit choisi pour le déversement est tel que par les courants ces eaux sont emmenées vers la haute mer et ne peuvent par conséquent occasionner le moindre danger au point de vue de la santé publique.

Actuellement le Gouvernement monégasque procède à l'étude de la transformation des déversements en mer des autres égouts de la Principauté, notamment de ceux qui reçoivent les eaux usées du rocher de Monaco et des égouts de Monte-Carlo. Les travaux projetés sont basés sur les mêmes systèmes que ceux employés pour la Condamine et d'ici peu de temps ils seront mis à exécution.

En dehors des égouts, le Gouvernement s'est préoccupé de la question si importante, hygiéniquement parlant, des ordures ménagères et des gadoues des rues. Celles-ci précédemment étaient déversées en mer à la pointe du rocher de Monaco, ce qui occasionnait des apports sur le rivage. Pour remédier à ce grave inconvénient, le Gouvernement a fait construire à Fontvieille, près de l'usine électrique de la Société monégasque, une usine du système Horsfall où l'on procède à l'incinération des ordures collectées de la Principauté. Toutes les ordures passent dans les quatre cellules Horsfall et sont détruites complètement au jour le jour, même au plus fort de la saison hivernale.

L'usine d'incinération de Fontvieille fonctionne depuis le 21 mars 1898. Depuis cette époque, aucune réparation n'a dû être faite aux cellules.

La Ville de Spa possède à la fois un réseau complet d'égouts, une distribution d'eau potable, un établissement de bains modèle, une étuve à désinfection à la vapeur et un service public de désinfection, un abattoir dirigé par un médecin vétérinaire.

Le réseau d'égouts comprend : 1° un collecteur général traversant la ville en suivant la rive gauche du Wazai et qui débouche à trois kilomètres du sol; il est de forme ovoïde, construit en maçonnerie à la brique; le radier est en pierres de taille posé sur béton; sa hauteur est de 1 m. 80; il est facilement visitable par des regards espassés de 100 en 100 mètres; sa longueur totale est de 4,500 mètres. Chaque rue de la ville est munie d'un égout de plus petite dimension, relié au collecteur, construit en tuyaux de grès et muni de regards de visite. Tous sont curés automatiquement, grâce au barrage par une solide muraille du Nazai à 2,500 mètres de la ville, ce qui a permis de créer le le lac de Warfoaz, vaste réservoir de 300,000 mètres cubes d'eau, qui sont ensuite amenés par gravitation, sous une pression de 2 à 3 atmosphères, dans des tuyaux en fonte de 0 m. 15 de diamètre et conduits à la tête de chaque égout où se trouve un réservoir de chasse automatique. Ces eaux servent en outre au lavage des rues et à l'arrosage des jardins publics.

La distribution d'eau de Spa vient de la galerie de captage de Barisart et de huit sources captées dans la zone des forêts qui s'étend au sud de la ville.

La Société Intercommunale des eaux du Bocq expose les plans relatifs à ses travaux et installations.

Parmi les travaux d'hygiène exécutés en Belgique depuis 1830, la dérivation des sources du Bocq occupe certainement une des premières places, et par l'importance des travaux, et par les services qu'elle est appelée à rendre aux communes de l'agglomération bruxelloise.

Le projet que la Compagnie intercommunale des eaux a réalisé comportait le captage de sources situées dans la vallée du Bocq, sur le territoire des communes de Spontin et Sovet, leur dérivation, vers Bruxelles, au moyen d'aqueducs et de siphons, l'établissement de réservoirs régulateurs et de canalisations pour la distribution des eaux dans les communes intéressées.

Les eaux captées proviennent de sources qui jaillissaient an fond de la vallée du Bocq, à Spontin, Senenne et Reuleau, au pied des massifs de calcaire carbonifère.

Si l'on examine la carte géologique de la Belgique dressée par M. André Dumont, on constate que la vallée du Bocq coupe presque perpendiculairement des bandes alternatives, sensiblement parallèles, de schistes et de psammites, d'une part, et de calcaires carbonifères, d'autre part.

Les calcaires fissurés, crevassés, sillonnés de joints horizontaux et verticaux remplis de matières sablonneuses et argileuses occupent les cuves formées par les schistes et les psammites qui constituent une base imperméable.

Il en résulte qu'on peut expliquer de la façon suivante le mode de formation des sources : les eaux de pluie traversent d'abord le manteau de limon ou de sable, sont ensuite arrêtées par les schistes et les psammites et s'écoulent finalement dans les cuves remplies de calcaire perméable.

Quant aux eaux météoriques qui tombent directement au-dessus des cuves, elles passent d'abord à travers une couche de sable et d'argile pour pénétrer ensuite dans les fissures et crevasses de la masse calcareuse et descendre jusqu'aux schistes et psammites qu'elles ne peuvent traverser. Les eaux superficielles continuant à affluer, elles s'accumulent dans les cuves en remplissant tous les vides des massifs calcareux.

Ceux-ci constituent ainsi de vastes réservoirs qui finiraient par déborder s'ils n'étaient pas recoupés par la vallée du Bocq qui offre aux eaux une issue sous forme de sources.

Les cuves ont une profondeur qui atteint parfois 200 mètres; de plus, tous les joints, fissures et crevasses, existant dans les massifs de calcaire, sont remplis de matières argileuses ou sableuses.

Dans le sens vertical, la filtration des eaux doit donc être efficace.

Mais ce n'est pas seulement dans cette direction que les eaux d'infiltration se meuvent; en effet, les cuves ayant parfois plusieurs kilomètres de longueur et la seule issue pour les eaux étant la dépression de la vallée du Bocq, il en résulte que le trajet dans le sens de la longueur des cuves est aussi très considérable et que, de ce chef, la filtration et l'épuration des eaux doivent être complètes.

Ajoutons que le manteau limoneux et sableux qui recouvre les masses calcaires, parfois sur plusieurs mètres d'épaisseur, constitue déjà un premier filtre très puissant, dont les effets se combinent avec ceux des massifs calcareux.

Tout en se livrant à l'étude géologique approfondie de la région, la Compagnie avait fait faire de nombreuses analyses des eaux à capter, et une grande quantité d'observations sur leur température et leur limpidité.

Pendant plusieurs années consécutives, on a pu observer que la température des sources restait sensiblement constante et comprise entre 10 et 11 degrés centigrades; que jamais, même après les pluies les plus copieuses et les plus prolongées, la limpidité des eaux ne s'altère; que le débit des sources ne varie que dans des proportions minimes et que l'influence des pluies prolongées ne se fait sentir que cinq ou six mois après leur chute.

En un mot, toutes les études, toutes les observations ont suffisamment indiqué que les eaux dont on se proposait le captage provenaient bien de véritables sources et non d'engouffrement de ruisseaux ou de rivières; les analyses ont montré que ces eaux sont de première qualité au point de vue alimentaire.

C'est donc en toute connaissance de cause et fermement convaincue de l'excellence des eaux de source de Spontin que la Compagnie put proposer l'adduction de ces eaux vers Bruxelles.

Mais il ne suffit pas d'avoir à sa disposition de belles sources, émergeant dans le fond d'une vallée; il faut encore capter ces eaux de façon à les mettre à l'abri de toute contamination. Voici, en quelques mots, comment on a procédé :

Les plus grosses sources émergeaient au fond de la vallée, non loin de la rivière et à peu près au même niveau; d'un autre côté, dans le village de Spontin, il existait quantité de petites sources jaillissant dans les caves des maisons.

On ne pouvait penser à prendre ces sources à leur point d'émergence, sans avoir à craindre leur contamination. On s'est alors décidé à établir des aqueducs en béton, tantôt au fond de tranchées creusées au pied du coteau, tantôt dans les galeries souterraines passant en tunnel sous la montagne.

Ces aqueducs ont une paroi filtrante du côté de la montagne, c'est-à-dire du côté opposé au Bocq et une paroi étanche du côté du Bocq. De plus, dans les parties les plus rapprochées de la rivière, des corrois en argile descendus jusqu'au niveau du radier protègent l'aqueduc contre les infiltrations.

Lorsque la galerie est en souterrain, les deux parois sont filtrantes à leur partie inférieure.

Une passerelle de circulation établie à une certaine hauteur au-dessus du radier, permet de visiter ces aqueducs à pied sec et sans contaminer l'eau.

De distance en distance, des barrages à poutrelles servent à relever le plan d'eau dans les galeries de captage, de façon qu'il soit toujours supérieur à celui des eaux de la rivière.

La galerie principale établie presque parallèlement au Bocq a trois kilomètres de longueur; une autre galerie perpendiculaire à la première, recueille les eaux d'une vallée secondaire et se réunit avec la première dans un pavillon de jonction souterrain, d'où part un aqueduc collecteur complètement étanche, ayant un kilomètre de long et qui aboutit à une chambre de jauge où est établi un déversoir avec appareil automatique enregistreur des débits.

La conduite d'amenée part de la chambre de jauge à la cote 177 m. 30 pour aboutir près de l'hippodrome de Boitsfort, à la cote 115 m. 80.

Son développement est de 81 kilomètres et la différence de niveau entre le point de départ et le terminus, de 61 m. 50, se répartit sur 64,440 mètres d'aqueduc, à écoulement libre, 17,470 mètres de conduites forcées ou siphons renversés.

L'aqueduc, à section ovoïde, mesure intérieurement 1 m. 80 de hauteur utile; sa largeur est de 1 m. 25 sur les 38 premiers kilomètres et de 1 m. 50 sur le reste du parcours. Pour le rendre étanche, on a prévu un revêtement intérieur en ciment. De plus, dans les parties exécutées en tranchée, une chape extérieure en ciment empêche les eaux d'infiltration de pénétrer dans l'aqueduc.

L'épaisseur des maçonneries est généralement de 0 m. 20; on l'a renforcée là où c'était nécessaire.

A la rencontre des vallées profondes, l'aqueduc à écoulement libre se transforme en conduite forcée en fonte; celle-ci descend le long d'un versant pour remonter ensuite à un niveau un peu inférieur à celui du point de départ.

Les conduites en fonte franchissent généralement les ruisseaux et rivières, au moyen de ponts en maçonnerie ou en métal; c'est de cette façon qu'on a traversé trois fois le Bocq et une fois l'Orneau; mais on ne pouvait, à cause de la dépense, songer à employer ce système pour la Meuse et la Sambre, qui sont des rivières navigables.

Pour ces cours d'eau, la traversée s'est faite au moyen de trois files de tuyaux en en acier de 0 m. 75 de diamètre, solidement reliées et entretoisées, qu'on a échouées tout d'une pièce dans une cunette creusée en travers du lit de la rivière. Au siphon de Meuse, ces files de tuyaux avaient 120 mètres de longueur, et l'opération de la mise en place et de l'échouage constituait certainement une grosse difficulté, dont l'entrepreneur vint heureusement à bout.

A la rencontre des chemins de fer, la conduite forcée est placée dans une galerie maçonnée de 3 m. 30 d'ouverture sur la section de Spontin à Mazy et de 5 m. 10 sur sur celle de Mazy à Bruxelles.

Là où la pression est supérieure à 4 atmosphères, la conduite est en acier rivé de 0 m. 01 d'épaisseur; partout ailleurs, les tuyaux sont en fonte avec joints au plomb.

Les tunnels, d'une longueur totale de 32 kilomètres et dont l'un a 3,300 mètres de longueur, ont présenté, en certains endroits, des difficultés d'exécution très sérieuses, par suite de la présence d'une couche aquifère de plusieurs mètres de puissance.

A Boitsfort, la conduite d'amenée aboutit à un réservoir de 25,000 mètres cubes de capacité.

On sait que les réservoirs ont pour but de régulariser la distribution des eaux et la pression, en temps normal, et d'assurer l'alimentation des habitants, en cas d'accident à la conduite d'amenée.

La disposition des lieux et les nécessités de l'exploitation ont amené la Compagnie à faire établir deux réservoirs, dont l'un à l'origine des canalisations, a une capacité de 25,000 mètres cubes et l'autre, au terminus, peut contenir 15,000 mètres cubes d'eau.

Chacun de ces réservoirs, divisé en deux compartiments d'égale capacité, concourt à l'alimentation pendant les heures de grande consommation; pendant les périodes de faible consommation, le réservoir du terminus se remplit.

Quant aux dispositions des réservoirs, elles ne présentent rien de spécial, sinon les voûtes de couverture, en béton, qui sont remarquables par leur légèreté; elles n'ont en effet que o m. 12 d'épaisseur à la clef et o m. 20 aux naissances, pour une ouverture de 4 m. 80 et un surabaissement du huitième.

Des appareils de jauge à enregistrement automatique complètent les réservoirs.

Deux files de tuyaux en fonte réunissent les réservoirs et distribuent en route l'eau alimentaire aux communes intéressées au moyen de gros compteurs du système Venturi.

Ces appareils donnent à tout moment de la journée, le débit horaire, ainsi que les quantités totales d'eau consommées.

La canalisation des communes a été considérablement augmentée, pour tenir compte des besoins de la population. C'est ainsi qu'en un an la Compagnie a fait établir plus de cent kilomètres de conduites de diamètres variant entre o m. o8 et o m. 65.

Les travaux commencés en 1895 ont été terminés fin 1898. Depuis le 1er janvier, les communes de l'agglomération bruxelloise disposent d'une eau saine et abondante.

Pour donner une idée de l'importance des travaux, nous citerons quelques chiffres relatifs au coût des principaux ouvrages :

	francs.		francs.
Travaux de captage	880,000	Réservoirs	500,000
Conduite d'amenée	8,125,000	Conduites diverses	1,070,000

L'ITALIE est un des pays qui ont fait les plus grands progrès au point de vue de l'hygiène dans ces derniers temps.

Comme étude d'ensemble, une série de planches montre la situation de chacune des provinces italiennes au point de vue des eaux de boisson, et, sur les cartes, la situation de chaque commune est figurée par des signes. On y voit la fraction de la population de chaque province qui est alimentée par des puits, des citernes avec ou sans filtre, des sources amenées du dehors ou nées sur place, des eaux superficielles filtrées ou non; on y voit aussi que, sur 8,262 communes, il y en a 3,360 qui, en 1898, avaient fait des adductions d'eau.

Les villes de Rome, Turin, Milan, Palerme montrent des photographies de leurs installations de désinfection et de leurs laboratoires bactériologiques.

Milan expose, dans un ouvrage très détaillé de MM. les ingénieurs municipaux

Masera et Poggi, le plan et le système des nouveaux égouts qu'elle construit : la ville est partagée en quatre zones correspondant aux quatre collecteurs ; on a adopté le tout-à-l'égout unitaire et on développe l'épuration par voie d'épandage commencée depuis si longtemps dans les plaines du Milanais, mais on conserve les nombreux cours d'eau existants pour l'écoulement direct des eaux de pluie.

L'assainissement de Naples, œuvre du professeur Pagliani, mérite aussi grande attention.

En 1899, on voyait les distributions d'eaux de Venise, Naples, Bergame, Vérone et la Spezzia.

Aux États-Unis, nous ne trouvons pas d'exposition d'ensemble, l'hygiène n'étant pas centralisée et dépendant de chaque État particulier. Mais on trouve de nombreux renseignements sur les eaux et les égouts dans les volumineux bulletins, les cartes et les graphiques émanant des bureaux d'hygiène des États, dans les *Annual Reports of Geological Survey of United States*, part Hydrography, et précédemment « Irrigation », dans les *Annuals Reports of Chief of Engineers*, dans les nombreux ouvrages des villes, à commencer par le magnifique ouvrage de M. Weymann : *Watter supply of the City of New York*, etc.

Il faudrait un siècle, fait justement observer M. Imbeaux, pour parcourir tous les ouvrages qui sont exposés dans la section des États-Unis et témoignent ainsi de l'activité colossale des Américains.

Rotterdam donne le résultat de la filtration des eaux de la Meuse dans ses vingt-cinq bassins filtrants : l'eau, après son passage dans deux bassins de décantation, a de 3,000 à 6,000 germes par centimètre cube et, à sa sortie, elle n'en a plus que de 70 à 100.

Enfin, il y a un modèle du système Lienner pour l'évacuation des matières fécales des villes, système qui est né en Hollande et a été appliqué récemment à Trouville.

La Ville de Zurich expose les résultats de ses filtres à sable couvert qui réduisent au-dessous de 100 par centimètre cube le nombre des germes de l'eau brute. Elle expose aussi un modèle de ses fours à incinérer les gadoues. Elle pratique aussi l'incinération des ordures.

La Ville de Lisbonne expose le projet de ses égouts en cours d'exécution. Il s'agit d'un réseau de tuyaux souterrains imperméables et amplement ventilés, vu en émissaire débouchant en pleine mer.

La Ville de Mexico montre une très importante reproduction de ses travaux de drainage et d'assainissement.

La canalisation pneumatique Soladonchinc est destinée à l'assainissement des villes. Les matières usées sont entraînées, séchées à 120 degrés et transformées en poudrette pour l'agriculture.

C'est une véritable nappe antérieure qu'on a renforcée, à Gothembourg, par l'infiltration artificielle. Cette nappe, qui existe sur le *Gosta elf*, est comprise dans une couche de sable interposée entre le rocher et une couche d'argile imperméable; l'eau naturelle y contenait 200 milligrammes de chlore et 4 milligrammes d'ammoniaque par litre.

En 1898, on eut l'idée, après des expériences favorables, d'alimenter la nappe et de corriger du même coup sa qualité, en déversant dans des bassins d'infiltration creusés dans le sable l'eau de la rivière (qu'on filtrait primitivement dans des filtres artificiels ordinaires); à 200 mètres à l'aval des bassins, l'eau est recueillie par vingt puits tubulaires et se rend par la gravité à un puits d'élévation voisin du bâtiment des pompes. On tire ainsi 6,500 mètres cubes par jour d'une eau d'une pureté parfaite, et n'ayant plus que 90 milligrammes de chlore et 0 milligr. 6 d'ammoniaque; il y a une dilution de la nappe par l'eau d'infiltration.

La Ville de Stockholm fait connaître par des diagrammes les résultats obtenus par son service des eaux, et notamment les effets du filtrage dans les bassins à sables découverts (vu 30 photographies de microbes des eaux). La mortalité va toujours en diminuant, en même temps que la consommation d'eau par habitant augmente.

Les déclivités du terrain sont telles à Stockholm qu'avant les égouts les eaux pluviales, de même que les immondices flottants de la plus grande partie de la ville, se déversaient dans des bas-fonds stagnants. Commencés en 1866, et comprenant maintenant toute la partie construite de la ville, des conduits souterrains, maçonnés en granit taillé ou en poterie vernissée, déversent les immondices dans des eaux courantes et profondes. Tout le système d'égouts déverse non seulement les eaux ménagères et industrielles, mais aussi les eaux pluviales, et ainsi l'eau souterraine est déversée en partie dans la tranchée de gros gravier établie à côté des conduits, et en partie dans le lit de gravier qui constitue leur assise.

A Stockholm, le nettoyage des ports, des marchés et autres places ouverts incombe à la ville, tandis que les propriétaires d'immeubles sont tenus au nettoyage des rues et des cours, comme aussi à faire transporter les immondices ainsi que les ordures ramassées dans des tonneaux disposés dans les cours, à des stations spécialement établies à cet effet aux extrémités de la ville. Ces stations sont au nombre de trois. Les ordures sont déchargées dans des wagons qui, tous les jours, les emmènent à un dépotoir, éloigné de 20 kilomètres, d'où elles sont transportées sur des chalands aux cultivateurs riverains, qui les utilisent comme engrais.

Tout près de ce dépotoir, est situé celui des matières fécales recueillies dans des tonneaux cylindriques en tôle d'acier que la ville enlève et remplace à la demande des locataires. Arrivé au dépotoir, le contenu de ces tonneaux est déversé dans des appareils destinés à en faire une masse homogène. Tout d'abord, une machine à nettoyer écarte, à l'aide de lames mobiles, les matières étrangères, telles que les chiffons, brosses, etc., et fait en même temps passer les matières fécales dans une citerne où de l'air comprimé les pousse dans des conduits de 200 millimètres partant de la citerne ou dans des chalands soit pour être transportées dans leur état naturel aux cultivateurs qui les achètent, soit pour être transformées en poudrette de tourbe dans une usine voisine. La proportion ordinaire du mélange est de 10 kilogrammes de matières fécales par 12 kilogrammes de tourbe.

Le Ministère impérial d'Alsace-Lorraine expose une importante collection de cartes et coupes, afin de montrer la formation géologique du sol de ce pays, au point de vue de l'alimentation en eau, avec un aperçu général sur les conditions hygiéniques de diverses installations existantes.

On admet généralement de nos jours que, de même que l'examen d'une eau destinée à une conduite est à confier aux chimistes et aux bactériologues, l'appréciation de sa valeur au point de vue de l'hygiène regarde les médecins compétents; on reconnaît que la captation des eaux, l'exécution des conduites et des distributeurs n'est possible que par des personnes possédant des connaissances techniques spéciales, et l'on semble ignorer que seuls les géologues sont à même de se prononcer sur nombre de questions d'une importance fort considérable. Sera-t-il possible de trouver de l'eau, quelle en sera la composition, de quelles quantités pourra-t-on disposer, un tarissement précoce est-il à craindre, la quantité de l'eau restera-t-elle la même? Telles sont les questions qu'eux seuls peuvent résoudre.

On n'ignore plus que non seulement l'existence des nappes d'eau souterraines et leurs cours, mais encore leur composition est en rapport direct avec la formation géologique des parties en question de la croûte terrestre. La géologie, utilisant au point de vue scientifique les phénomènes de formation de sources, les découvertes de nappes d'eau souterraines et la connaissance des lois qui régissent leur cours, permet d'appliquer l'expérience acquise ainsi en d'autres circonstances, où les conditions géologiques sont identiques ou semblables.

On eût renoncé à mainte tentative aussi coûteuse qu'inutile de recherches de sources, si l'on avait pris en considération la formation du sol où l'on opérait. La tentative d'une ville d'Alsace en est un exemple frappant. Il y a quelques années, on fit creuser, sur les conseils d'un soi-disant homme compétent, une galerie dans la Grauwacke, essai que tout géologue au courant des conditions géologiques de la contrée devait condamner d'avance : il faut ajouter qu'on s'y décida contrairement à l'avis d'un géologue officiel.

L'exemple du service des eaux de la ville de Bouxwiller prouve en outre qu'une connaissance générale de la formation géologique du sol ne suffit pas toujours. Daubrée avait admis que la source du Fischpfuhl, qui jaillit dans la partie basse de la ville, était une *source ordinaire;* le service géologique d'Alsace-Lorraine, par contre, reconnut par des recherches locales qu'il s'agissait d'une source de *déversement :* la question d'alimentation d'eau de Bouxwiller put donc être résolue d'une façon bien plus favorable que si l'opinion de Daubrée avait été motivée.

Si l'on a accordé jusqu'ici si rarement l'importance qu'elles méritent aux conditions géologiques dans les questions de captation d'eau, c'est qu'en Alsace-Lorraine, pas plus qu'ailleurs du reste, *il n'existe de recueil des observations offrant de l'intérêt à ce sujet.*

Le présent travail se propose de combler cette lacune quant à l'Alsace-Lorraine : il doit démontrer les différentes origines des sources et nappes d'eau souterraines et avant tout leur rapport avec la structure géologique du pays.

Les cartes exposées représentent une série de coupes géologiques et font voir par différents exemples comment la question d'approvisionnement d'eau put être résolue ou est à résoudre encore en tenant compte de la formation géologique du sol; une série de types de systèmes défectueux ou avantageux mettent en lumière le côté hygiénique de la question.

Les différentes parties de l'ouvrage, dû à la collaboration de MM. van Werveke et Schumacher, représentent des coupes géologiques des Vosges et de l'Haardt, du plateau lorrain et de la plaine du Rhin; des démonstrations graphiques des rapports de la formation géologique du sol avec l'alimentation d'eau, des exemples de fontaines coulantes construites de manière défavorable, et des exemples de puits avantageux ou défectueux.

Ville de Cologne. — Les transformations de cette ville depuis quelques années sont considérables. Le plan exposé donne un coup d'œil rapide du territoire de la ville de Cologne et de ses faubourgs. Il a surtout pour but de montrer le développement de la ville ainsi que ses installations hygiéniques, telles que la canalisation, le service des eaux, les hôpitaux, les établissements balnéaires, les cimetières, les plantations publiques, les places de récréations, les halles et places destinées aux exercices gymnastiques.

Le développement et l'agrandissement de la ville sont illustrés par la vue de la ville prise de la rive droite du Rhin et disposée au-dessus du plan de situation. Cette vue représente les quais et ports établis le long de la ville, ainsi que les rues y attenantes.

Les superficies sont les suivantes :

Ville romaine.		97 hectares.
Territoire { de la ville avant son agrandissement.		402
agrandi.		604
avant la démolition des remparts.		10,102
Étendue actuelle de la ville.		11,108

La population de Cologne était :

	habitants.		habitants.
En 1794	45,000	En 1875	135,000
En 1842	101,000	En 1899	362,000

Le dernier chiffre se compose de 164,000 habitants pour la ville ancienne, 75,000 pour la nouvelle et 123,000 pour les faubourgs.

La canalisation, les hôpitaux et autres établissements hygiéniques sont indiqués sur le plan en rouge et désignés en lettres rouges. Comme le puissant développement de la ville commence en 1881 par l'agrandissement de la ville, on a indiqué entre parenthèses les noms des anciens établissements existant déjà à cette époque pour les distinguer de ceux qui ont été fondés depuis. Le système de canalisation de la ville et de ses faubourgs, le nouveau service municipal des eaux, le jardin populaire qui couvre 14 hectares, le grand parc de la ville de 114 hectares, l'hôpital Augusta, l'hôpital de la Lindenbourg ainsi que l'abattoir et le parc aux bestiaux sont à mentionner plus particulièrement.

Le système de dérivation des eaux s'effectue d'après le modèle d'irrigations, seuls les territoires situés le long du Rhin sont établis d'après le système séparatif avec installation de dérivation spéciale pour les eaux de pluie. Avant la décharge dans le Rhin, les eaux ménagères ainsi que celles de pluie sont soumises à une épuration mécanique jusqu'à ce qu'elles aient subi une dilution de 2 fois 1/2 leur volume. L'établissement d'épuration est en construction.

Le système de canalisation est divisé en un système élevé qui n'est pas exposé à être inondé et se décharge librement dans le Rhin, et en un système profond, dont la surface de drainage est, aux temps des crues, plus ou moins submergée et dont les eaux d'égouts sont élevées au premier système par une pompe électrique établie au pont fixe du Rhin.

Quelques détails intéressants de la canalisation sont reproduits ci-après. Des données plus amples sur la canalisation, etc., de la ville de Cologne sont contenues dans la dissertation-programme de l'assemblée de l'Union allemande d'hygiène publique à Cologne en 1898.

Les profils normaux des égouts de la ville de Cologne ont la forme ovale usuelle aux dimensions suivantes : 1 m. 20 × 1 m. 80 ; 1 m. 00 × 1 m. 60 ; 1 m. 00 × 1 m. 50 ; 0 m. 80 × 1 m. 40 ; 0 m. 70 × 1 m. 20 et 0 m. 60 × 1 m. 00 pour les égouts en pierres et 0 m. 50 × 0 m. 75 ; 0 m. 40 × 0 m. 60 ; 0 m. 35 × 0 m. 525 ; 0 m. 30 × 0 m. 45 ; 0 m. 25 × 0 m. 375 et 0 m. 20 × 0 m. 30 pour ceux constitués par des tuyaux.

En outre, on a appliqué la forme circulaire pour les tuyaux d'égout ayant une pente de 1 p. 100 ; leurs diamètres étant de 0 m. 60, 0 m. 50, 0 m. 40, 0 m. 35, 0 m. 30 et 0 m. 25.

Les plus petits profils de tuyaux ont trouvé peu d'application, car, outre certains autres désavantages, ils s'engorgent facilement.

Pour les grands égouts collecteurs on a choisi plus spécialement le profil ovale ou elliptique, dans lesquels on a généralement aménagé une rigole pour les eaux ménagères et les petites pluies ainsi qu'une banquette pour le parcours des égouts.

L'exécution des profils normaux avec murailles de revêtement a été faite avec des briques de parement de haute cuisson sous l'application de pierres costières.

Pour la maçonnerie on s'est servi principalement de mortier de trass dans la proportion de 1 de chaux, 1 1/2 de trass et 1/2 à 1 de sable et de ciment pour les joints, les pierres de radier et les pierres de taille.

Les difficultés principales éprouvées dans la construction des égouts de Cologne étaient dues au peu de largeur des rues, le manque d'uniformité du terrain composé de gravois et de maçonneries et traversé par le réseau compliqué des tuyaux du gaz et du service des eaux, des câbles électriques, ainsi qu'au grand trafic et à l'étroitesse de l'espace disponible dans les rues de peu de largeur.

Au Deutscher Ring, au point d'aboutissement de la Cleverstrasse, les deux égouts collecteurs de la Neustadt (profil 4 m. 60 × 3 m. 80) et de l'Altstadt (profil 1 m. 80 × 1 m. 30) se réunissent en un égout collecteur principal (profil 2 m. 20 × 2 m. 80).

Les eaux de pluie en excès des deux égouts collecteurs sont conduites au Rhin par une conduite de décharge (profil 3 m. 50 × 2 m. 90).

Les eaux de pluie du collecteur de Neustadt tombent sur un déversoir fixe. L'eau de pluie du collecteur d'Altstadt n'est pas réunie immédiatement à celle du collecteur de Neustadt, mais elle s'en détache déjà avant la réunion des deux égouts; cette eau de pluie tombant sur un barrage de poutres est amenée par un égout particulier à la décharge des eaux de pluie.

La butée du sud du grand ouvrage de maçonnerie a dû par suite de circonstances particulières être construite aussi solide que possible. Pour sa meilleure utilisation, la butée a été construite en forme de galerie, dont les compartiments ont été disposés en forme de galerie d'inspection, de chambre d'outillage, etc.

Le passage de l'égout collecteur principal au-dessous du sol du fossé profond de la ville ne pouvait être effectué qu'à l'aide d'un siphon. Comme ce dernier devait être exécuté dans une eau souterraine à 4 mètres de profondeur, on renonça à le construire en maçonnerie et on employa un tube en fer circulaire de 2 m. 20 de diamètre. Ce tube comprend 19 pièces de 12 millimètres d'épaisseur rivées l'une à l'autre.

On établit un échafaudage avec galerie de service au-dessus du fossé de construction, puis de cette galerie on creusa par dragage la tranchée qui devait recevoir le siphon; et les différentes pièces composant le siphon furent amenées sur l'échafaudage, emboîtées l'une dans l'autre, rivées et matées. Alors le tuyau ainsi assemblé fut descendu à l'aide de quatre vérins. Une fois en position, il fut recouvert d'une couche de béton de 0 m. 40 d'épaisseur et puis rempli.

Au point de croisement des rues d'Amsterdam et de Flora, au nord du vieux Cologne, l'égout collecteur principal d'Alt-Köln (profil circulaire de 2 mètres de diamètre) et les collecteurs des faubourgs d'Ehrenfeld (section de 2 mètres de diamètre avec rigole intérieure pour les eaux ménagères) et de Nippes (section circulaire de 2 mètres de diamètre) se réunissent en un seul égout collecteur principal de section ovale (2 m. 20 × 2 m. 80) qui se dirige vers le Rhin à environ 3 kilomètres plus loin au Nord. Pour le déversement des grandes masses d'eaux pluviales qui s'écoulent au point de jonction lors des grandes pluies, on a établi un canal de décharge qui les amène au Rhin par le plus court chemin. Cette disposition a été adoptée parce que les collecteurs d'Ehrenfeld et de Nippes amènent par de plus petits égouts séparément au grand collecteur des eaux ménagères diluées jusqu'à cinq fois leur volume, tandis que les grandes masses d'eaux pluviales se précipitent sur les barrages-déversoirs établis dans les égouts collecteurs, pour se réunir dans la conduite de décharge des eaux de pluie construite sous le collecteur de Cologne.

L'exécution de la sole du siphon s'est faite au sein d'eaux souterraines, et il a fallu, en conséquence, établir un cours de planches et épuiser l'eau au moyen de pompes à vapeur. L'élévation des terres se fit à l'aide d'une grue mobile à vapeur.

Dans la question de la canalisation il était important de déterminer quel degré d'impureté l'eau du Rhin atteignait le long de la ville de Cologne par suite de la décharge des eaux des égouts, et comment l'épuration automatique du fleuve se comporterait. Comme degré de mesurage on peut prendre la quantité de bactéries contenues dans l'eau. C'est pourquoi l'administration municipale doit faire des examens particuliers. Ces examens s'étendent, comme le montre le plan, à la partie du fleuve comprise entre Cologne-Marienbourg et Volmerswerth situé 49 kilomètres plus bas. Plus de 600 examens bactériologiques furent exécutés aux huit endroits indiqués sur le plan. Les prises d'échantillons se firent à une certaine distance des rives du fleuve et au milieu du courant. Le contenu moyen de l'eau du Rhin en bactéries au-dessus de la ville près de la Marienbourg est de 2,200 germes par centimètre cube. Une vue synoptique des résultats d'examen touchant la quantité de bactéries trouvées aux diverses stations et l'épuration automatique sont données par le graphique, dans lequel le nombre de bactéries constatées à la Marienbourg est évalué à 2,200 par 100, les autres nombres étant calculés dans la même proportion. Les lignes brunes du profil en longueur indiquent la marche de l'épuration et la quantité d'impuretés sur les deux rives, la ligne verte se rapporte au milieu du fleuve.

Comme démontre le graphique, le nombre des bactéries à Volmerswerth est déjà réduit approximativement à celui de la Marienbourg.

La forme et la délimitation des immeubles ne s'accordent pas dans la plupart des cas avec la direction des alignements des rues. Le premier dessin montre la position fort irrégulière et embrouillée des terrains dans l'une des parties de la nouvelle ville entre le Sachsenring et le jardin populaire.

Afin d'obtenir des emplacements de forme et grandeur convenables qui permissent d'y élever des constructions pratiques et hygiéniques, les propriétaires d'immeubles en sont réduits dans de pareils cas à s'entendre entre eux au sujet du changement de position de leurs propriétés. Dans le cas présent on réussit, après de bien longues négociations, à ce que tous les intéressés approuvassent la nouvelle situation des terrains représentés sur le second dessin. Les cessions de propriétés nécessaires à cette fin furent effectuées, les nouvelles rues construites et de nouveaux quartiers sont aujourd'hui presque tous bâtis; le jardin populaire qui est représenté sur le plan est aujourd'hui entièrement couvert de plantations prospères.

Les débris du ménage sont enlevés chaque jour de toutes les maisons de toute la ville la nuit à partir de dix heures. Les baquets ou les seaux de balayures doivent être déposés dans la rue tout à fait le long des maisons, ou, quand le trottoir a deux mètres et plus de largeur, sur la bordure du trottoir, un peu avant dix heures du soir, et repris le lendemain avant sept heures. Les prescriptions des ordonnances de la police compétente s'expriment ainsi :

1° L'enlèvement des ordures et débris du ménage a lieu la nuit de dix heures du soir à six heures du matin;

2° Les débris du ménage, ainsi que les balayures et les cendres du ménage, doivent être placés dans des vases spéciaux un peu avant dix heures du soir dans la rue, tout contre les maisons ou dans l'embrasure des portes. Quand le trottoir a deux mètres et plus de largeur, les seaux et baquets peuvent aussi être placés sur la bordure du trottoir. Ces vaisseaux doivent être retirés de la rue le matin avant sept heures;

3° Les vaisseaux pour les ordures de la maison et les cendres doivent être faits de métal, tout à fait imperméables, et avec un couvercle qui ferme bien et ne se sépare pas du vaisseau, et être munis d'une poignée et d'une anse solides. Quand ils sont remplis, ils ne doivent pas être trop lourds; il faut qu'un homme puisse les lever et les verser dans la voiture d'enlèvement. Les vaisseaux ne doivent pas être remplis par-dessus le bord; au contraire, les couvercles des vaisseaux doivent être tenus complètement fermés. Il est défendu de chercher et de fouiller dans le contenu des vaisseaux. Les vaisseaux qui ne correspondent pas aux précédentes prescriptions ne seront pas vidés par le conducteur du tombereau;

4° Sont exclus de l'enlèvement régulier gratuit : les décombres de bâtisse, les débris de l'industrie de tout genre, ainsi que les débris ayant un but public ou industriel, provenant d'établissements, tels que fabriques, magasins, brasseries, hôpitaux, prisons, casernes, etc.

C'est aussi pour suivre les exigences de l'hygiène qu'on a maintenant introduit des tombereaux à immondices appelés «exempts de poussière». Le tombereau introduit «Salubrita» empêche autant que possible le développement de la poussière, sans renchérir ni troubler beaucoup le voiturage, comme c'est le cas pour d'autres genres de constructions de tombereaux qui ont le même but; ils sont très ingénieux, mais aussi fort compliqués. Tout en reconnaissant les exigences de l'hygiène pour se délibérer de la poussière, l'enlèvement le plus simple et le moins coûteux reste encore toujours pour l'administration de la ville le point capital. Par l'enlèvement la nuit dans des voitures fermées, qui sont pourvues de clapets automatiques pour empêcher la poussière de s'envoler quand on verse les baquets et les seaux dans le tombereau, ainsi que par ces baquets et seaux en métal fermés, nous croyons avoir répondu aux exigences de ladite hygiène dans la mesure du possible. Les frais de l'enlèvement des ordures de la maison s'élèvent à 135,756 marcs.

Le balayage des marchés se fait après que ceux-ci sont terminés, journellement, à deux heures, par des ouvriers à la journée. A cela se joint directement l'enlèvement des débris des marchés qui, à certains temps et aux principaux jours de marchés, exige jusqu'à seize tombereaux par jour.

Ville de Cassel. — Elle expose un modèle de l'installation pour l'épuration des eaux sales.

L'exposition représentée par ce modèle a pour but l'épuration mécanique des eaux sales contenant les matières fécales de 100,000 habitants.

Elle comprend cinq bassins chacun de 40 mètres de longueur, de 4 mètres de largeur moyenne et de 0 m. 6 de profondeur, dont les soles présentent dans la direction de l'écoulement une pente de 1 p. 100.

En étudiant cette installation on a adhéré strictement au principe, qui consiste à effectuer l'enlèvement des résidus aux bassins mécaniquement en un certain point; les eaux sales parcourent l'installation sans interruption et passent à travers des tamis, des arrête-vase, des dos de barrage, des plaques plongeantes, etc., sans être dérangées dans leurs cours par des changements soudains du profil d'écoulement qui va constamment en s'accroissant, en quittant les bassins par la rigole d'écoulement pour être dirigées directement vers la Fulda.

Le nettoyage des bassins qui peuvent être isolés, soit après l'écoulement, soit avant, par des valves, se fait à l'extrémité inférieure et mécaniquement, tandis que pour le fonctionnement automatique la pente naturelle suffit.

Le nettoyage s'accomplit en trois périodes successives : tout d'abord, après que le bassin à nettoyer est fermé à l'écoulement par l'abaissement de la valve à tiroir, et que l'eau qu'il contient a été laissée en repos quelques heures, on laisse écouler l'eau claire qui est à la surface en ouvrant le tiroir sur la conduite d'écoulement; alors la couche suivante, qui est à vrai dire très impure, mais contient encore trop d'eau pour être portée sur le champ des boues, est amenée au puits situé sous la salle des machines, ce qui a lieu par le canal reliant le mur inférieur du bassin au puits en question; lorsque le tiroir de vidange est ouvert, l'eau amenée au puits étant élevée à l'aide de pompes rotatives est conduite au canal d'alimentation pour être épurée à nouveau.

La troisième couche, le résidu propre de l'épuration, une boue contenant environ 90 p. 100 d'eau, est aspirée après l'enlèvement du râteau en forme de harpe — non pas en forme de tamis comme au modèle — par l'appareil à vide situé dans le sous-sol de la chambre des machines, et pressée contre le dépôt des boues.

Là, la boue est mélangée à des balayures de rue pour former des engrais composés qui trouvent leur emploi dans l'agriculture.

Les machines motrices, deux moteurs à gaz de 12 chevaux chacun, sont à l'étage supérieur de la salle des machines, où se trouve aussi la pompe à air, qui actionne l'appareil à vide.

De cette manière il est possible de disposer de toutes les impuretés, surtout des plus denses comme le sable, etc., avec un minimum de main-d'œuvre. L'arrête-sable construit dans la conduite d'alimentation a été découvert dès le principe et n'a pas été utilisé jusqu'à ce jour.

L'eau s'écoule à travers les bassins avec des vitesses de 2 millim. 1 jusqu'à 8 millim. 5 à la seconde et son volume oscille entre 94 et 377 litres-secondes, selon que le temps est sec ou pluvieux. Il faut remarquer en outre que les eaux ménagères d'une population de 90,000 habitants seulement sont traitées à présent, car les égouts d'une partie de la ville ne sont pas encore achevés.

Après de nombreux examens exécutés par le président du bureau municipal des essais, M. le Dr Paulmann, dans les conditions diverses, l'épuration mécanique a donné les effets suivants :

Des *impuretés* de toute sorte 46,12 p. 100 jusqu'à 96,37 p. 100, en moyenne 79,94 p. 100 sont retenues.

Des *matières organiques* 30,31 p. 100 jusqu'à 97,33 p. 100, en moyenne 77,53 p. 100.

Des *matières minérales* 18,08 p. 100 jusqu'à 96,32 p. 100, en moyenne 72,56 p. 100.

L'effet épurateur maximum se produit lorsque l'eau sale est concentrée, tandis que, si elle est diluée par les eaux de pluie, l'effet épurateur décroît en proportion de la dilution.

Les frais de construction montent à 250,000 marcs en nombre rond, les frais nets d'exploitation, sans les intérêts et l'amortissement, montent à 12 ou 15,000 marcs.

L'installation fut construite en 1897 sur la demande du gouvernement royal d'après les plans du conseiller Höpfner et est en exploitation depuis le milieu de 1898.

Ville de Halle sur la Saale. — Cette ville expose un modèle de l'installation pour la clarification de ses eaux ménagères.

Le drainage de la ville de Halle se faisait jusqu'en 1885 par 5 systèmes d'égouts indépendants entre eux et débouchant dans la Saale. L'écoulement du grand collecteur pour un sixième système dans la Saale (territoire du sud avec 18,000 habitants environ) ne fut permis par le gouvernement royal à l'époque indiquée qu'à la condition que les eaux eussent subi une épuration chimique et mécanique préliminaire. Dans ce but on a bâti, près du point de décharge de l'égout dans la Saale, une installation d'épuration des eaux usées d'après le procédé de Muller-Nanhsen.

Par l'addition de participants (sulfate d'alumine et d'argile soluble, d'argile ouverte et lait de chaux) on produit un dépôt qui est spécifiquement plus lourd que les substances tenues en suspens, par suite de quoi se dépose plus rapidement que celles-ci. Par ce moyen, les substances en suspension des eaux usées sont entraînées et celles-ci sont épurées. Le procédé mécanique s'accomplit dans des puits profonds dans lesquels les eaux ménagères mélangées aux précipitants montent de bas en haut avec une vitesse retardée. Les substances séparées se déposent sous forme de boues à la partie inférieure du puits.

Le procédé d'épuration dans l'installation d'épuration s'effectue comme suit :

Après avoir passé par un puits préliminaire où les particules les plus lourdes, telles que le sable, etc., sont séparées, les eaux usées arrivent dans une double rigole d'écoulement qui les amène à des appareils de réglage double. Ceux-ci consistent en réservoirs en forme de roues hydrauliques et reçoivent les eaux d'égout. Vis-à-vis de ces réservoirs et montés sur le même arbre se trouvent des réceptacles ou coupes contenant les substances liquides à ajouter. Ce moulin est mis en mouvement par l'action des eaux de décharge qui s'écoulent. La construction de l'appareil permet non seulement de mesurer la quantité des eaux de décharge, mais assure aussi le mélange de certaines quantités de substances chimiques à des quantités déterminées d'eau à purifier. La chambre de mélange est séparée des autres chambres de travail par une maisonnette en fer et en verre, afin de pouvoir retenir les gaz libérés et les conduire à un fourneau où ils sont brûlés. Après addition de précipitants, les eaux passent à travers plusieurs tamis qui effectuent non seulement un mélange plus intime des substances chimiques avec les eaux impures, mais aussi retiennent les parties légères telles que le bois, le liège. Après cela les eaux impures se rendent dans un premier puits de clarification profond de 7 mètres et demi et de 4 mètres de diamètre, et se terminant en bas en forme d'entonnoir. Les eaux y arrivent par un puits latéral à environ 2 mètres et demi au-dessus de la sole et montent en remplissant la section du puits. Pendant que les dépôts plus denses, produit par les précipitants, s'accumulent dans la partie en forme d'entonnoir du puits, l'eau, clarifiée, s'écoule au-dessus du bord du puits pour subir le même procédé dans un deuxième puits profond. Chacun des puits d'épuration peut être mis hors de fonction, à l'aide d'un canal circulaire. Les boues, qui s'accumulent à la partie inférieure du puits, sont épuisées à l'aide d'une pompe et envoyées à un filtre-presse qui leur donne une forme solide. Les résidus pressés sont enlevés par les agriculteurs franco de tous frais.

L'installation est calculée de manière à pouvoir épurer 2,000 mètres cubes d'eau par jour et coûte, y compris les machines, 30,000 marcs; les frais d'exploitation, par tête et par an, sont d'environ 60 pfennigs.

La Municipalité de la ville de Berlin expose le modèle de son système d'épandage, bien connu. Ce modèle représente la conduite des eaux ménagères au champ d'épandage, sa conduite ultérieure à l'aide de conduits souterrains avec valves d'obturation et tranchées ouvertes avec protections aux surfaces à arroser (prés, plantations et autres semblables), le drainage qui reprend l'eau épurée par les cultures et la filtration du sol et les fossés d'avant-flot qui conduisent l'eau épurée aux cours d'eau.

La même ville montre : un modèle de ses filtres couverts du Müggelsee et des stations élévatoires, avec un tableau donnant le rapport du nombre des bactéries de l'eau brute et de l'eau filtrée; le plan d'ensemble des champs d'épuration (Rieselfelder) avec un modèle de détail d'un champ; enfin un modèle d'un appareil à nettoyer les égouts (appareil assez semblable au bateau-vanne, avec cette différence qu'il a des roues pour

rouler sur le radier et une section épuisant latéralement la fosse de l'égout, en sorte
que l'eau est obligée de passer avec force à la partie inférieure).

Le Sénat de la ville libre et hanséatique de Brême montre le modèle et un dessin
d'un système de filtration double pour eau potable, d'après Götze.

Parmi un grand nombre de filtres de construction analogue, dont chacun est pourvu
du même appareil pour la régulation de l'eau à l'entrée et à la sortie, le genre est représenté par un filtre entier et une partie d'un second sur le modèle.

Lorsqu'il y a régulation mécanique d'eau filtrée (ceci est très important pour tout
appareil à filtrer, mais inutile pour la double filtration), celle-ci s'écoule par un tuyau
suspendu à des flotteurs, qu'on peut enfoncer dans un tuyau à T maçonné, et se rend
dans le réservoir à eau pure. Les flotteurs flottent sur l'eau filtrée, on détermine à la
main la hauteur d'entrée pour le tuyau mobile et par la même quantité d'eau qui sor-
tira du filtre. Pour le reste, la régulation se fait seule, car la pression du filtre se maintient à une hauteur qui correspond exactement à la quantité d'eau qui s'écoule du filtre
et à l'encrassement progressif, mais n'est influencée en rien par les changements survenus dans le niveau de l'eau non filtrée. Par la régulation mécanique, on obtient une
grande régularité dans le fonctionnement, et par là dans le travail hygiénique du filtre,
économie dans le service, indépendance des variations de niveau de l'eau non filtrée et
l'on a moins souvent à pénétrer dans les locaux. La pression et la vitesse du filtre peuvent
être lues sur des échelles.

Pour la double filtration, tous les filtres sont reliés entre eux par des siphons, dont
l'un est représenté. Ceux-ci sont disposés de telle façon entre les filtres que l'eau
filtrée de chaque filtre peut être amenée dans l'un ou l'autre des filtres voisins, de sorte
qu'on a le choix, au cas où l'un des filtres voisins serait ou défectueux ou hors service.
Si dans un filtre on ferme l'issue qui mène l'eau au réservoir d'eau filtrée, et si le
siphon qui convient a été nettoyé au moyen de l'eau comprimée de la pompe à jet qui
y est rattachée, et si de plus la conduite qui amène l'eau non filtrée dans le second filtre
est fermée, l'eau filtrée du premier passe dans le second, où elle est filtrée une seconde
fois de même façon. Alors il n'y a plus de réglé que le débit du second filtre, le régulateur du premier s'arrête, puisque toute pression cesse d'elle-même. Le fonctionnement avec double filtration facultative est possible, comme suit : chaque filtre, pendant la plus grande partie de l'année, est employé comme filtre séparé. Mais si l'un
d'eux a été rempli à nouveau de sable ou nettoyé, on l'emploie quelque temps comme
filtre préparateur et l'on fait passer l'eau filtrée qu'il donne, non pas dans le réservoir,
mais par le siphon dans un autre filtre, qui, pour cette fois, sert de second filtre. Quand
l'eau est haute, on emploie la double filtration en faisant servir comme filtres préparateurs au commencement des crues les filtres à pression médiaire, car ce sont ceux qui
travaillent le moins bien. Ceux-ci transforment l'eau qui renfermait de 25,000 à
100,000 bactéries par centimètre cube en une eau légèrement trouble avec de 500 à
1,500 bactéries. Cette eau filtrée n'est pas bonne comme telle, mais excellente pour une

deuxième filtration, après laquelle elle acquiert une limpidité complète. Il est important de n'utiliser pour la deuxième filtration que des filtres ayant déjà servi à filtrer de l'eau naturelle, car l'eau déjà une fois filtrée ne contient qu'un petit nombre des particules nécessaires à la formation de la couche visqueuse indispensable au fonctionnement.

Pour la double filtration d'après ce système, il ne faut pas plus de filtres que pour la filtration simple.

On a sans frais tous les avantages de la double filtration, parce qu'on n'a pas à construire pour celle-ci des filtres spéciaux, et parce que le passage de l'eau filtrée d'un filtre à l'autre se fait de lui-même. Si l'on considère que sans double filtration après les nettoyages et les remplissages, il faut laisser quelque temps de côté, sans s'en servir, le premier filtre de moindre valeur, on réalise même des économies appréciables.

La voiture, système Salubrita (Lehbach), est fermée de tous côtés et porte à sa partie supérieure deux ouvertures latérales de versement, fermées par des valves suspendues à des galets qui roulent sur des rails disposés sous le toit de la voiture et s'élevant vers le centre de la voiture.

Sous la pression de la boîte à ordures (espèce de seau), la valve s'échappe à l'intérieur et l'ouverture de versement est libre tant que la boîte à ordures l'exige. Lors de l'enlèvement de la boîte à ordures, la valve roule d'elle-même dans la position de fermeture et clôt l'ouverture de versement. Dans ces conditions, les immondices sont enlevées sans soulever de poussière.

Le Sénat de la ville libre et hanséatique de Hambourg a tenu à montrer les améliorations sanitaires si importantes apportées dans cette ville depuis la dernière épidémie de choléra, sous l'active impulsion de son regretté et éminent ingénieur, M. Andrus Meyer.

Un plan à l'échelle de 1/4000 comprend un terrain d'environ 8,000 hectares, sur lequel terrain, complètement bâti et peuplé à raison de 250 habitants par hectare, 2 millions d'hommes environ habitent. La configuration du sol révèle un contraste frappant entre la plaine basse de la vallée de l'Elbe, les terres marécageuses et les terres sèches situées plus haut. Du noyau compact de la ville autrefois entourée de murs puissants, viennent s'ajouter en rayons les quartiers extérieurs.

Une formation concentrique de la ville habitée n'a été possible que jusqu'à une petite distance du centre de la ville, à cause des frontières politiques ; plus loin, les constructions doivent se faire dans deux sens vers le nord et vers le sud-est. Les quartiers extérieurs sont couverts de maisons plus grandes, occupant plus de terrain et rappelant davantage les maisons de campagne.

Les deux rives de l'Elbe, surtout la rive sud, sont employées pour les besoins d'une navigation très développée et renferment avec une partie du fleuve un port libre de 1,000 hectares environ. Dans ce quartier, sur la rive nord, se trouvent des entrepôts et de nombreux comptoirs, où se concentrent presque toutes les marchandises qu'on entrepose sur les terrains du port libre.

Dans le quartier central de Hambourg, situé auprès du précédent, s'exerce la vie commerciale moderne avec toute l'animation de la grande ville, le point le plus animé est l'Hôtel de Ville et la Bourse. L'Hôtel de Ville est situé près de la promenade de l'Alster et du Jungfernstieg.

Dans le centre de la ville se trouvent de nombreuses et grandes maisons de commerce, et, près de l'enceinte, ont pris place la gare centrale (sur la rive gauche de l'Alster), et la gare de la porte de Damm (sur la rive droite de l'Alster).

L'Alster a pour Hambourg, ville habitée, la même importance que l'Elbe où elle se jette, pour Hambourg port de mer. L'Alster canalisée (divisée au xviie siècle en Alster inférieure et Alster extérieure) a pris avec les rivières qui s'y rattachent, et qu'on a transformées au cours des temps en canaux, une très grande importance, d'abord pour les services qu'ils rendent à la navigation, ensuite pour la réception des grandes quantités de marchandises entreposées.

Une petite partie de Hambourg, le quartier intérieur aux constructions serrées de Hammerbrook, est protégée par des digues contre les crues de l'Elbe. Le quartier, de même que le quartier contigu de Billwärder, est traversé par un grand nombre de canaux et par la Bille, affluent de l'Elbe. On y trouve de nombreuses fabriques et des établissements industriels. Ici, de même que dans le bassin de l'Alster, des écluses, pouvant livrer passage à de grands bateaux, assurent la communication avec l'Elbe dont le niveau varie incessamment sous l'influence de la marée.

La ville est approvisionnée d'eau par les filtres qui se trouvent dans les îles de Kaltenhof et de Billwärder, situées au sud-ouest de la ville. Les eaux sales sont emmenées par des égouts collecteurs. Actuellement on en bâtit deux pour les quartiers neufs, et comme à certains endroits ils sont très profonds, on les perce comme des tunnels. La longueur des égouts est de nos jours, de 366 kilomètres environ. Les nouveaux égouts collecteurs auront 12 kilom. 720 de long. La longueur des conduites d'eau est de 505 kilomètres. Les égouts et conduites d'eau sont reproduits par deux plans différents.

La situation de Hambourg, sur un grand fleuve et deux de ses affluents, a été utilisée au point de vue hygiénique, par l'établissement sur les trois fleuves, d'établissements de bains publics et gratis pour hommes et femmes. Leur nombre s'augmente à mesure que la ville s'agrandit. Dans les différents quartiers il existe des bassins de natation couverts.

Comme il est nécessaire, pour la santé des habitants d'une grande ville, d'avoir des terrains couverts de végétation, on a réservé pour ce but, de grandes parties de la ville; les unes sont en prairies et servent à l'amusement des enfants, les autres sont des parcs. La ville intérieure est, du côté de la terre, entourée presque partout d'allées qui occupent la place des anciennes fortifications. En outre, il existe dans les quartiers extérieurs des parcs de plus petite dimension. Enfin on a créé sur le rivage extérieur de l'Alster des pelouses étendues.

Pour le transport des personnes dans la ville, on a les bateaux de l'Elbe, de l'Alster et des canaux adjacents, les trains de banlieue et les tramways. Ces derniers sont tous électriques (système trolley).

Après la construction des chemins de fer déjà dessinés sur le plan et qui se poursuit actuellement, il sera possible d'utiliser mieux encore ceux-ci pour le trafic dans la ville et les faubourgs.

Un modèle donne une vue générale de l'établissement pour combustion de déchets sur le Bullerdeich à Hambourg, à 1/100°, l'autre réprésente un groupe de fourneaux au 1/25°.

La disposition des bâtiments sur le terrain de l'établissement de combustion est visible d'après les modèles et les plans, qui y sont joints.

Dans l'établissement on détruit les ordures de quais, vaisseaux, paniers, les déchets de marchandises de particuliers et les ordures ménagères de 300,000 (l'année prochaine de 420,000) habitants.

Les ordures sont amenées dans des wagons de fer dont la caisse de 4 mètres cubes peut se séparer des roues.

Les appareils de combustion se composent de 36 fours en six groupes de six. Les fours sont disposés sur deux files dans le sens de la longueur. Au-dessus de chaque rangée se meut une grue électrique pour soulever les caisses de voitures et les transporter au-dessus de l'ouverture des fours. Au moyen d'un guindal électrique la voiture est placée obliquement et vidée sur la plate-forme du four par l'ouverture mobile, qu'elle porte à l'arrière, on ramène ensuite le corps de la voiture sur les roues.

De la plate-forme des fours, on remplit ces derniers d'ordures après chaque heure et demie. Deux fours adossés ont une seule ouverture de remplissage. Un ouvrier en remplit six. Le service est fait en bas par les ouvriers occupés devant les fours. Chaque ouvrier sert trois fours. En une heure et demie les restes de la combustion se rassemblent sur la grille mobile en couche si compacte que l'air ne peut plus pénétrer à travers la grille et que le feu diminue. Les restes, composées de scories brûlantes et de cendres, sont sortis du four par les ouvriers au moyen de leviers et de crochets, et emmenés dans des tombereaux. Pour activer le tirage, deux ventilateurs centrifuges envoient de l'air dans les fours et écartent des endroits où l'on travaille la poussière et la fumée. Les gaz produits par la combustion s'échappent par des trous pratiqués dans la voûte d'argile réfractaire, et se rendent dans une deuxième chambre à combustion, où ils s'enflamment au contact des murs brûlants. De là ils passent dans le conduit, qui mène à la cheminée principale. Les cheminées principales mènent à la chambre des chaudières où ils passent directement dans la grande cheminée ou bien sont obligés de traverser une ligne de tuyaux en zigzag, qui traversent des chaudières spéciales. Au milieu de la cheminée se trouve une cloison perpendiculaire en argile réfractaire, afin que les deux courants de fumée opposés ne se contrarient pas. La vapeur à six atmosphères produite par six chaudières met en mouvement les trois dynamos à vapeur de la salle des machines (un de 180 HP., deux de 40 HP. chacun). Les machines produisent l'énergie nécessaire au fonctionnement des grues, des ventilateurs, du système à briser les scories, de l'éclairage, et à l'alimentation d'une barcasse à accumulateurs de 20 HP. De plus, elles fournissent l'énergie électrique nécessaire au fonctionnement des pompes Hammerbrook.

Les scories en ignition sont refroidies au moyen d'eau dans un appareil, puis conduites dans un lieu où on les brise. Les scories de petite dimension arrivent dans un crible dont les trous sont de trois grandeurs différentes; là on en fait trois catégories. Les morceaux trop gros sont brisés à nouveau.

On sépare des scories brisées les métaux qu'elles contiennent au moyen d'un séparateur magnétique.

Les scories brisées sont employées à faire des routes, des travaux de béton et des pierres.

La poussière occasionnée lors du bris des scories et absorbée par un ventilateur est déposée sous forme de vase dans un réservoir sous l'effet de l'eau.

Pour donner une idée de l'organisation intérieure des fours, de la section où l'on brise les scories et de la salle des machines, le modèle de la vue générale comprend trois parties mobiles, qui permettent d'abaisser les murs extérieurs. Pour la même raison, on n'a exposé qu'une moitié du mur de derrière de la galerie de fours.

Le modèle d'un groupe de six fours peut être démonté de telle sorte qu'il est facile de se rendre compte de la construction intérieure des fours.

De grands modèles montrent l'installation et le fonctionnement des filtres à sable, si célèbres, d'Hambourg.

L'entrée de l'eau dans le filtre se fait par deux ouvertures pratiquées dans le mur du réservoir et est réglée par une double soupape placée dans ce dernier, de sorte que le niveau de l'eau dans le filtre reste toujours le même.

Lorsqu'on vide le filtre pour le nettoyer, l'eau qui se trouve au-dessus du sable retombe dans le puits par les ouvertures signalées déjà, et de là passe dans un tuyau de sortie, situé près du filtre, après avoir traversé une soupape situé au fond de ce puits. Le tuyau est réuni au bassin d'eau pure du filtre, de sorte que les matériaux du filtre peuvent être desséchés jusqu'à une profondeur voulue.

La sortie de l'eau filtrée s'effectue par un conduit placé dans le sens de la longueur du filtre, et qui débouche dans un puits, voisin du premier, sur un curseur mobile qui, par le moyen d'un pivot, mû par une roue à main, peut subir des variations de hauteur 70 centimètres et peut toujours être placé de telle sorte que, quelle que soit la hauteur de l'eau dans le filtre, on puisse toujours obtenir la quantité d'eau désirée. L'indication de la position exacte est donnée par un flotteur, qui marque sur une échelle fixée au curseur de combien l'arête supérieure du curseur est plus basse que le niveau de l'eau éloignée de 1 mètre environ. Outre le curseur régulateur, on trouve dans le second puits deux grands et deux petits curseurs de fermeture. Parmi les grands, le premier sert à fermer le tuyau qui amène l'eau, l'autre fait écouler l'eau filtrée produite immédiatement après un nettoyage du filtre; les petits servent, après chaque nettoyage, à remplir par en bas le filtre d'eau filtrée, jusqu'à 15 centimètres au-dessus de la surface du sable.

Pour nettoyer les filtres à sable de Hambourg qui sont sans couverture et servant recouverts de glace, on a recours à un appareil spécial, se composant d'un flotteur, qui porte un louchet muni de deux tranchants. On le met en mouvement au moyen de deux pivots à mains placés sur deux parois opposées du filtre; de la sorte, une corde métallique, posée sur le pivot, fait aller d'un côté à l'autre du filtre le flotteur, maintenu en contact avec la surface inférieure de la glace. L'effet réalisé est que, pendant l'opération, le louchet se remplit de la vase de la surface du sable. Quand le louchet arrive au bas du filtre, on le retourne en tirant sur une corde fixée au fond, puis, une fois vidé, on le met dans un sens opposé et alors le deuxième tranchant entre en action. Après avoir vidé l'appareil une seconde fois, comme il a été dit, on pousse tout l'appareil, y compris les deux pivots assez loin pour pouvoir draguer une deuxième partie du filtre, de 1 m. 20 de large.

Les travaux qui tendent à l'assainissement des centres de population sont en général peu considérables en Hongrie. Récemment toutefois, vu l'accroissement des fortunes, ces travaux ont pris un remarquable développement, surtout en ce qui concerne l'établissement de conduites d'eau, le forage de puits artésiens et l'agrandissement des réseaux d'égouts.

Jusqu'en 1898, 166 communes ont été pourvues de 244 réseaux de conduites d'eau qui fournissent de l'eau potable à 1,472,941 habitants. Il convient de mentionner en premier lieu le réseau de conduites d'eau de Buda-Pest, qui distribue de l'eau pure régulièrement filtrée, à toute la population de la capitale. Les frais d'établissement ont été de 27,780,040 couronnes et, en 1898, il a été distribué 50,124,025 mètres cubes d'eau pure, dont le prix de revient était de 0.06 couronne par mètre cube, en tenant compte des intérêts pour le capital du premier établissement. La consommation maximum d'une journée d'été s'est élevée à 175,000 mètres cubes, soit 271 litres par habitant.

Des réseaux de distribution d'eau de construction récente existent encore à Pozsony, Nagyvarad, Szombatheley, Brosso, Gyor et Arad. Dans quelques-unes de ces villes on se procure l'eau par des puits artésiens et c'est surtout dans la Basse-Hongrie que le forage de puits artésiens constitue à peu près le seul moyen d'avoir de l'eau pure et saine. Dans 522 communes, on a foré jusqu'à ce jour 895 puits artésiens et 1,488 puits ordinaires, soit 2,383 forages, fournissant de l'eau à 2,491,788 habitants.

En ce qui concerne les égouts, c'est encore la capitale qui tient le premier rang parmi nos villes. Son vaste réseau d'égouts est de construction toute moderne et basé sur le système de chasse d'eau. Présentement toutefois, les eaux d'égout sont encore déversées dans le Danube, telles qu'elles et sans être utilisées pour l'agriculture.

La question des égouts est plus difficile à résoudre dans les villes de la Basse-Hongrie, dont quelques-unes sont très éloignées des grands cours d'eau. Dans ces villes, on commence à employer depuis quelque temps le système basé sur la séparation des immondices.

L'éclairage se fait au gaz dans celles de nos villes où les installations sont de date ancienne; par contre, les villes dans lesquelles l'éclairage public n'a été installé que récemment ont l'électricité. L'éclairage public s'améliore rapidement avec le développement de nos cités.

§ 2. EXPOSITIONS PARTICULIÈRES.

Les procédés d'épuration des eaux d'égout appellent l'attention dans diverses sections de l'Exposition. Il s'agit partout de la méthode nouvelle *Dibdin*, essayée à Exeter, à Barking, à Crossness, à Sutton. Au lieu d'employer l'épuration par *l'épandage sur le sol* ou l'action des *réactifs chimiques, chaux, fer,* etc., qui, nous venons de le voir par des méthodes appliquées dans diverses villes allemandes, laissent d'énormes dépôts de boues et de vases, M. Dibdin s'adresse aux bactéries qui, dans la nature ou dans l'épandage, détruisent la matière organique par oxydation.

A Lawrence (Massachusets) on avait déjà étudié l'épuration des eaux industrielles par des terrains artificiellement composés, afin d'éviter, d'une part, l'infection des rivières, d'autre part, le colmatage des bassins flottants, mais les résultats auxquels on aboutit se traduisirent par des frais trop élevés pour une application générale.

M. Dibdin essaya à son tour d'épurer les eaux sur des bassins ouverts formés de cailloux, de mâchefer, de terre cuite, de coke, de sable et de gravier. En laissant ceux-ci se reposer, il arriva à une épuration de 50 p. 100 en moyenne. Avec un filtre chargé de coke seul et manœuvré par intermittence (deux périodes pour remplir d'eau, une période pour laisser reposer, cinq périodes pour vider lentement, puis filtre laissé à sec pendant une période), il est arrivé à épurer 1 mètre cube par mètre carré de filtre, avec une moyenne d'épuration de 78 p. 100. Au sortir des réservoirs, l'eau d'égout est clarifiée, mais elle est chargée de nitrates et constitue un riche engrais, néanmoins, elle n'est pas *filtrée* au point de vue microbien.

A *Exeter*, M. Cameron épure le sewage ou eau d'égout, dans un *réservoir septique* qui est une fosse fermée. Les résultats sont comparables à ceux de Dibdin. M. Bechmann les juge ainsi : « Il résulte de la discussion à laquelle les deux procédés ont donné lieu qu'ils ne diffèrent théoriquement qu'en un point : M. Dibdin a demandé la liquéfaction des matières organiques solides en suspension à des microbes *aérobies*, tandis que M. Cameron mettait en œuvre d'autres microbes *anaérobies* capables de réaliser le même objet; mais pour la combustion finale qui ne peut avoir lieu qu'en présence de l'oxygène, il n'y a plus de choix, ce sont des microbes aérobies seuls qui la déterminent. En France, où tout est à faire ou à peu près dans cet ordre d'idées, où les procédés chimiques n'ont guère trouvé d'application jusqu'à présent, la nouvelle méthode se présente juste à temps pour éviter peut-être des dépenses mal placées ou inutiles à celles de nos villes, que les circonstances locales empêcheraient d'adopter l'épuration par le sol. »

LE SYNDICAT DES RÉSERVOIRS SEPTIQUES D'EXETER expose un appareil d'épuration des eaux d'égout qui mérite d'appeler tout particulièrement l'attention.

M. Hiram Mills par ses expériences à la station expérimentale de Lawrence dans le Massachusetts sur l'épuration par les filtres artificiels [1] que c'est le sable grossier qui réunit le mieux les conditions d'une bonne filtration et qu'il importe que le filtre ne soit pas seulement perméable à l'eau, il faut qu'il le soit aussi à l'air libre, dans les intervalles du fonctionnement qui, toujours en vue d'une combustion active, doit être intermittent. Un filtre ainsi constitué est capable pour une profondeur de 2 mètres, d'épurer d'une façon très satisfaisante une épaisseur d'eau d'égout de 135 millimètres en 24 heures, soit un volume de 1,350 mètres cubes à l'hectare.

Bien entendu, les eaux d'égout doivent être tout d'abord débarrassées de tous détritus un peu volumineux qu'elles charrient. Le procédé d'Exeter s'efforce de gazéifier par des procédés biologiques les matières organiques solides, composées pour la plus grande partie de cellulose. Les eaux sont reçues dans une petite chambre, dite *chambre à gravier*, dont le but est d'amortir le courant afin de permettre au sable de se déposer. De là elles passent par une ouverture pratiquée au-dessous du niveau de l'eau, dans un grand réservoir clos en briques cimentées, appelé *réservoir septique*. Le volume de ce réservoir est suffisant pour recevoir toutes les eaux déversées par les égouts en 24 heures; celles-ci y séjournent donc 24 heures et, pendant ce temps, elles laissent déposer toutes les matières qu'elles tiennent en suspension. Le réservoir doit être développé surtout suivant la longueur, de cette façon il s'y établit un courant insensible qui fait que l'eau affluente se présente au bout de 24 heures à l'orifice de la sortie. Sur ce point elle est opalescente, légèrement teintée de brun, mais presque entièrement dépourvue des matières solides en suspension.

« Une conduite, dont l'ouverture est placée au-dessous du niveau des eaux, les conduit alors dans un filtre ouvert à l'air libre. Ce filtre a une profondeur de 1 m. 60; il est rempli de mâchefer cassé qui remplace le sable grossier. La surface filtrante est divisé en cinq parties d'égale surface formant autant de filtres indépendants; quatre fonctionnent pendant que le cinquième se repose; la période de travail est donc quatre fois plus longue que la période de repos, laquelle revient pour chacun des filtres à tour de rôle.

« Ces bassins filtrants se remplissent ou se vident par un système de vannes commandées par la hauteur d'eau qu'ils retiennent. Le fonctionnement est donc automatique; chaque filtre met 6 heures pour se remplir; le remplissage se fait par déversement en nappe mince par-dessus les bords d'une rigole placée à la surface du filtre. Grâce à ce dispositif, l'eau qui sort privée d'oxygène du réservoir clos s'aère rapidement par un large contact avec l'atmosphère, augmenté encore par l'état de division provoqué par le déversement à travers la couche de mâchefer. Quand le filtre est plein, le jeu des vannes supprime la communication avec le réservoir clos en même temps qu'il le rétablit avec un deuxième filtre; le premier reste plein pendant 6 heures et se vide rapidement. Chaque filtre fonctionne donc environ 12 heures et demie sur 24 heures,

[1] Consulter notamment sur ce sujet : DUCLAUX, *Annales de l'Institut Pasteur*, 1892, et BERGÉ, *Annales de l'Institut Pasteur*, 1900.

savoir : 6 heures de remplissage, 6 heures de plein, et une demi-heure de vidange; le reste du temps, il demeure vide. Les eaux épuisées peuvent être déversées directement dans un cours d'eau ou utilisées par l'agriculture pour les irrigations.

« Le réservoir clos ne se borne pas à provoquer la sédimentation des matières organiques en suspension dans les eaux; il est le siège d'un travail biologique très actif, accompli par les espèces microbiennes qui le peuplent; la vie aérobie et la vie anaérobie y sont possibles; mais il est évident que c'est celle-ci qui prédomine; la première n'est possible qu'au débouché de la conduite d'arrivée; elle est alimentée par l'oxygène dissous dans les eaux à l'entrée; ce sont donc les ferments anaérobies qui sont les agents de dégradation de la matière organique dans le réservoir clos.

Voici les résultats obtenus par M. Rideal dans ses études analytiques sur la marche de l'épuration dans tout l'appareil :

DÉSIGNATION.	EXTRAITS.	OXYDABILITÉ.	AMMONIAQUE LIBRE.	AMMONIAQUE ALBUMINOÏDE.	NITRITES.	AZOTE des NITRATES.	AZOTE TOTAL.	AZOTE ORGANIQUE.
PREMIÈRE SÉRIE.								
Eaux d'égout — à l'entrée du réservoir.	46,8	6,56	3,6	1,40	o	o	7,4	4,4
Eaux d'égout — à la sortie du réservoir.	48,6	4,32	4,9	0,64	Traces.	0,041	6,24	2,2
Eaux d'égout — après la filtration....	42,4	0,78	2,48	0,45	Traces.	0,30	4,5	2,2
DEUXIÈME SÉRIE.								
Eaux d'égout — à l'entrée du réservoir.	55,0	3,61	8,05	4,03	Traces.	0,02	12,82	5,8
Eaux d'égout — à la sortie du réservoir.	59,0	2,73	11,2	2,66	Traces.	0,022	14,92	5,7
Eaux d'égout — après la filtration....	49,9	1,13	6,05	0,87	Sensible.	1,06	10,46	4,4

D'autre part, M. Woodhead a recherché ce que deviennent les microbes dans ce procédé. Les eaux d'égout renferment de 3 à 5 millions de bactéries par centimètre cube à leur entrée dans le réservoir septique, 1 million à leur sortie du réservoir, et de nouveau 3 à 5 millions à la fin de la filtration, en ne tenant compte que des espèces aérobies.

Le procédé d'épuration du sewage dans des réservoirs septiques est le résultat de la longue série des expériences faites par M. Cameron, l'inspecteur des travaux publics de la ville d'Exeter.

Le but de ce système est d'épurer les eaux d'égout par les moyens naturels et d'éviter ainsi la grande dépense que nécessite leur traitement artificiel.

L'installation est des plus simples et le fonctionnement absolument automatique. Les villes et les édifices privés peuvent s'en servir avec autant de facilité que les grands centres populeux.

Les installations pour l'épuration des eaux d'égout ont toujours été au-dessus des moyens des petites localités et cela non seulement en raison de leur prix, mais aussi et surtout par suite des frais d'entretien qui sont, en général, plus élevés par tête d'habitant dans les petites localités que dans les villes populeuses. Dans ce système l'absence totale de frais d'exploitation abolit cette inégalité et donne aux autorités locales le moyen de pourvoir aux besoins de la plus petite agglomération en faisant une dépense purement nominale.

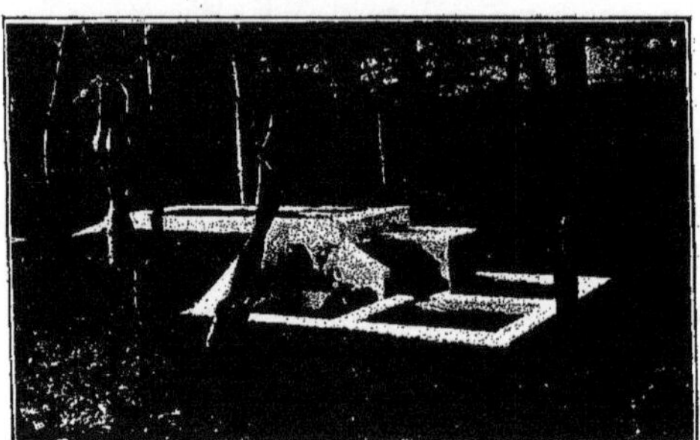

Fig. 17. — Réservoir septique pour l'épuration des eaux d'égout.

Le procédé dans ce système consiste en ce que le sewage passe dans des réservoirs spéciaux ayant la propriété de hâter la décomposition naturelle et de liquéfier toutes les substances organiques solides. Ces dernières étant dissociées, il ne se forme pas de résidu boueux et ainsi se trouvent évitées les dépenses élevées qui s'attachent à son traitement. Les eaux d'égout débarrassées des substances solides s'écoulent des réservoirs et peuvent être déchargées dans les eaux de marée ou bien soumises à un nouveau traitement par l'épandage ou le filtrage.

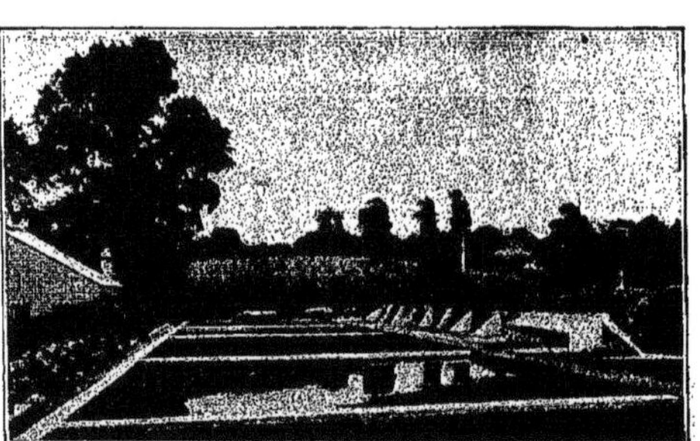

Fig. 18. — Bassins d'épuration pour les eaux d'égout.

L'eau d'égout, au sortir des réservoirs, ne contenant aucune substance solide en suspension, se trouve dans un état qui convient le mieux soit à l'épandage soit au filtrage.

Même dans les localités où l'on a des terrains disponibles il convient d'installer des filtres artificiels pour soulager la terre lorsque les récoltes mûrissent et pour donner le repos nécessaire aux terrains affermés.

Afin d'obtenir le meilleur résultat possible, les filtres des installations de ce système sont pourvus d'un appareil très simple à fonctionnement automatique par lequel les filtres sont remplis, déchargés et aérés à tour de rôle sans que personne s'en occupe. Les frais d'exploitation se trouvent ainsi réduits au minimum, et l'aération des filtres par intervalles réguliers sert aussi à leur épuration qui devient ainsi également automatique.

Des quantités d'eau de pluie équivalentes à la contenance totale des égouts peuvent passer par les réservoirs septiques sans en déranger le fonctionnement en quoi que ce soit.

Les avantages de ce système sont les suivants : 1° il ne donne aucun résidu; 2° l'eau au sortir des réservoirs se trouve dans un état qui convient le mieux à l'épandage ou au filtrage; 3° l'eau d'écoulement des filtres est d'une très grande pureté; 4° le procédé est dépourvu de tout inconvénient; 5° son fonctionnement est absolument sûr; 6° il est à la portée des moyens de toutes les agglomérations et ses frais d'exploitation sont presque nuls.

Les réservoirs existants peuvent être tous formés en réservoirs septiques à peu de frais. Les filtres existants peuvent également être munis de l'appareil automatique de chargement.

Une installation complète consistant en un réservoir septique et cinq filtres munis de l'appareil automatique existe depuis trois ans et demi à Exeter pour le traitement du servage d'un arrondissement de cette ville ayant une population de 1,500 âmes. Beaucoup d'autres (80 à 90) installations fonctionnent actuellement en Angleterre, notamment à Barrhead en Écosse, qui sert au traitement du sewage d'une ville ayant une population de 10,000 habitants.

MM. Jacob et Cⁱᵉ sont aussi entrés dans cette voie, en France. Ils installent un appareillage spécial pour le fonctionnement automatique, d'après le brevet Adam, des bassins filtrants pour l'épuration bactériologiques des eaux vannes.

Une installation d'épuration bactériologique d'eaux vannes comprend, dans ce système :

1° Une fosse septique, dites *Mouras;*

2° Un canal de distribution ;

3° Des lits primaires remplis de grosses scories ;

4° Des bassins de chasse P destinés à vider les lits primaires;

5° Des lits secondaires remplis de scories plus fines;

6° Des nouveaux bassins de chasse destinés à vider les lits secondaires, en égout au cours d'eau à volonté;

7° Des distributeurs automatiques R^1, R^2, R^3:

8° Des cloches d'amorçage des distributeurs G, K, M;

9° Des cloches d'arrêt des distributeurs H, L, N;

10° Des tuyaux et robinets de réglage des bassins de chasse O.

Les eaux vannes sont dirigées par la canalisation dans la fosse Mouras, le tuyau plongeant, à son arrivée, au-dessous d'un niveau constant. Elles en sortent par le côté opposé à leur admission en passant sous une séparation de ladite fosse qui forme le bassin d'écoulement A, alimentant le canal de distribution et dans lequel plongent les tubulures des distributeurs.

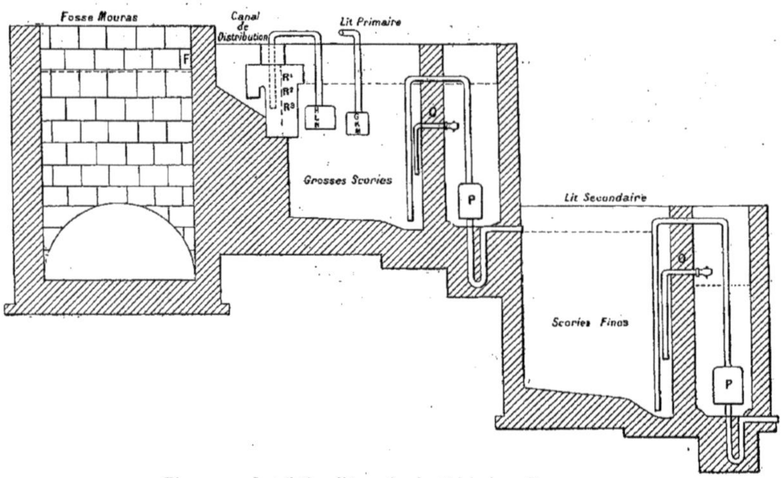

Fig. 19. — Installation d'épuration bactériologique d'eaux vannes.

Pour assurer l'épuration des eaux vannes, il est nécessaire que chaque lit de bactéries passe par les périodes suivantes :

	DURÉE.
1° Remplissage du lit	2ʰ 00′
2° Stationnement de l'eau vanne dans le lit pour l'action des bactéries.	2 00
3° Vidange du lit supérieur ou primaire dans le lit inférieur ou secondaire	0 20
4° Repos à vide pour réoxygéner le lit	1 40
Total	6 00

ce qui détermine quotidiennement deux opérations en douze heures.

Le laps de temps de 1 h. 40 serait insuffisant pour aérer le lit si l'arrivée des eaux vannes était continue; mais il peut convenir pour des cas où le service s'arrête à onze heures du soir, par exemple, et ne reprend qu'à huit heures du matin; les lits ont alors le temps de se réoxygéner.

Ceci exposé et l'alimentation ayant été expliquée,

Chaque lit est muni d'un bassin de chasse avec siphon automatique représenté en P¹, P², P³. qui forme un compartiment spécial.

L'alimentation de ce bassin de chasse est faite par trop-plein du lit même au moyen d'un petit tuyau O, muni d'un robinet de réglage dont le débit est calculé pour que le départ du siphon n'ait lieu qu'au bout d'un laps de temps déterminé.

Ledit siphon est muni d'un tuyau d'aspiration qui plonge dans le lit et qui vide le contenu de ce lit à la suite du contenu du bassin de chasse.

On comprend qu'au moment voulu, c'est-à-dire deux heures après son remplissage, le lit primaire se décharge dans le lit secondaire. Les eaux restent encore deux heures dans le lit secondaire pour que la nitrification commencée dans le lit primaire soit achevée.

Après ce nouveau stationnement et par les bassins P^1, P^2, P^3, elles se déverseront en égout ou dans un cours d'eau au point désiré.

Les lits secondaires se remplissant en vingt minutes, restant deux heures pleins, et, se déchargeant en vingt minutes, se maintiennent vides au repos pendant trois heures vingt minutes pour se réoxygéner dans le cas précité.

La même maison montre un *élévateur hydro-pneumatique* du système Adams, dont elle a le brevet ; il supprime une difficulté qui a surgi lorsqu'il a fallu installer le tout-à-l'égout dans d'anciens immeubles dont les caves sont situées au-dessous de l'égout public. L'agent moteur est l'air comprimé, produit par un siphon spécial à chasses automatiques, de façon à former machine et pompe, complété par un cylindre de compression et la tuyauterie nécessaire. L'eau s'élève par intermittence, et le liquide qui pénètre dans le réservoir de chasse est envoyé par la colonne de décharge dans le cylindre à air. L'air s'y trouve donc comprimé, et, grâce au mécanisme de compression, il agit sur l'eau et l'élève. M. Delafon, ingénieur, a installé deux chalets de l'Exposition, par ce procédé, sur les bords de la Seine, rive droite.

Les *travaux d'égout et d'amenées d'eau* se prêtent à toutes les applications du ciment. Les tuyaux et les conduites restent étanches, malgré la pression d'eau qui peut y exister et malgré l'action corrosive des liquides de toutes sortes qui sont appelés à y circuler.

La Ville de Paris en à du reste fait et en fait chaque jour des applications fort importantes.

L'application récente du ciment armé aux cloisons et aux planchers permettra encore d'exécuter des constructions qui pourraient être alors entièrement soumises aux désinfectants, au flambage, etc. Ce mode de construction est particulièrement indiqué pour les écuries et infirmeries de chevaux.

Du reste, l'Exposition de 1900 est presque entièrement édifiée de cette façon. M. Coignet a construit le Château d'eau avec ses vasques étanches, sous lesquelles passent les galeries de circulation, les fontaines lumineuses et des tuyaux, conduites à pression, bassins, cuves industrielles, etc.

C'est M. Bonna qui a installé ces magnifiques canalisations d'eaux d'égout aux champs d'épandages de la Ville de Paris. Nous rappelons qu'on lui doit le *premier essai* tenté à Achères. M. Bonna expose de nombreux types de tuyaux en ciment armé, du plus grand diamètre, 2 m. 5o, les uns avec tube intérieur en verre, les autres acier et ciment, ainsi que des siphons de même combinaison, fer, acier, Portland. Il réalise — en toute sécurité — des travaux hardis, qui deviennent l'admiration des ingénieurs et méritent l'attention des hygiénistes.

La Société des produits céramiques et réfractaires de Boulogne-sur-Mer expose :

Un appareil auto-élévateur d'eaux usées de M. le commandant du génie Dubois, fonctionnant automatiquement sans aucun mécanisme;

Un siphon automatique en grès émaillé, dit *appareil de bas de chute,* fonctionnant à l'aide d'un nouveau détendeur d'air placé à l'abri du contact des liquides et, par suite, de toutes chances de détérioration (système C⁺ Dubois);

Un nouveau système de clapets pour réservoirs de chasse de toutes dimensions.

Le Bureau pour constructions d'hygiène technique, de MM. Friedrich et Cⁱᵉ, à Leipzig, expose d'abord un procédé de nettoyage des eaux d'égout des villes par l'emploi du charbon fourni par la combustion de la vase déposée.

Le procédé de clarification repose sur ce que la vase résiduaire, obtenue par les sédiments et le filtrage des eaux d'égout forme, lorsqu'on la brûle lentement, un charbon (coak) qui s'emploie à son tour de façon spéciale à la clarification de nouvelles eaux sales. L'opération comporte trois phases principales, à savoir :

1° *Première clarification par une action directe du charbon de vase nouvellement brûlé.* — Le charbon purificateur est obtenu comme suit : La vase poreuse déposée par les eaux sales est transportée à l'état sec de la halle au four. De ce four sort le charbon de vase tout frais brûlé, qui se compose de morceaux gros et petits, et on l'utilise immédiatement en le faisant refroidir par les eaux sales qui arrivent.

L'extinction se fait dans la fosse à l'intérieur du trieur que meut l'eau. L'eau règle aussi par son arrivée la quantité de charbon qui entre. Le triage du charbon s'opère, les petits morceaux se confondent avec l'eau sale, d'où formation de gaz et combinaisons chimiques; le gros charbon, qui ne s'est pas écoulé, est enlevé pour servir de matériel dans la deuxième filtration.

2° *Aération sur le champ d'oxydation.* — Celui-ci est un terrain dépavé, grossier et légèrement incliné, que l'eau venant de la première clarification et mêlée de résidus de charbon arrose en filets minces pour s'aérer. Par là, on a une clarification intermédiaire importante qui facilite la clarification finale.

3° *Clarification finale par filtration intermittente.* — C'est ici qu'on emploie pour la constitution des filtres le gros charbon fourni par la cuisson lente de la vase et trié lors de la première opération.

L'eau déjà clarifiée qui vient du champ d'oxydation passe de bas en haut par les filtres et est emmenée par des tuyaux de drainage situés sous les filtres, purifiée et clarifiée, et va se jeter dans les rivières. Les résidus de la clarification des eaux sales sont ici : la vase contenant du charbon obtenue par la clarification préparatoire au fond de la fosse, et qu'on fait de temps en temps écouler dans le puits à vase; le dépôt floconneux ou poreux du champ d'oxydation, qu'on nettoie de temps en temps et qu'on fait aussi écouler dans le puits; les détritus poreux et floconneux déposés lors de la dernière clarification sous les filtres et au bas des filtres.

Ces résidus sont enlevés périodiquement, car, lorsqu'on fait couler l'eau au pied de chacun des filtres pour les aérer, le dépôt formé est emporté par le courant d'eau qui vient dans le sens opposé. Le tout est dirigé aussi vers le puits à vase.

De ce puits, on pompe la vase de fluidité suffisante dans le bassin élevé au-dessus. Là l'eau qui se clarifie à la surface est ramenée à la section de clarification préparatoire, tandis que la vase poreuse est conduite à la halle. Sur cette halle on apporte aussi les gros charbons déjà utilisés dans les filtres et on les entasse avec la vase par couches; bientôt cette vase, par suite de sa porosité se dessèche complètement. La vase poreuse séchée à l'air est alors portée au four, qui peut être construit comme cornue droite (fours à lignite) ou comme cornue allongée (établissement à gaz).

Comme on sait, les eaux d'égout des villes contiennent beaucoup de matières graisseuses et organiques. Celles-ci restent dans la vase et lors de la combustion dégagent des gaz abondamment et donnent des eaux de goudron et d'ammoniaque. Le gaz est utilisé pour le chauffage du four, aussi la combustion exige-t-elle peu d'autres combustibles; le goudron et l'ammoniaque contiennent des produits estimés.

Le charbon de vase, qui sort du four, est employé, comme il a été dit plus haut, à la clarification d'autres eaux sales, décrivant ainsi un vrai cercle.

Près du four est une aire couverte où on amène le gaz de combustion, ce qui fait que les produits de condensation, eau goudronnée et ammoniaquée, sont retenus en bas, pendant que sur l'aire chauffée la vase qu'on n'emploie pas à la clarification, et qui a séjourné à l'air, est desséchée. Cette vase desséchée et superflue est moulue et donne une poudrette qui se vend aisément.

Avec ce procédé, les frais, que paye la ville par habitant, s'élèvent, d'après la maison d'entreprise, à environ un tiers ou un demi des frais occasionnés par les autres systèmes connus, sans parler de la valeur de l'ammoniaque et de la poudrette. Des analyses chimiques et comparatives de l'eau clarifiée ont, dit-on, donné les résultats suivants : un nombre, restant presque le même, de parties dures; une diminution de l'oxygène, de un demi à deux tiers; une diminution du nombre des bactéries dont il ne reste qu'un dixième du nombre primitif.

La même maison expose un *four à combustions pour la transformation et l'utilisation de matières fécales*, par l'obtention d'ammoniaque, d'acide phosphorique et de potasse.

Le four de combustion Frédéric, pour matières fécales, est organisé pour un fonctionnement continu avec addition aux matières fécales de combustibles appropriés. Les résidus brûlés qui contiennent de l'acide phosphorique et de la potasse sont donnés par le four de combustion, au moyen de la chaleur produite par les éléments organiques brûlés contenus dans les matières fécales. Les gaz dégagés sont employés au desséchement et à l'évaporation de ces matières. Ces gaz contiennent l'azote qui se dégage lors de la combustion ; on obtient cet azote sous forme d'ammoniaque en faisant agir sur lui de l'acide sulfurique ; les gaz dégagés par le four sont emmenés par la cheminée ou bien conduits par un appareil à exhaustion dans un système de drainage souterrain.

Les matières fécales de la section II additionnées de combustible arrivent dans le four à combustion, d'abord dans la partie supérieure où sont brûlées sur des grilles par le feu et une chaleur progressive les matières organiques. Une fois les couches inférieures des résidus complètement brûlées, elles passent dans l'espace du bas du four, où elles se refroidissent peu à peu. Ensuite on éloigne les résidus, selon les besoins. Sous la partie inférieure du four, l'air nécessaire est introduit par la grille dans le four ; cet air se chauffe dans le bas du four tout en produisant lui-même un effet réfrigérant, et dans le haut il active la combustion. La chaleur est ainsi complètement utilisée. L'acide phosphorique et la potasse sont contenus comme excellentes matières d'engrais dans ces détritus carbonisés.

Le séchoir de la deuxième section est à deux étages : le premier reçoit les matières fécales épaissies par l'addition de matières combustibles dans la section III, là elles sont épaissies encore davantage et desséchées. Le desséchement complet s'opère à l'autre étage, puis les matières sont portées au four.

La salle d'évaporation se compose d'une chaudière à fond incliné, où on amène les matières fécales à transformer, additionnées de combustible, et où elles sont épaissies par évaporations à la surface. Les évaporateurs sont trois appareils rotatifs ou cylindres voûtés.

Les matières fécales ainsi que les combustibles sont ajoutés dans un des cylindres. L'évaporateur le plus petit est à travail rapide, il mélange en même temps les matières fécales et le combustible ; le grand évaporateur est à travail lent et organisé aussi pour le transport du dépôt épaissi à l'étage de la section II.

Lors de la combustion totale des détritus, tout l'azote devient libre ; on le conduit avec le gaz du four dans la chambre à acide sulfurique, et là il se dégage sous forme d'ammoniaque.

Dans cette chambre à acide on fait couler l'acide sulfurique par un appareil rotatif horizontal. L'acide en trop et l'ammoniaque récolté se rassemblent dans un réservoir en plomb, dans lequel un appareil rotatif vertical plonge dans l'acide. L'acide se déverse par en haut pour resservir, après avoir été additionné d'acide frais. L'ammoniaque, qui se rassemble sur le sol, est recueillie pour servir d'engrais.

Les gaz dégagés sont conduits au four à travers la chambre à acide, dans une cheminée, où, au besoin, pour empêcher le refroidissement ou l'augmentation du tirage, on entretient un petit feu en bas. Ce dernier devient surtout nécessaire, si d'autres gaz ne s'échappent pas par la cheminée. Les gaz peuvent aussi s'échapper du four et de la chambre à acide par un appareil à exhaustion qui les mène dans un drainage souterrain.

Ce dernier est une canalisation établie à l'endroit convenable, et semblable à un drainage pour l'eau, dans lequel s'opère la condensation de l'eau évacuée.

Le four à combustion Friedrich, à travail continu, que nous venons de décrire, offre selon ses fabricants les avantages considérables suivants :

a. La dépense de combustible pour la transformation des matières fécales est la plus petite possible. Dans la combustion du four on utilise pour le chauffage, le séchage et l'évaporation de ces matières les parties organiques nombreuses qu'elles contiennent; enfin on utilise, sans en rien laisser perdre, pour le séchage et l'évaporation la chaleur produite par le feu préparatoire et le four ;

b. La récolte des engrais contenus dans les matières fécales (acide phosphorique, potasse, ammoniaque) est presque parfaite et sert à couvrir les frais en partie ;

c. Par le système de transformation fermé et bactéricide dans le four à combustion, et par le dégagement commode des gaz, on supprime tous les inconvénients sanitaires.

La Compagnie générale de construction pour conduites d'eau et canalisations, Erich Merten et Cⁱᵉ, à Berlin, expose le modèle d'un système de clarification des eaux ménagères d'après le procédé biologique.

L'installation de clarification se compose des parties essentielles suivantes : un conduit de répartition, une chambre à dépôts, des filtres et des chambres d'oxydation.

L'eau souillée passe à la sortie des égouts, avant d'entrer dans les appareils clarificateurs, par le conduit de répartition pourvu de cribles et de récepteurs pour la vase ou le sable, opérant le triage des matières flottantes et lourdes. Par des ouvertures spéciales, l'eau souillée arrive dans la chambre à dépôts. Là sont construits des murs creux, qui forcent l'eau, dans chacune des chambres, à prendre un mouvement ascendant. Par suite de la vitesse minime dans la chambre à dépôts et par suite du mouvement ascendant du liquide, les matières vaseuses se déposent dans les chambres et les matières flottantes se rassemblent à la surface. La vase recueillie est éloignée par des ouvertures pratiquées sur les côtés et fermées par des curseurs. On enlève les matières flottantes avec des bêches ou de toute autre manière. Les chambres à dépôts sont couvertes avec des planches et de la tourbe, qui sert à maintenir à l'intérieur une température constante. Les chambres sont préservées des eaux de pluie par un toit.

Au sortir des chambres de dépôt les eaux sales arrivent par des tuyaux coudés dans le filtre grossier. Ce dernier est rempli de gros gravier ou de pierraille. Il sert à retenir les objets lourds ou légers, qui ne sont pas restés dans les chambres de dépôt. Sous ce filtre se trouve un bassin destiné à la formation de nouveaux dépôts; les eaux, qui en sortent, passent dans un filtre fin, semblable à un filtre à eau potable, rempli de gravier et de sable grossier.

Au fond du filtre fin se trouve un drainage, par lequel les eaux filtrées pénètrent dans le tuyau de rassemblement. Celui-ci sert à répartir les eaux filtrées dans les chambres d'oxydation; cette répartition se fait par les ouvertures, qu'on peut fermer. La salle d'oxydation se compose de quatre chambres, pourvues chacune d'un drainage sur le fond et remplies de coke et de gravier. La couche de coke enfermée entre deux couches de gravier a une épaisseur de o m. 75. Les chambres d'oxydation reçoivent l'eau filtrée de façon intermittente, et chaque chambre reste pleine pendant deux ou trois heures. Pendant ce temps un nouveau dépôt se forme et les parties vaseuses se déposent à la surface du gravier.

Lorsqu'on ouvre les conduits de rassemblement du drainage, l'eau propre s'écoule et n'a ni couleur ni odeur. L'air remplace l'eau dans les petites chambres, formées de matières poreuses, et par suite de la décomposition de la vase par l'oxygène de l'air, on obtient une régénération de la masse qui les remplit.

Des installations de ce genre sont en usage en Angleterre depuis plusieurs années et donnent des résultats satisfaisants, par exemple à Exeter et à Sutton, on le verra plus loin. En Allemagne, on en a fait pour la première fois l'essai à Gross-Lichterfelde, puis on en a bâti d'autres, commandées à la maison exposante, pour le champ de manœuvres de Lechfeld près Augsbourg, pour Tempelhof près Berlin, Grabowsee, Binz, etc.

L'appareil stérilisateur à eau de M. J. Nagel à Chemnitz se compose d'un poêle avec alambic et de deux appareils réfrigérants placés l'un à côté de l'autre et réunis par des tuyaux ascendants.

L'alambic est rempli d'eau par le premier et le second de ces appareils, jusqu'à ce que l'eau vienne se déverser du premier appareil réfrigérant par le tuyau recourbé. On arrête alors l'entrée de l'eau et on fait du feu sous l'alambic : dès que l'eau commence à bouillir et à se déverser du premier appareil réfrigérant par le tuyau recourbé, on fait entrer de l'eau froide dans le premier appareil, et on règle ainsi le fonctionnement de l'appareil.

L'eau bouillante sort au haut de l'alambic à 98 et 100 degrés centigrades; elle est complètement stérile, elle passe par le système de tuyaux établi dans l'appareil réfrigérant voisin, s'élève dans le tuyau de communication jusqu'à l'autre réfrigérant, dans lequel entre l'eau froide, elle passe ici aussi dans le système de tuyaux et s'écoule par le conduit recourbé. L'eau froide, qui entre dans le premier réfrigérant, va à la rencontre de l'eau stérilisée chaude, baigne le système de tuyaux de l'intérieur des réfrigérants et remplit l'alambic par en bas. L'appareil fonctionne sans arrêt et sans gaspiller de l'eau. Ces appareils sont entièrement en cuivre, sauf le poêle en fer forgé, maçonné à l'intérieur avec des briques réfractaires. Les parties intérieures, en contact avec l'eau, sont étamées. Les appareils sont construits en toutes grandeurs pour chauffage au charbon ou à la vapeur.

Pour obtenir l'ébullition continue à peu de frais et refroidir rapidement l'eau stérilisée, M. le docteur Werner v. Siemens a proposé de faire passer dans l'eau froide la chaleur de l'eau chaude en faisant longer à la première les parois du récipient qui contient la seconde. D'après ce principe on a construit l'appareil exposé.

Il se contrôle automatiquement par un système spécial, qui fait que l'eau cesse d'entrer, dès que l'ébullition diminue, et reprend avec la rapidité croissante de cette dernière. La régulation est donc irréprochable.

La régulation de l'eau, qui entre, se fait au moyen d'un flotteur, que soulèvent les bulles de vapeur produites par l'ébullition de l'eau; alors la soupape, qui communique avec le flotteur par un levier coudé, s'ouvre et laisse entrer l'eau. Si l'ébullition diminue, le flotteur descend et la soupape se ferme. Il est donc impossible d'obtenir à la sortie de l'eau non complètement bouillie.

Pour une production d'environ 75 litres d'eau stérilisée à l'heure, l'appareil brûle 430 litres de gaz par 100 litres d'eau,

La Société générale pour le nettoyage des villes, à Wiesbaden, expose le *filtre Kröhnke*. Cet appareil, qui peut être bâti pour donner de 180 à 90,000 litres à l'heure, peut servir pour tous les liquides, surtout pour l'eau souillée renfermant des matières en suspens, pour filtrations domestiques ou industrielles, pour séparer le fer de l'eau, épurer l'eau d'alimentation des chaudières, précipiter des liquides, filtrer de l'eau préalablement purifiée, enfin pour enlever les matières les plus fines en suspens dans les liquides.

Un tambour, qui tourne sur ses axes, est partagé en sections par des cloisons, de telle sorte qu'une chambre remplie de sable succède à une remplie d'eau. L'eau sale arrive par l'un des axes creux du tambour dans une série de chambres à eau, passe dans la couche filtrante et se rassemble purifiée dans les autres chambres, puis s'écoule par l'autre axe creux. La grosseur du grain de la couche filtrante se modifie d'après le but des produits filtrés, et peut être réduite à un minimum. Pour la purification, le tambour-filtre est mis en mouvement de rotation lente par un courant d'eau arrivant en sens opposé; le matériel filtrant se secoue et les différents grains qu'il contient se frottent entre eux.

La vase et les impuretés détachées sont expulsées avec l'eau. Généralement, quelques minutes suffisent à la purification, pour redonner au filtre son rendement primitif. Par l'addition de vapeurs ou de produits chimiques appropriés, on peut stériliser le filtre pendant l'opération. Il est inutile d'enlever ou de remplacer le matériel filtrant. Pour de très grandes quantités d'eau le filtre breveté est construit avec des tamis extérieurs, facilement accessibles sous forme de filtre indirect à périphérie. Des détails sont donnés par la Société, à Wiesbaden.

Le système Eichen, proposé par la même Société pour la clarification de l'eau, comprend une post-clarification, ce qui fait jouer au filtre le rôle d'un filtre fin, peut s'employer aussi bien pour la purification des eaux usées de villes, lieux habités et établissements industriels, que pour la clarification et la mise en valeur d'eaux sans cela inutilisables pour l'industrie, par exemple pour l'alimentation des chaudières, eau pour teintureries, buanderies, etc.

Les deux réservoirs à dépôts ont une forme spéciale et adaptée à leur but. Par cette forme (brevetée) le décantage est accéléré, la vase déposée est rapidement enlevée par un conduit, sans interrompre l'opération de clarification. Le travail se fait dans le premier récipient, chimiquement, ou bien avec addition d'une petite quantité d'eau de chaux (3o à 5o grammes de chaux par 1 mètre cube d'eau); l'addition de sulfates et autres, choisis de façon appropriée, se fait dans le récipient.

Le double filtre est disposé de telle façon que la hauteur de pression peut s'arrêter automatiquement. Le nettoyage se fait par lavage en faisant couler l'eau dans le sens opposé par le second filtre ; on ouvre pour cela le conduit du bas et on ferme celui du haut, dès lors, l'eau du filtre, qui ne marche pas passe dans le filtre à nettoyer. On accélère ce nettoyage en remuant avec une pelle le matériel filtrant et l'opération est vite terminée. Ce matériel peut être du gravier, du sable ou du coke; on peut aussi étendre à la partie supérieure du filtre une couche de laine à filtrer, retenue par un grillage placé au-dessus, et facile à nettoyer.

Si en temps d'épidémie il était nécessaire de désinfecter fortement les eaux d'égout, il faudrait augmenter exceptionnellement l'addition de lait de chaux, ou ajouter de la chaux chlorurée ou de l'ozone. Dans certains cas, on joint à l'installation une irrigation souterraine ou un autre système de nettoyage au moyen de couches de terre, ou encore un nettoyage biologique (filtre à oxydation).

Dans l'appareil pour la clarification d'eaux ménagères, par le procédé Rothe-Degener, dit *de l'humus* ou *de la boue de charbon*, photographies d'installations déjà existantes et échantillons des matières premières, employées à la clarification ainsi que de résidus obtenus, exposé par MM. W. Rôthe et Cⁱᵉ, à Güsten (Anhalt); l'installation pour la clarification se divise en cinq sections : 1° le sable et le tamis clarificateurs; 2° la rigole à mélanges: 3° l'appareil clarificateur; 4° la rigole de désinfection; 5° le filtre de sûreté.

Les eaux ménagères amenées par la canalisation passent par le sable et le tamis, où elles abandonnent leurs impuretés lourdes ou flottantes les plus grossières. Elles passent ensuite dans la rigole à mélanges, où on leur ajoute de l'humus humide, de la tourbe ou du charbon, et ensuite une dissolution d'oxydes de métaux lourds. La préparation de la bouillie humide d'humus et des oxydes métalliques se fait dans des moulins et autres appareils spéciaux. Au moyen d'un chemin en zigzag on opère un mélange complet de l'eau et de ces substances. L'eau, ainsi préparée, passe dans l'appareil clarificateur. Celui-ci se compose d'un bassin aux parois imperméables, où plonge une cloche en fer battu. Tout d'abord, l'eau atteint dans le bassin le niveau de l'eau dans la rigole à mélanges. L'air étant raréfié dans la cloche, l'eau y pénètre et s'écoule par un conduit. Pendant cette opération, les dépôts formés par les oxydes métalliques, les matières en suspens dans l'eau et les parties solides de l'humus retombent dans la cloche et font l'effet de filtre clarificateur. En même temps, les matières contenues dans l'humus retiennent les matières organiques en solution, elles font ainsi l'effet de la force physique d'absorption du sol. La vase, située sur le fond, est enlevée par une pompe, continuellement ou de façon intermittente, selon la nécessité. Sous cette forme, ou bien après s'être dépouillée de son eau dans un bassin drainé, on l'emploie comme fumier dans l'agriculture. Il est plus avantageux d'en faire mécaniquement des espèces de galette, que l'on presse et que l'on brûle.

L'eau clarifiée peut être désinfectée, dans les temps d'épidémie, par une légère dissolution de chaux chlorurée, dans la rigole à mélanges. 1 2 grammes de chaux chlorurée par mètre cube d'eau sale suffisent pour détruire les bactéries de la virulence des colis et les microorganismes pathogènes, comme la fièvre typhoïde et le choléra.

Pour empêcher que la chaux chlorurée ne contamine pas les cours d'eau, dans lesquels l'eau clarifiée se verse, on fait traverser cette dernière par un filtre à charbon grossier, et de cette manière toute trace de désinfectants employés disparaît.

Le procédé Rothe-Degener par l'humus donne aux villes la possibilité d'avoir, selon leur situation et dans des temps d'épidémie, un fonctionnement simple et à bon marché. L'installation ne peut être faite qu'en tant que purement mécanique ou mécanique chimique.

Dans le premier cas, il ne faut que le sable et les cribles et l'appareil clarificateur; dans le second cas, il faut encore la rigole à mélanges.

De telles installations peuvent s'élever sans danger dans des quartiers habités, car elles ne gênent en rien. On évite par ce procédé un amas de détritus, car ceux-ci sont employés au chauffage des chaudières et à d'autres endroits à leur incinération.

LA COMPAGNIE DE CLARIFICATION DES EAUX MÉNAGÈRES ET D'EMPLOI DES PRODUITS RÉSIDUAIRES, de MM. RIENSCH et Cⁱᵉ, Uerdingen-sur-Rhin, joint un appareil purificateur mécanique et automatique à des moyens de transport des impuretés séparées des eaux ménagères, qui se compose d'une boîte en fer, à l'intérieur de laquelle se trouve un cadre incliné. Ce dernier est recouvert d'un grillage comme une harpe, de sorte que l'on a ainsi des ouvertures toutes en longueur de 1 à 2 millimètres sans fils transversaux. Les matières, qui surnagent, se déposent sur cette grille, sont enlevées par un appareil rotatif à peignes, élevées à une certaine hauteur et lancées dans un appareil, qui doit les emporter par un système de racloirs, qui fonctionne comme un pendule.

Un autre modèle montre un puits clarificateur avec cribles et appareils pour éloigner la vase, destiné à clarifier complètement l'eau déjà débarrassée de ses impuretés les plus grossières. Ce modèle se compose d'un récipient rond en verre, la partie supérieure est droite, celle du bas est en forme d'entonnoir; à la partie la plus basse de cet entonnoir se trouve un tuyau, qui unit le puits clarificateur à un petit puits voisin et que l'on peut ouvrir ou fermer au moyen d'une soupape à pied. A la partie supérieure du puits clarificateur sont fixées 4 batteries de cribles. L'eau à clarifier entre sous les cribles, remonte et abandonne les matières lourdes, qui tombent au fond ou se brisent sur les cribles. L'eau complètement clarifiée s'écoule par les cribles dans le tuyau commun d'ascension et s'en va par les côtés.

De temps en temps on ouvre la soupape pour faire passer dans le petit puits la vase

amassée dans le premier; de là un comprimeur à air entasse la vase dans un endroit
désigné. Lorsqu'on enlève la vase, les cribles se nettoient également.

M. Oesten, à Berlin, a installé à Insterburg et à Mittweida des procédés pour séparer
le fer contenu dans les eaux souterraines. A Insterburg, où l'eau renferme peu de fer,
celle-ci tombe en pluie fine sur la surface d'un filtre à gravier; le fer oxydé et déposé
par l'aération reste dans le filtre et l'eau s'écoule. A Mittweida, en Saxe, où l'eau contient
beaucoup de fer, on la fait tomber en pluie fine sur la surface d'une pièce, où elle
dépose une partie de son fer, et s'écoule purifiée vers le filtre.

Les systèmes d'urinoirs connus peuvent être classés en trois catégories : les urinoirs
secs, manifestement insalubres; les urinoirs à effet d'eau, demandant des précautions
toutes particulières pour l'installation, une surveillance attentive pendant leur fonctionnement, notamment pendant la saison froide, et occasionnant des dépenses d'eau
souvent considérables, au moins dans certaines villes; les urinoirs inodores à huile
sans effet d'eau.

La Société française d'assainissement économique expose des urinoirs de cette espèce
d'après un système dit *système Beetz.*

Toutes les parties des urinoirs pouvant être atteintes par les urines sont imprégnées
d'une huile composée dite *urinol*; de plus, à l'orifice d'évacuation du liquide est
adapté un siphon spécial à huile qui, indépendamment de ses propriétés particulières,
fonctionne comme les siphons hydrauliques pour former occlusion hermétique contre
le retour des mauvaises odeurs de la fosse ou de l'égout.

L'urinol est une composition brevetée obtenue avec des résidus de la distillation des
pétroles et des huiles de goudron d'anthracite mélangés à des températures très élevées
et rendue désinfectante par des solutions dosées de bichlorure de mercure. C'est un
désinfectant énergique, incongelable même à de très basses températures, ne s'éva-
porant pas, ne se saponifiant pas au contact des matières alcalines de l'urine et inin-
flammable au contact de l'air. De plus il n'est pas siccatif et ne s'oxyde pas à l'air. Il
s'applique sur toutes matières de revêtements, en particulier sur les ciments lisses et
les ardoises.

Les revêtements imprégnés d'urinol ne sont pas mouillés par les urines, qui coulent
à leur surface pour s'écouler rapidement par les orifices d'évacuation sans laisser aucun
résidu putrescible.

Le siphon à huile se compose d'un réservoir dont la tubulure est reliée à la conduite
d'évacuation de la fosse ou de l'égout. Dans ce réservoir est placé un tube que recouvre
une cloche terminée par un chapeau. Ce chapeau est pourvu d'un certain nombre
d'ouvertures d'entrée; la cloche dans le bas et le tube à la partie supérieure possèdent
aussi des ouvertures de circulation.

Le fonctionnement de l'appareil est le suivant : remplir le siphon d'eau (le remplissage se fait en versant l'eau sur le chapeau qui s'introduit dans le siphon et rem-

plit l'intervalle compris entre le réservoir et le tube); et verser ensuite autant d'urinol qu'il en faut pour que la couche atteigne environ un centimètre d'épaisseur. Il est facile de voir que, dans le fonctionnement, l'urine pénètre dans le siphon par les ouvertures du chapeau, refoule et fait écouler par le tube central autant d'eau ou d'urine qu'il en est entré dans le siphon. Mais l'urinol, étant plus léger que l'eau et l'urine, reste en couche qui surnage à la surface du liquide plus dense et forme ainsi une fermeture hermétique. L'urine étant alors à l'abri du contact de l'air n'entre plus en putréfaction; elle a d'ailleurs subi un commencement de désinfection par son passage à travers la couche d'urinol. La capacité des siphons est telle qu'il se produit un renouvellement continu de l'urine, ainsi évacuée avant qu'elle entre en décomposition.

Le siphon doit pouvoir être nettoyé sans aucun travail répugnant ni même long. Les siphons du commerce ne conviennent d'ailleurs pas au siphonnage des urinoirs à cause des engorgements auxquels on ne peut remédier que difficilement; dans les urinoirs des étages, ils sont visibles sous le plancher à l'étage inférieur et pour les dégorger on est obligé de faire un travail sur échelle et de recevoir la vase dans un récipient.

Avec le siphon à huile Beetz, au contraire, les engorgements ne peuvent jamais se produire, les orifices très petits ne permettant pas l'introduction de corps étrangers; en outre, toutes les parties du siphon étant amovibles, il suffit simplement d'enlever la cloche et le tube pour que la vase pouvant se déposer à la longue soit amenée à la fosse ou à l'égout.

Enfin les siphons à huile sont maintenus indemnes de toute congélation, même à basses températures, par la chaleur constante de l'urine, par celle de la canalisation souterraine toujours supérieure à celle de l'air extérieur et surtout par la couche iso-latrice d'urinol.

Le siphon doit être encastré dans le caniveau ou la gargouille de l'urinoir jusqu'à l'épaulement faisant retenue, qui lui-même doit affleurer la surface la plus basse du caniveau. La canalisation doit être raccordée directement avec le siphon; si elle est en grès vernissé, le joint sera en ciment; si elle est en plomb, la tubulure du siphon sera soudée au tuyau de plomb.

On recommande pour les canalisations, des tuyaux en grès vernissé de o m. 125 de diamètre ou des conduites en plomb de o m. o3o à o m. o4o de diamètre intérieur.

Lorsque plusieurs siphons sont placés sur la même conduite d'évacuation, il est nécessaire de munir cette conduite d'un tuyau d'aération prolongé jusqu'au-dessus de la couche d'air respirable, dans le but d'éviter l'amorçage des siphons au moment de leur fonctionnement.

Tous les jours, s'il y a lieu, il convient d'enlever les détritus de toutes sortes : feuilles, chiffons, papiers, etc., comme pour les autres urinoirs.

Tous les jours ou tous les deux, trois, quatre et cinq jours (ou même plus, suivant le degré de fréquentation), il faut passer sur les dalles et le caniveau un pinceau trempé dans l'urinol, pour les rafraîchir et essuyer avec un chiffon sec afin de ne pas laisser de trace liquide d'urinol.

Les surfaces doivent présenter un aspect mat et sec et ne laisser au toucher aucune trace d'urinol. L'ardoise en particulier doit devenir d'un beau noir.

La meilleure indication pour fixer le délai du nettoyage consiste en ce qu'il doit s'effectuer avant qu'il se forme des emplacements secs ou que les résidus d'urine se déposent à l'état de pellicules jaunâtres.

Tous les huit ou quinze jours, enfin on nettoie le siphon avec 1 ou 2 litres d'eau, après avoir enlevé la cloche et le tube, et l'on renouvelle la couche d'urinol d'un centimètre. La quantité d'urinol nécessaire à l'entretien d'un urinoir varie de 4 à 10 kilogrammes au maximum par stalle et par an, suivant fréquentation.

Avant la première application d'urinol dans un ancien urinoir, il est de toute nécessité d'enlever entièrement tous les dépôts calcaires et urinaires, attachés aux parois, en lavant celles-ci à l'acide chlorhydrique et en les frottant soit avec du grès en morceaux, soit avec de la pierre ponce. Quand il ne reste plus aucune trace de dépôt, on est certain d'avoir fait disparaître le ferment de transformation de l'urée en carbonate d'ammoniaque.

M. WITTERVONGHEL, ingénieur de la ville d'Anvers, a imaginé un appareil mobile pour le dévasement et le lavage des égouts au moyen de chasses. Cet appareil se compose d'un réservoir en tôle que l'on transporte aux endroits où l'opération de curage et de lavage doit s'effectuer. Il est alimenté par les eaux d'une distribution d'eau ou par celles dont on peut disposer le plus économiquement.

L'ALLGEMEINE BAU-GESELLSCHAFT FÜR WASSERVERSORGUNG UND KANALISATION, de M. Erich Merten und Cᵉ, à Berlin, montre un bâtiment pour la purification des eaux d'égout d'une population de 30,000 habitants ou pour la quantité journalière de 3,000 mètres cubes.

Il consiste en un sablier, un canal distributeur, des réservoirs sédimentaires, un bassin à filtration grosse, un bassin à filtration fine, un canal collecteur, quatre bassins à oxydation et un canal de dépôt.

Les eaux circulent à travers les bassins. Le bassin à filtration grosse est rempli de gravier, le bassin à filtration fine de coke, les bassins à oxydation de coke entre des couches de gravier. Les bassins à oxydation travaillent avec intermission. Le remplissage exige deux heures, les eaux restent deux à trois heures dans les bassins, l'évacuation exige une heure; pendant le reste du jour les bassins sont laissés en repos pour être régénérés par l'oxygène de l'air.

Le bassin de décharge est destiné à retirer les boues arrêtées dans les réservoirs sédimentaires.

La purification des eaux d'égout se fait seulement par effet bactériologique sans moyens chimiques et sans efforts mécaniques.

La voiture destinée à l'enlèvement des immondices domestiques, détritus, etc., sans soulever de poussière, du système Kinsbruner exposé par la Société STAUBSCHUTZ, à

Berlin, se compose d'un caisson de fer hermétiquement fermé de tous les côtés, et d'un bac à immondices de fer-zinc qui, fermé par un couvercle-tiroir spécial, bascule sur les côtés longitudinaux du caisson et est vidé par une ouverture du dispositif-chapiteau, qui se trouve sur le toit du caisson. Au moment de basculer le couvercle-tiroir du bac et le tiroir, fermant l'ouverture du dispositif-chapiteau, s'ouvrent à temps automatiquement, de sorte que les deux caisses ne forment qu'un seul récipient hermétiquement clos, et les immondices se jettent du bac dans le caisson, sans que la poussière puisse s'échapper au dehors.

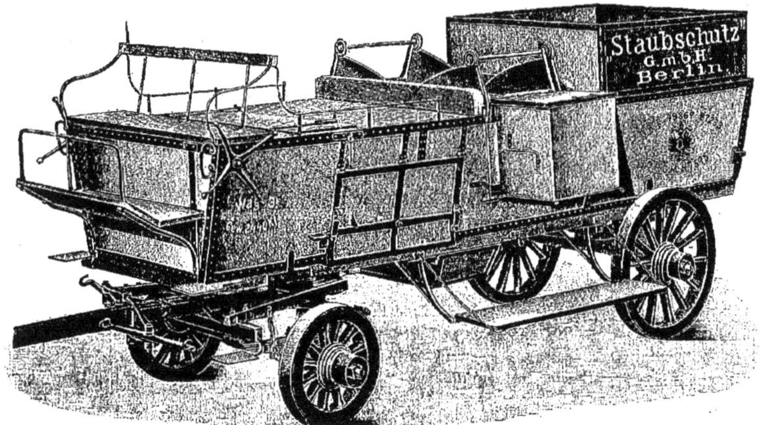

Fig. 20. — Voiture-collecteur « anti-poussière », système Kinsbruner.

Après avoir été vidé, le bac à immondices est remis au moyen de cordes dans sa position primitive devant le dispositif-chapiteau; simultanément le bac à immondices et le caisson de la voiture sont ainsi refermés. Le tiroir du dispositif-chapiteau est tenu fermé par un levier et ne devient libre que quand un bac à immondices est accroché à côté du caisson. Le couvercle-tiroir du bac à immondices ne sert qu'à le vider dans la voiture-collecteur. Pour l'usage dans la maison, le bac est recouvert par un couvercle ordinaire à charnières fixé au mur ou par un couvercle détachable fixé au bac même. Pour utiliser tout l'espace du caisson de la voiture, les immondices sont distribuées d'une façon sûre et égale par un râteau distributeur placé au-dessous du toit du caisson.

De ce qui précède, il ressort que l'installation ne comprend que le dessus du bac et du caisson de la voiture-collecteur et, par conséquent, que le système ne dépend pas d'une forme ou d'une dimension spéciale des voitures et des bacs.

Le déchargement des voitures collecteurs peut être effectué par des trappes placées sur les côtés longitudinaux, à l'arrière, et en dessous (en ce dernier cas aussi sans dégagement de poussière) directement dans des embarcations, wagons de chemin de fer, fours d'incinération, etc. Dans ce but, le caisson de la voiture peut être enlevé du train par une grue et conduit au-dessus d'un puits ou de toute autre ouverture; on ouvre alors les trappes inférieures par un procédé mécanique. Le système est déjà employé à Berlin depuis juin 1896.

Le fourneau pour combustion des excréments de Katchereine est chauffé au pétrole. On produit le desséchement sur des plaques de fonte jusqu'à volatilisation des gaz et vapeurs.

L'appareil OROUKK est une garde-robes à fermeture automatique, contenant une poudre dissolvante, nommée towek, faite de mousse d'arbre, très abondante.

CHAPITRE III.

PROPHYLAXIE DES MALADIES TRANSMISSIBLES ET DES ÉPIDÉMIES.

Au point de vue pratique, les moyens immédiats d'assurer la prophylaxie des maladies transmissibles et des épidémies se subdivisent comme il suit : l'information officielle des cas de ces maladies, les vaccinations pour les affections dont le vaccin a été jusqu'ici trouvé, la sérothérapie préventive ou curative, l'isolement, la désinfection sous toutes ses formes.

L'Exposition montrait surtout les modes de pratiquer la vaccination antivariolique et la désinfection.

Au chapitre IV nous examinerons les dispositions d'ordre administratif et technique prises par les services sanitaires pour l'application de ces mesures.

VACCINE.

Le nombre des peuples civilisés qui ont su annihiler le fléau de la variole est encore restreint.

A en juger par les chiffres qui sont publiés, l'Allemagne, la Suisse et la Suède sont parvenues à ce résultat, en imposant à leurs nationaux, par une loi rationnelle, l'obligation de la vaccination et de la revaccination. D'après les graphiques ou cartes publiés dans les sections allemande et italienne, la mortalité par variole serait tombée de 2 à 4 unités pour dix millions d'habitants, dans les pays allemands, suisses et suédois.

En ce qui concerne les autres pays de l'Europe, les ravages de la variole ont, depuis 1870-1872, diminué dans des proportions considérables. Dans ces pays, les inoculations vaccinales ne sont pas imposées par des lois afin de ne pas violer la liberté individuelle. Les gouvernements se bornent à recommander ces mesures prophylactiques et à procurer aux personnes les plus grandes facilités pour se soumettre aux inoculations répétées du virus vaccinal.

Sur un million d'habitants, l'Italie, qui pendant la période de 1887-1893 comptait 293 décès par variole, a vu ces chiffres descendre graduellement à 12 pour l'année 1898 ; l'Angleterre, de 17 à 0.8 ; l'Écosse, de 5 à 0.47 ; l'Autriche, de 366 à 37 ; la Hongrie, de 439 à 133 ; la Belgique, de 216 à 20.

A Saint-Pétersbourg, les décès, en 1897, n'atteignaient que 21 par million d'habitants, alors qu'ils s'élevaient à 105 en 1890. A Paris, d'après les bulletins de statistique municipale, la mortalité par variole, par million d'habitants, est tombée de 980 en 1880 à 30 en 1890, 10 en 1895 et 1 en 1899.

L'isolement des varioleux dans des hôpitaux spéciaux, comme en Angleterre, la mise en observation des personnes suspectes constituent des mesures complémentaires de la prophylaxie de la variole, fort judicieuses, mais cependant insuffisantes, et la comparaison des résultats obtenus en Angleterre avec ceux des pays où vaccination et revaccination sont obligatoires est tout à l'avantage de ces derniers.

Les expositions faites par la Suisse, l'Allemagne sont limitées aux divers instruments mis en usage pour la culture, la récolte et les diverses manipulations du vaccin de génisse, à des plans de nombreux instituts vaccinaux de ces pays, à des gravures fort intéressantes qui procurent aux visiteurs la facilité de comparer les effets obtenus chez les animaux, bovidés ou singes, et chez les hommes par l'inoculation du virus varioleux ou variolo-vaccinal, d'après les expériences de M. Fischer, de Carlsruhe, et de MM. Haccius et Stemard, de Genève. Ces recherches ont eu, comme on sait, pour but de prouver l'identité des virus de la variole et de la vaccine.

Parmi les expositions diverses de la Classe 111, il convient de citer l'Institut de vaccine animale, dirigé par M. Chambon et le docteur Saint-Yves Ménard. Cet établissement

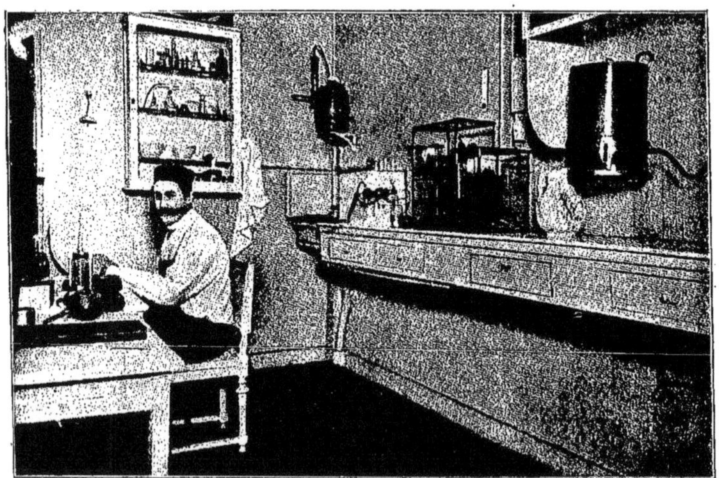

Fig. 21. — Laboratoire. Préparation de la lymphe en tube.

est, on le sait, le premier qui ait été créé et il a été le point de départ de la réforme qui, dans tous les pays, a substitué la méthode de vaccination animale à celle de la vaccination humaine. Depuis une trentaine d'années, M. Chambon y pratique, au lieu de l'ablation de la pustule, l'emploi de la pince à pression, procédé aujourd'hui classique.

Les génisses *vaccinifères* sont choisies dans la race limousine.

Elle sont innoculées de cow-pox, de génisse à génisse, par deux procédés : l'incision simple et les incisions multiples par scarification. Les pustules peuvent servir aux vaccinations directes dès le quatrième jour, elles sont utilisables du quatrième au sixième jour. C'est vers le sixième jour que le vaccin de conserve doit être recueilli.

La pustule vaccinale, bien développée sur le vaccinifère, est saisie à sa base par la pince (dite *pince de Chambon*); le vaccinateur enlève la croûte, nettoie la surface, puis, avec une lancette, il enlève, par un léger grattage, une gouttelette de pulpe, composée des éléments solides et liquides de la pustule. Cette matière peut être inoculée par tous les procédés ordinaires de vaccination et transmet sûrement la vaccine.

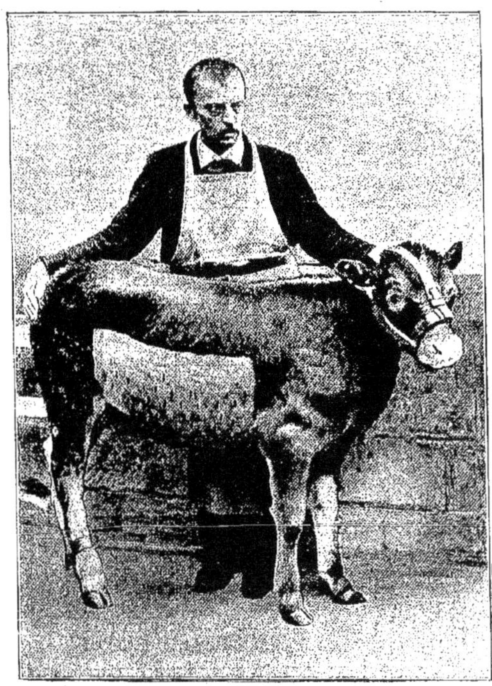

Fig. 22.

Les procédés d'asepsie les plus minutieux sont toujours recommandés.

La vaccine animale ne fut longtemps employée que pour les vaccinations directes de la génisse à l'homme, parce que les procédés de conservation du vaccin étaient défectueux. On employa successivement les pustules vaccinales expédiées dans de petites fioles de verre; le sérum vaccinal obtenu par la pression de la pustule; le même sérum défibriné sous le nom de lymphe vaccinale, dans les tubes Bretonneau; le vaccin desséché sur des pointes d'ivoire.

Ces méthodes, d'après MM. Chambon et Saint-Yves Ménard, dont nous reproduisons les principes, ne donnaient pas des résultats assurés. On eut alors l'idée, en Italie, de faire un mélange, composé de débris de pustules et de glycérine pure, qui s'altère moins et garde mieux les propriétés vaccinales. Cette *pulpe vaccinale* se prépare de la façon suivante à l'Institut de vaccine :

« Elle est composée de tout le tissu de la pustule, enlevé par grattage ou par nettoyage et mélangé par parties égales avec de la glycérine chimiquement pure (pulpe vaccinale glycérinée liquide).

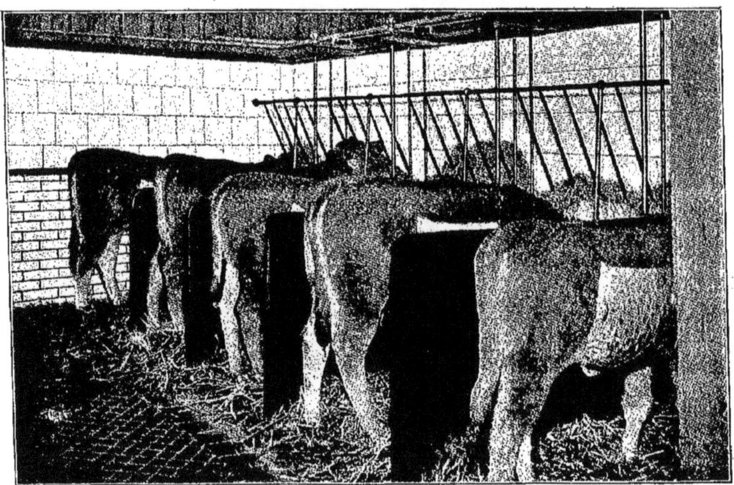

Fig. 23. — Génisses vaccinifères.

« La préparation de la pulpe vaccinale doit être entourée des soins de l'asepsie la plus rigoureuse. Avant la récolte, le champ de culture est lavé au savon et nettoyé avec une solution d'eau boriquée; la lancette-grattoir et la curette sont flambées. Le petit vase en nickel, destiné à contenir les pulpes est également flambé et rempli au tiers de glycérine pure. L'aide enlève alors, par grattage ou curetage, tout le tissu de chaque pustule et, au fur et à mesure, plonge dans la glycérine le produit de la récolte.

« Lorsque la quantité de pulpe que l'on se propose de préparer est recueillie, tout le contenu du vase est versé dans un mortier d'agate et broyé au pilon; tel était, au début, l'instrument qui servait à broyer la pulpe. Aujourd'hui le mortier est remplacé par le petit broyeur-mécanique en bronze de Chalzbaüs. Une tige, creusée en spires qui vont en se rétrécissant d'une extrémité à l'autre, tourne en s'encastrant dans un manchon. La direction des spires entraîne la matière à broyer d'une extrémité à l'autre, des grosses vers les petites qui finissent par un frottement dur. La pulpe est ainsi entraînée, broyée et mélangée à la glycérine. Elle est reçue dans un vase de nickel stérilisé.

« Le broyeur est actionné par un moteur électrique. Pour rendre le produit plus homogène, on le tamise et on le broie encore au mortier d'agate. Il faut rappeler que tout ce qui a servi pour la préparation de la pulpe a toujours été flambé ou stérilisé dans l'eau bouillante.

« Le produit ainsi obtenu est composé d'une partie de pulpe vaccinale très riche en éléments inoculables, et d'une partie de glycérine chimiquement pure; il ne contient que les éléments indispensables pour produire une vaccine inaltérable et sa division le rend facile à utiliser. »

De 1890 à 1900, l'Institut de vaccine animale a effectué 1,500,658 vaccinations ou revaccinations. Il est chargé des services de vaccine de la Ville de Paris, dans les hôpitaux, les mairies, les écoles communales et du plus récent service de vaccination à domicile, dont il sera question plus loin.

On tend de plus en plus, en France, à effectuer les inoculations humaines avec des plumes effilées, d'après la méthode de M. le médecin principal Maréchal pour la revaccination; son maniement facile, son prix minimum permettent de consacrer un vaccinostyle à chaque sujet et d'écarter tout danger d'inoculation de la syphilis d'un opéré à l'autre.

L'Institut vaccinal impérial-royal de Vienne a été construit en 1892. Il forme le premier établissement d'État pour la vaccination animale institué en Autriche. En 1899, 112 taurillons ou génisses y ont été vaccinés, produisant 4,817 grammes de vaccin brut, dont il n'a fallu détruire que 42 grammes à cause des maladies de l'animal constatées à l'abatage et 172 grammes en raison de la mauvaise qualité du vaccin. Le poids total de la lymphe préparée a été de 18,412 grammes, ayant fourni 804,925 portions livrées à la circulation, dont 229,980 à l'armée, 378,830 aux pays de la Couronne (Autriche), 40,485 à des particuliers en Autriche et 155,630 envoyées à l'étranger.

Son exposition constitue une excellente démonstration des procédés qu'on doit mettre en œuvre pour cultiver le cow-pox et l'inoculer à l'homme d'après les règles d'une asepsie rigoureuse.

La génisse ayant été rasée, la peau dénudée est aseptisée avec une solution de lysol à 2 p. 100, puis lavée à l'eau stérile, grâce à une installation fort bien conçue. L'inoculation est effectuée par stries parallèles à l'axe de l'animal; on recouvre ensuite la surface inoculée avec de la tegmine (pommade composée de cire, de gomme arabique, de glycérine, d'eau et d'oxyde de zinc) et d'une couche d'ouate hydrophile. Cette couche est renouvelée tous les deux jours; elle s'enlève aisément et à son abri se développent de belles pustules qu'on récolte intégralement.

Le broyage du vaccin s'effectue à l'abri de l'air, dans des cristallisoirs en verre où se

meuvent deux meules en verre; puis on le recueille dans un cylindre de verre pour le reporter, par l'intermédiaire d'une pompe à air, dans de petits godets ou tubes de capacité
variable. On obture ces récipients
avec les précautions d'usage pour
éviter les souillures banales.

Le vaccin n'est jamais utilisé
sans avoir été l'objet de deux examens bactériologiques. Après inoculation, les scarifications pratiquées sur l'homme sont recou-
vertes d'une couche de tegmine et
d'un tampon ovale d'ouate hydrophile, qui est maintenu par un
bandage pendant trois jours, durée suffisante pour empêcher l'infection banale des petites plaies.
Plus tard, au moment de la dessiccation, on utilise, pour la favoriser, une poudre composée
d'amidon et de talc, āā 40 grammes, dermatol et oxyde de zinc,
āā 10 grammes, dont on sau-
poudre largement les boutons.
Une boîte de cette poudre et un
tampon sont remis dans ce but
aux parents des enfants qu'on a
vaccinés.

Les appareils pour le broyage
et le remplissage aseptique de la
lymphe vaccinale, imaginés par
M. le Dr Paul, directeur de cet
établissement, méritent une mention particulière. Ils sont figurés
ci-contre :

1° Le broyeur en verre o, mû
par une turbine placée horizontalement et qu'on ne peut voir sur
cette planche, pour le broyage
aseptique du vaccin brut. Ce

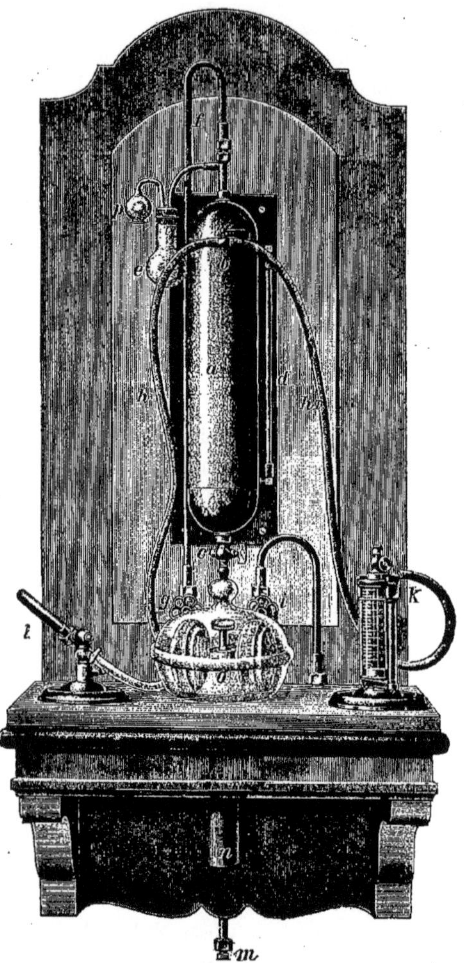

Fig. 24. — Console avec les appareils usités pour le broyage
et le remplissage aseptique de la lymphe animale, à l'Institut
vaccinal impérial-royal de Vienne.

broyeur en verre est façonné de manière qu'après avoir été stérilisé, avec ses différentes pièces, à l'air chaud, il peut être mis en mouvement sans qu'il soit besoin de

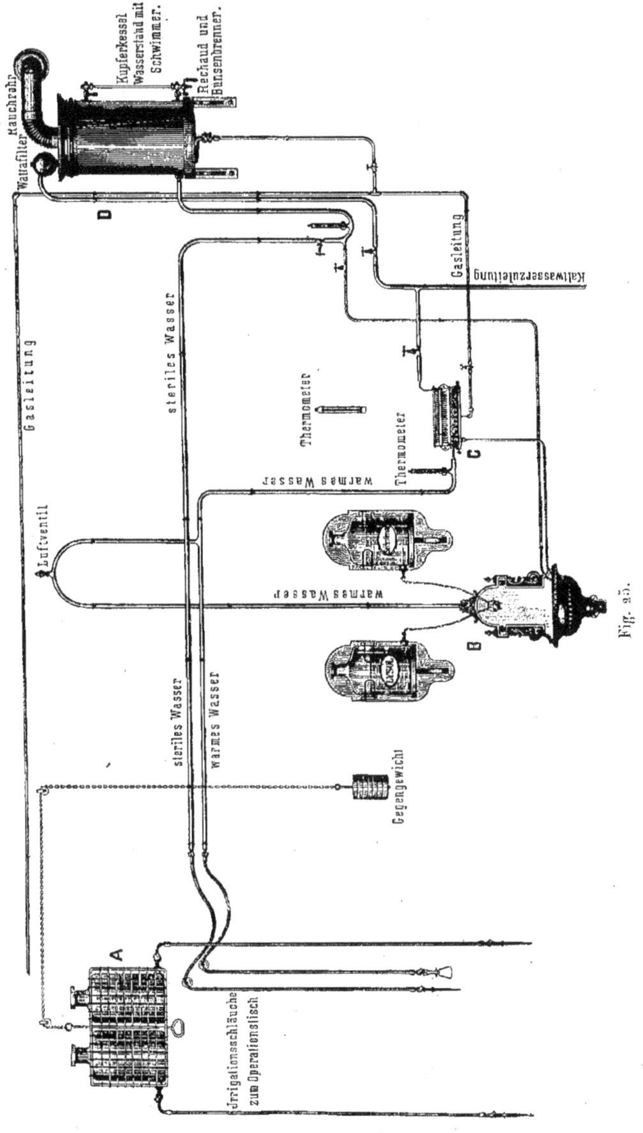
Rauchrohr
Wasserfilter
Kupferkessel
Wasserstand mit Schwimmer.
Réchaud und Bunsenbrenner.
D
Gasleitung
steriles Wasser
Thermometer
warmes Wasser
Thermometer
C
Gasleitung
Kaltwasserzuleitung
Luftventil
warmes Wasser
B
steriles Wasser
warmes Wasser
Gegengewicht
A
Irrigationsschläuche zum Operationstisch
Fig. 25.

soulever le couvercle. Ainsi est garantie la stérilité permanente de l'intérieur. Le broyage se fait automatiquement en vase clos;

2° L'appareil *k* pour le remplissage automatique en tubes ou en fioles de verre de la lymphe vaccinale préparée;

3° La pompe à air *a*, mue par un filet d'eau pour obtenir l'air comprimé qui, par le tuyau de caoutchouc *hl*, est amené à l'appareil de remplissage *k*. Le filtre à air pour l'air aspiré se trouve dans le ballon de verre *p* communiquant avec le petit réservoir *c* pour l'eau repoussée.

4° Le chalumeau *l* pour sceller les tubes de verre déjà remplis. L'air comprimé est conduit de la pompe au chalumeau par le tuyau de caoutchouc *h*.

L'eau est amenée à la pompe à air par le tuyau *f*, et à la turbine par le tuyau *i*. Selon qu'on tourne le robinet à air *b*, on peut diriger l'air comprimé à l'appareil de remplissage ou au chalumeau. L'écoulement de l'eau de la pompe à air peut se régler par le robinet *c*. Les eaux qui ont servi s'écoulent par le tuyau de dégorgement *n*. Tous ces appareils sont mis en communication avec le conduit d'eau par un seul tuyau *m*, pièce de contact.

Quant aux appareils de stérilisation et de désinfection, placés dans la salle d'opérations de ce même Institut, et qui permettent de faire exactement et commodément les préparations aseptiques du champ vaccinal chez les animaux, la figure ci-contre en fait connaître la disposition.

Des règlements spéciaux et des instructions précisent les conditions dans lesquelles doit se pratiquer la vaccination. Ils règlent la conduite de ce remarquable établissement.

I. Règlement pour la vaccination des animaux et pour la récolte et la fabrication de la lymphe vaccinale.

1° Les animaux (jeunes taurillons ou génisses de 1 à 2 ans) sont d'abord placés pour six jours à l'étable d'observation où leur état sanitaire est examiné par le vétérinaire de l'Institut. Après ce temps d'observation, les animaux sont placés à l'étable de vaccination;

2° Un jour avant la vaccination, le champ vaccinal (le ventre de l'animal) est soigneusement lavé avec de l'eau de savon chaude et ensuite rasé;

3° Immédiatement avant la vaccination, le champ vaccinal est de nouveau soigneusement lavé avec du savon mou et de l'eau chaude, puis désinfecté avec une solution de lysol 2 p. 100, arrosé abondamment avec de l'eau bouillie tiède, et enfin séché avec des tampons de gaze stérilisée;

4° La vaccination des animaux se fait par des égratignures non saignantes, longues de 5 à 10 centimètres, et distantes l'une de l'autre de 2 à 3 centimètres. Comme semence on prend la rétrovaccine de la première génération;

5° Immédiatement après la vaccination, on place un bandage préservatif aseptique (une couche de ouate imbibée de «tegmine»);

6° On renouvelle ce bandage après 48 heures;

7° Durant la période du développement des pustules vaccinales, les animaux sont visités deux fois par jour, le matin et le soir, par le vétérinaire, qui prend et inscrit leur température;

8° On recueille le vaccin après cinq ou six fois 24 heures. Pour cette opération, on enlève, en le tirant simplement, le bandage de tegmine, on lave le champ vaccinal en le frottant d'abord avec un tampon de gaze imbibée d'eau chaude et de savon mou, et ensuite avec un tampon imbibé d'une solution de lysol 2 p. 100. On l'arrose enfin abondamment avec de l'eau bouillie tiède. Puis, sans sécher le champ vaccinal, on recueille le vaccin avec la curette qu'on passe dans les pustules, légèrement et une seule fois, afin d'éviter le sang;

9° Le vaccin brut ainsi recueilli est aussitôt mis dans des pots de verre stérilisés, étalonnés et d'une forme spéciale. On le mélange ensuite avec de la glycérine stérilisée (80 parties de glycérine pure, 20 parties d'eau). Le pot est déposé dans une armoire maintenue à une température de 10 degrés Réaumur par un courant d'eau fraîche;

10° Après la récolte du vaccin, l'animal est conduit à l'abattoir. Si, après l'abatage on constate une maladie dans l'intérieur du corps de l'animal, le vaccin qu'il a fourni est aussitôt détruit par la commission. L'état normal de la santé de chaque animal vacciné, marqué à la corne par un fer chaud d'un numéro correspondant à celui du journal de l'Institut, doit être justifié par un certificat du vétérinaire de l'abattoir;

11° Après 3 ou 4 semaines environ, le vaccin brut conservé est broyé avec le broyeur aseptique en verre mû par eau (turbine). Quand la préparation est finie, on prend un peu de cette émulsion glycérinée pour l'observation bactériologique. 8 jours avant de mettre la lymphe vaccinale en circulation, l'émulsion glycérinée est de nouveau broyée, tamisée au moyen d'une gaze stérilisée, et encore une fois observée bactériologiquement;

12° Si le résultat de la dernière observation bactériologique est favorable, la commission fait à l'hospice des Enfants-Trouvés quelques vaccinations et constate l'efficacité du vaccin déjà examiné au point de vue de la qualité et de la pureté parfaites;

13° Après ces dernières constatations, la lymphe vaccinale est prête et propre à être mise en circulation;

14° Pour ce but, la lymphe est mise, par un appareil pneumatique, dans des tubes ou dans des flacons de verre stérilisés; les tubes sont scellés aux deux bouts au chalumeau, les flacons sont fermés avec des bouchons de caoutchouc stérilisés;

15° Afin de pouvoir ramener chaque fiole de vaccin à son point d'origine et donner au public la plus grande sûreté possible, les résultats des observations et chaque envoi sont exactement enregistrés. De plus, on ajoute à chaque envoi de vaccin une carte postale munie des rubriques nécessaires, afin que le médecin vaccinateur puisse enregistrer les résultats obtenus. L'Administration impériale-royale des postes a donné droit de franchise à ces cartes.

II. Règlement de vaccination pour le personnel médical qui vaccine les enfants à la station publique de l'Institut.

1° Les vaccinations faites à la station n'ont pas le même caractère que celles qui sont faites par la commission aux Enfants-Trouvés. Celles-ci constatent l'efficacité du vaccin produit à l'Institut et dont les observations bactériologiques ont déjà prouvé la pureté irréprochable; celles-là ont lieu pour que les médecins puissent mieux observer, sur des enfants plus âgés, l'action des différentes séries de lymphe produites à l'Institut;

2° A la station de l'Institut, les vaccinations ont lieu toute l'année, chaque lundi, chaque mercredi et chaque vendredi (les jours fériés exceptés) de 4 à 5 heures de l'après-midi, à l'exception des mois de juillet et d'août, époque des grandes chaleurs de l'été; la revision des vaccinés a lieu, à la même heure, le mardi, le jeudi et le samedi;

3° Le personnel médical de l'Institut doit, tour à tour, et même au besoin *in corpore*, prendre part aux fonctions pour la vaccination;

4° Le nombre des vaccinations à faire aux jours fixés est provisoirement limité à 50 tout au plus. Dans le cas éventuel d'une affluence trop considérable, les personnes au-dessus du nombre fixé sont notées pour le jour de vaccination qui suit;

5° Aux jours de revision on ne vaccine que les individus chez lesquels la première vaccination n'a pas réussi ;

6° Avant le commencement des opérations, les individus présentés pour la vaccination sont inscrits, d'après leur tour d'arrivée, par le teneur du registre, dans la liste de la station. On distribue une carte sur laquelle sont inscrits le numéro de la liste de la station et la date de la revision. En plus, chacun reçoit un exemplaire imprimé des instructions pour les parents des vaccinés;

7° En recevant les différentes personnes, il faut avoir soin qu'un trop grand nombre d'entre elles ne se trouve point dans la salle où l'on vaccine;

8° Le directeur de l'Institut ou son substitut décide du choix des séries à employer ;·

9° On n'admet pas à la vaccination : les enfants au-dessous de 2 mois ; les malades, ni les individus affectés de n'importe quelle sorte d'éruptions cutanées. (Il est même dangereux de vacciner des enfants affectés de larges eczémas, croûtes de lait.) Il est permis et laissé à la disposition du vaccinateur de faire des exceptions à cette règle (surtout à l'apparition de la petite vérole);

10° Pour l'exécution de la vaccination, de même que pour toute opération chirurgicale, le premier principe sera l'observation de la propreté la plus méticuleuse et de l'asepsie la plus stricte; naturellement on suppose aussi chez le vaccinateur une connaissance technique parfaite de la vaccination;

11° Voici les règles à suivre pendant la vaccination par le médecin qui opère à la station impériale royale de vaccination :

a. Pour les opérations, le vaccinateur doit revêtir le sarrau de toile.

b. Immédiatement avant de commencer à vacciner il doit, après avoir bien nettoyé le bout et le pourtour des ongles, se laver parfaitement les mains avec de l'eau chaude et du savon et en s'aidant d'une brosse, et ensuite les désinfecter dans une solution de sublimé à 1 p. 1000 ou de lysol à 2 p. 100. Une cuvette, avec un liquide désinfectant, est placée à portée de l'opérateur, de sorte que celui-ci, après chaque vaccination, puisse y plonger les mains.

c. La stérilisation des instruments vaccinatoires ne doit se faire que par l'eau bouillante, immédiatement avant la vaccination.

d. Pour vacciner à la station, on ne doit se servir que des instruments destinés à cet office par le directeur de l'Institut.

e. La partie supérieure du bras de l'individu à vacciner doit être frottée avec soin, sur une étendue suffisante, avec un petit tampon de gaze ou de ouate humecté d'éther sulfurique. Comme récipient de cet éther il faut employer des fioles bien bouchées avec un système de bouchon approprié à cet effet.

f. La vaccination ne doit être faite que par des égratignures peu profondes et non saignantes, d'un demi-centimètre de longueur, produites par la pointe de la lancette tenue verticalement.

Pour une première vaccination, il faut à chacun des bras deux égratignures distantes de 3 centimètres; pour une revaccination les égratignures, de la grandeur et à la distance mentionnées, ne sont faites qu'à la surface extérieure du bras gauche. La pointe de la lancette doit, immédiatement avant l'opération, être munie d'une quantité minima de vaccin. Il est inutile ensuite de faire entrer ce vaccin en frottant.

Une vaccination bien faite doit produire des égratignures non saignantes, mais seulement teintées par le sang.

g. Après la vaccination, on doit, sans exception, recouvrir les endroits vaccinés de plaquettes protectrices (plaques de tegmine) qui ont pour but de protéger, au moins pendant 24 heures, la place vaccinée contre toute souillure et toute infection ;

12° Aux jours de revision, il faut avant tout inscrire le résultat de la vaccination dans le registre de la station à la rubrique relative.

En ceci il faut particulièrement faire attention à toute exception au cours normal de la vaccination, et surtout à toute apparition surprenante et constater l'état des choses à la rubrique relative du registre de vaccination, d'une façon concise et pourtant claire et exacte.

13° Lorsque pendant la revision des vaccinés ou des revaccinés on constate que la vaccination est restée la première fois infructueuse, il faut, aux jours de revision, la renouveler, autant que possible, avec une autre série de lymphe. Si cette vaccination renouvelée reste aussi infructueuse, on la renouvellera l'année suivante une troisième et dernière fois. Pour une vaccination renouvelée au jour d'une revision, on fera une notice correspondante dans la colonne des remarques;

14° Toute vaccination ou revaccination suivie du développement d'au moins deux boutons peut être enregistrée comme «avec succès». Dans une revaccination, les boutons ne sont pas toujours pourvus des marques caractéristiques. Voilà pourquoi, pour une revaccination, il faut regarder comme réussie celle qui a produit au moins deux boutons, encore que petits et plus ou moins secs, ou même les croûtes de deux ou plusieurs boutons rapidement desséchés pendant leur développement;

15° Si à la première vaccination ou à une revaccination il ne s'est formé qu'un bouton, une nouvelle vaccination doit se faire sur le bras stérile par deux égratignures et avec une autre série de lymphe. Ordinairement, pour vacciner le bras stérile, on évitera l'autorevaccination, c'est-à-dire l'emploi de la lymphe du bouton développé;

16° Les boutons qui ont simplement crevé ou qui, par suite d'une cause traumatique, se sont ouverts et sont devenus humides, s'ils n'offrent pas des traces considérables d'inflammation, doivent être saupoudrés d'une poudre antiseptique. On avertira les personnes que cette procédure doit être renouvelée à la maison jusqu'au complet desséchement du bouton;

17° Pour toute vaccination ou revaccination qui a réussi, on remettra un certificat de vaccination, relativement de revaccination, écrit sur les formulaires destinés à cet usage. Ces certificats doivent, pour chaque vacciné, être déjà prêts et remplis au jour de la revision;

18° Un individu vacciné ou revacciné sans succès trois fois, avec du vaccin efficace, doit être considéré comme suffisamment prémuni contre la petite vérole; en conséquence, on lui remettra un certificat, où il va sans dire qu'on notera l'insuccès de la vaccination;

19° Les médecins du jour à la station sont responsables de l'ordre et d'une procédure qui ne donne lieu à aucune plainte;

20° Les règles de cette instruction doivent être suivies, sans aucune exception, à la station; il ne sera permis de s'en écarter qu'avec l'assentiment du directeur de l'Institut.

III. INSTRUCTIONS POUR LES PARENTS DES VACCINÉS.

1° Il est absolument défendu d'apporter dans les locaux de vaccination des enfants provenant de familles ou de maisons où règnent des maladies contagieuses (rougeole, diphtérie, scarlatine, érysipèle, petite vérole, typhus, etc.);

2° L'enfant à vacciner doit, au jour de la vaccination, être d'abord baigné et revêtu de linge frais et de vêtements parfaitement propres;

3° Après la vaccination, c'est aussi un devoir rigoureux de tenir le vacciné dans un état de propreté des plus stricts;

4° Les enfants, ayant la partie supérieure du corps entièrement découverte, sont présentés au vaccinateur, suivant l'appel nominal, ou respectivement d'après le numéro de la carte remis à ceux qui les portent;

5° On recommande aux parents de faire connaître les maladies antérieures ou encore existantes de l'enfant;

6° Le quatrième jour après la vaccination, les boutons commencent à se former; ils atteignent du huitième au dixième jour leur plus grand développement. Pendant cet espace de temps, une rougeur d'inflammation se forme autour des boutons et, pendant les derniers deux ou trois jours de leur développement, une fièvre modérée se manifeste; mais elle disparaît d'elle-même et par suite ne réclame aucun traitement. Du dixième au douzième jour, les boutons sèchent en formant une croûte qui tombe d'elle-même trois ou quatre semaines après la vaccination. Autant que possible il faut éviter que les croûtes soient arrachées avec violence;

7° Depuis la vaccination jusqu'à la chute des croûtes, il faut éviter de baigner l'enfant; mais il doit être soigneusement lavé, chaque jour et par tout le corps, à l'exception des bras vaccinés;

8° Le régime des enfants doit rester le même et, s'il fait beau, on peut les promener en plein air;

9° Il faut éviter les vêtements étroits et surtout les manches de chemise trop étroites; on ne doit pas non plus envelopper l'enfant de vêtements ou de couchages trop chands;

10° Quoiqu'on puisse sans inconvénient vacciner les enfants à tout âge, celui de 3 mois à 2 ans est le plus convenable pour la vaccination;

11° On peut vacciner en toute saison, pourtant il n'est pas opportun de faire vacciner les enfants durant les grandes chaleurs de l'été (juillet et août). C'est pourquoi la station publique de l'Institut vaccinal impérial-royal reste fermée pendant les mois de juillet et d'août;

12° Il faut soigneusement préserver les boutons de vaccination contre toute souillure et empêcher de les frotter ou arracher. A partir de trois jours après la vaccination jusqu'au moment de la revision par les médecins, il vaut mieux laisser les boutons se développer sans aucun bandage; l'observation d'une propreté rigoureuse suffira à préserver la santé de l'enfant de toute atteinte. Huit jours après la vaccination, afin de hâter la dessiccation, il est bon, surtout quand les boutons sont percés et humides, de les bien saupoudrer ainsi que toute la zone d'inflammation deux ou trois fois par jour, avec une couche épaisse d'une poudre ordonnée par les médecins de la station;

13° Si tout autour des boutons se développe une inflammation ou une enflure trop forte, de même que si une maladie vient à se déclarer peu après la vaccination, il faut aussitôt consulter un médecin;

14° Au jour fixé sur la carte numérotée remise à chacune des parties, l'enfant vacciné doit être présenté pour la revision ponctuellement à l'heure. C'est alors, qu'après une vaccination réussie, a lieu la remise du certificat de vaccination; cette remise n'a jamais lieu si l'enfant vacciné n'est pas présenté personnellement;

15° L'enfant vacciné vient-il à être considérablement malade au jour fixé pour la revision, de façon à ne pouvoir être transporté dans le local de la station, les parents (ou ceux qui en tiennent lieu) doivent communiquer ce fait aux médecins de la station, quand arrivent les jours fixés pour la revision;

16° Si, dans les jours qui suivent immédiatement la revision, le vacciné laissait voir des apparences de maladies qui semblent dues aux suites de la vaccination, les parents sont priés d'en faire mention, soit oralement, soit par écrit, à la direction de l'Institut vaccinal impérial-royal, VIII, Laudongasse, 12.

L'Institut royal central bavarois vaccinogène, à Munich, attire surtout l'attention sur une machine à triturer la lymphe d'après Pfeiffer; un appareil stérilisateur pour les établissements vaccinogènes d'après les frères Schmidt de Weimar; et un matériel pour l'expédition de la lymphe.

La *machine à triturer,* d'après Pfeiffer, sert à désagréger les pustules de vaccin prises sur le veau à l'aide d'une cuiller-grattoir. Par suite de la disposition de cette machine, les pustules de vaccin désagrégées pendant deux ou trois heures et mélangées à de la glycérine ne viennent en contact qu'avec de la porcelaine et non avec les parties métalliques de la machine. La révolution du mortier se fait au pied ou par un petit moteur électrique, ce dernier étant réglable pour des vitesses aussi lentes que l'on veut. Le pilon de trituration et le grattoir sont ajustables et ne fonctionnent qu'en vertu de leur propre poids. La transmission de la force au mortier rotatif s'effectue à l'aide de roues sur coussinets à billes et de cordes et non par des roues dentées. Pendant la rotation du mortier, la chute de la poussière est prévenue à l'aide d'une caisse protectrice en verre. Les petites régulations du pilon se font par une petite fenêtre adaptée à la caisse en verre. A cette machine se rattachent quatre mortiers de diverses grandeurs, correspondant à une quantité de 1,000 à 50,000 portions de lymphe animale.

L'appareil stérilisateur est adapté à la machine trituratrice et aux mortiers en porcelaine qui s'y rattachent. L'appareil fonctionne avec de la vapeur à 100 degrés centigrades qui entre par le haut et s'échappe par le bas. Il comprend trois parties, la partie inférieure contient le foyer (ici un brûleur de Bunsen); la partie intermédiaire à fond en cuivre, niveau d'eau et thermomètre sert à la production de la vapeur, à la réception des mortiers en porcelaine et des instruments de vaccination, des coupes en verre, des tubes capillaires à vaccine et des verres d'expédition; le tout dans un panier en fil métallique; la partie supérieure, pourvue d'un panier en feutre, sert à la stérilisation des tabliers, des vestons, de la ouate de bandage, etc.; le manteau de feutre assure le séchage et l'emploi immédiats des tabliers, de la ouate, etc. Chacune des parties supérieures de cet appareil peut être employée séparément. L'appareil rend inutiles tous les autres appareils accessoires; il suffit pour un grand établissement vaccinogène. Chaque stérilisation s'achève en une heure environ.

Nombreux sont en Allemagne les instituts vaccinogènes. Parmi ceux qui ont participé à l'Exposition, il convient de citer : l'Institut vaccinogène royal saxon, à Dresde, avec un moulin à lymphe du docteur Chalzbaüs; l'Institut vaccinogène wurtembergeois, à Stuttgard et Chunstatt; l'Institut vaccinogène national du grand-duché de Hesse, à Darmstad, avec des appareils pour fabriquer des poudres de Reissner; l'Institut vaccinogène du grand-duché de Saxe-Weimar; l'Établissement vaccinogène de Strasbourg; l'Institut central vaccinogène du duché d'Anhalt, à Bernburg; le service de vaccine de l'Institut hygiénique de l'université d'Iéna; l'Institut municipal vaccinogène de Hambourg; les Établissements royaux de Prusse pour la production de virus vaccins, situés à Königsberg, Berlin, Stetten, Oppeln, Halle, Cassel, Cologne. Dans ce dernier établissement, un *appareil de Meder* sert à remplir de lymphe les verres capillaires. Après avoir ouvert la pince de serrage, on comprime le ballon de caoutchouc et on chasse l'air hors de l'appareil. Si l'on cesse de comprimer le ballon, celui-ci produit une action aspiratoire qui, par suite de la fermeture et de l'ouverture de la pince de serrage, pendant le temps que l'on voudra, agit sur le tube capillaire fixé à l'ouverture du bouchon en caoutchouc et plongeant à son autre extrémité dans la lymphe, de sorte que l'on peut aspirer toute quantité voulue de lymphe.

Dans un *appareil de Vonselow*, un soufflet permet de comprimer l'air dans la bouteille de lymphe. En ouvrant et fermant alternativement le robinet en verre, on peut remplir, à l'aide du tube supérieur recourbé, les verres d'expédition de lymphe.

Les Instituts hygiéniques de l'Université royale de Berlin exposent l'imprimé intitulé : *Les cow-pox de Bremer*, dans les éditions de 1801 et 1804; quatre pamphlets concernant la vaccine au commencement du siècle; une image représentant une médaille de vaccine; une reproduction en plâtre d'une médaille de vaccine; un modèle en plâtre datant du commencement du xix° siècle, représentant le bras d'une personne vaccinée ; un étui de vaccinateur comme pièce historique (voir aussi sous Rubner).

Il n'y a plus aujourd'hui de variole en Allemagne. En 1898, la proportion était de 0.04 pour 100,000 habitants. A Paris, à la même époque, 0.2.

En 1882, nous apprend M. le Dʳ Carrière, M. Haccius a fondé à Lonez, près Genève, un institut pour la production du vaccin animal, qui n'a pas tardé à revêtir un caractère presque officiel par le contrat intervenu entre son directeur et un certain nombre de gouvernements cantonaux pour la fourniture du vaccin aux services publics.

En 1898, l'Institut Haccius a fusionné avec l'Institut bactériothérapeutique, créé à Berne par MM. Häfliger et Cⁱᵉ. Le nouvel institut, qui a pris le nom d'Institut bactériothérapique et vaccinal suisse, a son siège à Berne; il est placé sous la direction scientifique de M. le professeur Dʳ Tavel, professeur de bactériologie à la Faculté de médecine et sous la surveillance directe de l'État bernois. Il est administré par un conseil de surveillance composé de professeurs et de médecins.

Cet Institut comprend deux divisions : La première s'occupe de la production des sérums antitoxiques et livre actuellement les produits suivants : sérum antidiphtérique, sérum antitétanique, sérum antityphique, sérum antiérysipélateux, sérum antipesteux, sérum anticharbonneux, sérum antistreptococcique et tuberculine; la deuxième division s'occupe de la préparation du vaccin antivariolique.

L'Institut a conclu avec un certain nombre de cantons des contrats par lesquels il s'engage à livrer aux médecins le sérum antidiphtérique à moitié prix et même gratuitement en cas d'épidémies pour favoriser la pratique des inoculations préventives.

Quant à la fourniture de la lymphe vaccinale aux cantons, il n'a rien été changé aux contrats précédemment passés avec M. Haccius.

Le sérum antidiphtérique est aussi préparé par le laboratoire de bactériologie de la ville de Genève.

Pour M. le docteur G. Jorissenne, de Liège, le meilleur procédé de vaccination consiste à enlever l'épiderme seul sur un petit carré mesurant 2 millimètres de côté, sans rompre de vaisseaux, avec un ténotome, après avoir savonné la peau et l'avoir lavée à l'éther sulfurique ou à l'alcool, à éviter les pansements antiseptiques qui atténuent ou détruisent le vaccin, tel est le fond de la méthode. Divers instruments très ordinaires peuvent servir, à défaut du ténotome à tranchant de platine, en vue de la désinfection. Pour les vaccinations nombreuses, en série, ce ténotome est parfait et pratique; on le désinfecte à la flamme. On peut cependant utiliser plumes, aiguilles, épingles, chaque individu recevant un instrument désinfecté à l'avance.

M. Hauchamps, médecin divisionnaire au service d'hygiène de la ville de Bruxelles, expose un mode opératoire de vaccination.

Quel est le mode opératoire de vaccination le moins douloureux et le plus rapide en tenant compte des règles de l'asepsie? dit-il.

Pour répondre à cette question, il présente un appareil de vaccination, qui comprend un instrument vaccinateur, employé depuis trois ans par le service communal de vaccination et de revaccination fait à Bruxelles par M. le docteur Joris, inspecteur adjoint du bureau d'hygiène. Ce service, qui est le plus important de Belgique, comporte annuellement 4,000 à 5,000 vaccinations et revaccinations. Ce mode de vaccination est très rapide, il permet de vacciner 208 enfants en une heure; il est absolument indolore, car l'enfant ne manifeste ni la moindre souffrance, ni la moindre inquiétude. En effet, l'instrument fixe mathématiquement la largeur et la profondeur des incisions et le cercle métallique qui entoure les lames tranchantes permet, par une légère pression, de supprimer la sensibilité cutanée. Ces incisions sont très superficielles, n'entament que l'épiderme et sont à peine apparentes. Jamais la moindre gouttelette sanguine ne doit sortir de la plaie.

L'instrument peut être maintenu aseptique avec la plus grande facilité. Enlever le cercle métallique, brosser les lames avec une solution d'alcool à 90 degrés sublimé à 1 1/2 p. 100, essuyer avec de la ouate sublimée, et l'instrument est prêt pour une nouvelle vaccination.

Dans le service de vaccination de Bruxelles, on procède comme il suit :

Les enfants, accompagnés de leurs parents ou de leurs instituteurs, sont réunis dans une grande salle commune, où un employé inscrit leurs noms dans un registre au fur et à mesure de leur arrivée, remet une carte, fait découvrir complètement le bras droit et les introduit dans le cabinet du médecin vaccinateur.

Ici, un autre employé brosse et lave avec soin la région deltoïdienne en employant l'esprit de savon (*spiritus saponis*), l'essuie avec de la ouate sublimée, remet à l'enfant un bonbon et l'envoie auprès du médecin.

Celui-ci fait avec l'instrument rendu aseptique trois groupes d'incisions jumelles, symétriquement disposées sur la ligne médiane de la région à deux centimètres d'intervalle, puis prend du vaccin avec une lamelle d'ivoire, rendue aseptique et en couvre les incisions.

Les parents ou les instituteurs sont priés de représenter leurs enfants huit jours plus tard pour constater les résultats de la vaccination et leur remettre un certificat.

Depuis trois ans, ce mode de vaccination a donné les meilleurs résultats. On constate généralement six pustules jumelles, larges et ne présentant aucune trace d'inflammation à moins de grattage par des enfants indociles ou l'application de linges malpropres sur des pustules ouvertes.

Une exposition remarquable est celle du docteur Hubert sur le vaccin, sous la protection de la Société de la santé publique à Saint-Pétersbourg, subventionnée de l'État. Elle comprend l'historique de la vaccination par Jenner et de nombreuses pièces anatomo-pathologiques en cire.

Deux points spéciaux sont mis en lumière : La vaccination renforcée et la durée de l'incubation avant l'immunité.

Le docteur Hubert précipite l'immunité en pratiquant les inoculations une ou deux fois par jour pendant cinq à six jours consécutifs. Le développement local des vésicules devient beaucoup plus rapide. Il n'y a pas de réaction organique plus marquée. Le docteur Hubert montre que la vaccination, même unique, donne toujours une élévation de température, si légère qu'elle passe inaperçue, et dont la courbe est analogue à celle de la variole.

La vaccination renforcée produirait l'immunisation en cinq à sept jours au lieu de douze à quinze jours, habituels, d'après le docteur Hubert, à l'inoculation unique.

De ses recherches, le docteur Hubert conclut que la variole éclatant après la vaccination et avant l'immunité revêt un caractère de gravité plus intense.

Cela n'est point pour nous surprendre, étant donné ce que nous savons, par exemple, de la vaccination antipesteuse de Hafkine qui a cet inconvénient.

Au contraire, la vaccination *renforcée* permettrait de lutter contre la variole en incubation et même à la période prodromique.

Elle est, en tout cas, indiquée sur les sujets qui se trouvent dans un foyer épidémique.

Le docteur Hubert expose longuement ses études sur les moyens de fabriquer le meilleur vaccin. Les animaux sont toujours revêtus d'un pansement aseptique, afin d'empêcher l'infection secondaire par l'air, le léchage, le frottement contre les murs, etc. Les pinces à pustule, le moulin à pulpe sont intéressants. Il a fait de curieuses expériences à l'Assistance des enfants abandonnés de Saint-Pétersbourg où se trouvaient un certain nombre d'enfants ayant de la polydactylie.

Il vaccinait au doigt supplémentaire une série d'enfants, auxquels il pratiquait l'amputation de ce doigt les cinquième, sixième, septième, huitième et même le quinzième jour après la vaccination. Puis il revaccinait aussitôt l'enfant à la place habituelle. Il a reconnu ainsi que l'immunité partielle commence à se manifester dès le septième jour et qu'elle est complète au quinzième jour après l'inoculation.

1 modèle en plâtre datant du commencement du xixe siècle représentant le bras d'une personne vaccinée;

1 étui de vaccinateur du commencement du xixe siècle;

Appareils pour fabriquer la poudre de Reissner;

Un carton avec des tables qui montrent la constance de la vaccine de 1799 à 1899, ainsi que des représentations de la variole des chevaux, des vaches et de l'homme;

Instruments de vaccination vieillis;

Ouvrages imprimés sur la vaccination : Raymund, *La loi sur la vaccination en Allemagne et ses règlements exécutoires;* Schulz, *Vaccination, son service et sa technique;*

Ouvrage imprimé : Wesche, *Die animale Vaccination im Herzogthum Anhalt* (Leipzig, 1898);

Brochure : *Traité sur la vaccine ou recherches historiques et critiques sur les résultats obtenus par les vaccinations et revaccinations.* Ouvrage couronné par l'Académie royale des sciences en 1845. Par Ch. Steinbrenner, Paris, 1846 ;

Brochure : *Ueber Variola und Vaccine und Züchtung der Variola-Vaccine-Lymphe;*

Collections de médailles de vaccination (L. Pfeiffer, docteur et conseiller intime de santé à Weimar);

Jenner-Litteratur, catalogue de la bibliothèque du docteur L. Pfeiffer à Weimar, fondée en 1830 par le conseiller d'État russe docteur de Bulmerincq et continuée par L. Pfeiffer jusqu'en 1890;

Un tableau qui montre les résultats de la loi allemande sur la vaccination de 1874 à 1898;

Quelques microphotogrammes concernant la variole, exposés par M. le Dr Pfeiffer (de Königsberg) en collaboration avec M. le Dr Frosch (de Berlin);

Une photographie destinée à rappeler le premier essai de vaccination contre la variole (1er février 1800);

Un étui à vaccination à Hambourg, autrefois en usage;

Des imprimés touchant la loi allemande sur la vaccination et les décrets publiés dans les différents États pour sa mise à exécution, les formulaires usuels pour l'obtention du virus animal dans les établissements royaux de Prusse, ainsi que des formulaires imprimés pour la mise à exécution de la vaccine en Allemagne;

Un album, contenant des plans et photographies des établissements vaccinogènes à Königsberg, Berlin, Stettin, Halle, Cassel, Cologne, Munich, Carenstadt, Weimar, Hambourg et Strasbourg;

Les plans et photographies de l'Institut vaccinogène de Stuttgart;

Représentation des méthodes pour stériliser la lymphe; échantillon de lymphe et des photographies (Établissement pour la production de la lymphe à Berlin en commun avec M. le professeur Frosch, à Berlin);

Modèle d'un bandage en collodion du champ vaccinal du veau (Établissement vaccinogène à Berlin);

Modèle de verre de soutirage de la lymphe (Établissement vaccinogène à Stettin);

Un couteau en forme d'œillet à deux tranchants pour le vaccin;

Les instruments employés pour exécuter la vaccination dans l'Institut vaccinogène de Halle pendant les années 1882 jusqu'à 1884 (Établissement vaccinogène à Halle);

Les émulsions glycérinées, fabriquées pour la première fois dans l'Institut vaccinogène de Halle en 1883 dans les récipients employés à présent pour les conserver;

Représentation graphique des quantités de lymphe animale, débitées de 1880 à 1889 par l'Institut vaccinogène de Halle;

Un ballon remplisseur pour la lymphe d'après Meder (Établissement vaccinogène de Cologne);

Un appareil de remplissage de la lymphe d'après Vanselow;

Une machine à triturer la lymphe d'après Pfeiffer (Institut royal central vaccinogène de Munich);

Un appareil stérilisateur pour les établissements vaccinogènes d'après les frères Schmidt de Weimar;

Matériel pour l'expédition de la lymphe;

Moulin à lymphe d'après le docteur Chalybaeus (Institut vaccinogène royal saxon de Dresde);

Une lampe d'émailleur à esprit de vin, tubes pour expédier la lymphe animale, avec capillaires et récipients de verre (Institut vaccinogène grand-ducal saxon de Weimar);

Des instruments pour la vaccination des veaux;

Récipients et tubes pour recueillir la lymphe animale ou humaine (Institut hygiénique de l'Université de Jéna);

Modèle d'une étable à veaux (Établissement municipal de vaccine à Hambourg);

Une boîte d'instruments avec couteau à vaccination, pincette, tubes de verre, pipettes, évacuateur pour capillaires de lymphe, entonnoir à lymphe;

Machine à mettre la lymphe en flacons d'après Altmann Döring (P. Altmann à Berlin);

Une caisse avec les accessoires nécessaires à la fabrication rapide de tuyaux de verre avec fermeture stérile pour l'envoi de la lymphe (Dr Eninger à Strasbourg, Alsace);

Une collection de récipients pour l'expédition de la lymphe, usités en Allemagne (B. Fliedner à Elgersbourg);

Ouvrage imprimé : *Bericht über die Thätigkeit der Kommission zur Prüfung der Impfstofffrage;* rapporteur : Dr P. Frosch (professeur : Dr P. Frosch de Berlin);

Machine à mettre la lymphe en flacons d'après Lücke (Lücke de Berlin);

Machine à mettre la lymphe dans des tubes de verre, construite par Stüler (Dr Stüler, conseiller sanitaire à Berlin);

Publications de l'établissement vaccinogène de Halle pendant les années 1883 à 1886 concernant la possibilité de n'employer exclusivement que des lymphes animales pour les vaccinations publiques (Institut vaccinogène de Halle);

Instruments pour les vaccinations individuelles ou collectives (Institut hygiénique de l'Université d'Iéna);

Appareil pour la stérilisation des couteaux à vaccin;

Pansements occlusifs d'après Fürst;

Une collection des instruments usités en Allemagne pour la vaccination humaine (Grand magasin médical à Berlin);

Une collection de pansements de vaccination, dont on a fait l'essai en Allemagne;

Instruments inoxydables en métal pour vaccination, d'après Weichhardt;

Instruments à vaccination, d'après le Dr Wiedmann.

Hufeland, *Remarques sur la variole naturelle et inoculée à Weimar en 1788.* Leipzig, 1793;

James Bryce, *Observations pratiques sur l'inoculation des cow-pox,* Breslau, 1803;

11

Sommation aux habitants de l'État prussien concernant la vaccination, 1805 ;

Bremer, *Les cow-pox*, éditions de 1801 et 1804 ;

Quatre pamphlets concernant la vaccine au commencement du siècle;

Une image représentant une médaille de vaccine, une reproduction en plâtre d'une médaille de vaccine.

M. Stüler, conseiller sanitaire, docteur, à Berlin, expose une machine pour mettre la lymphe dans des tubes de verre, construite par Stüler.

Pour stériliser la machine, on la met dans le four de stérilisation après avoir fait monter le piston jusqu'au bout et l'on élève la température jusqu'à 160 degrés Celsius.

Pour charger l'appareil, on verse la vaccine par le trou qu'on obtient en ôtant le tuyau de décharge fixé au fond par une vis.

En tournant le piston de la seringue, qui porte aussi une vis, on fait sortir le vaccin de manière qu'à chaque quart de rotation corresponde l'expulsion d'un quart de gramme de vaccin. Il s'écoule dans un des tubes de verre qui se trouvent dans le tambour tournant au-dessous de la seringue.

Les tubes sont couverts d'un disque, qui n'a qu'une seule ouverture, par laquelle on les ferme par un bouchon.

M. Voigt, docteur médecin vaccinateur à Hambourg, expose :

1° Une photographie destinée à rappeler le premier essai de vaccination contre la variole (1er février 1800). L'original fut donné au Dr Heim à Berlin pour son jubilé, le 15 avril 1822, la gravure sur cuivre fut remise à la princesse Radziwill, qui avait apporté au Dr Heim la lymphe d'Angleterre ;

2° Un étui à vaccination de Hambourg, autrefois en usage;

3° Photographie des vaccinations publiques à Hambourg.

M. Wiedemann, docteur, conseiller sanitaire, à Neu-Ruppin, expose des instruments à vaccination d'après Wiedemann.

Les lancettes de Wiedemann, en tôle d'acier, ont pour but d'empêcher les dangers de la vaccination, en rendant impossible la transmission des maladies d'un bras à l'autre, car chaque vacciné a sa lancette. Vu leur bas prix (100 pour 4 marcs ou nickelées 5 marcs) on peut en prendre une neuve pour chaque opération ou stériliser celles qu'on a déjà employées et en porter sur soi de 25 à 30 enveloppées de ouate, dans un petit récipient de verre. La stérilisation se fait à la maison, mais elle peut se faire aussi en peu de minutes, si le nombre des personnes à vacciner vient à dépasser celui des lancettes qu'on a emportées. Pour cela on les fait bouillir dans une dissolution de soude à 1/100 dans le récipient dans lequel elles sont contenues. La stérilisation de 25 à 30 lancettes se fait en 2 ou 3 minutes.

Un avantage, c'est que la gouttière qui se trouve dans la pointe renferme, par suite de son attraction capillaire, du vaccin pour 4 à 6 piqûres, et par cela même on économise beaucoup de lymphe.

Les résultats des vaccinations faites avec ces instruments ont été très encourageants. Ces succès sont dus surtout à la gouttière de la pointe qui fait pénétrer directement la lymphe dans la piqûre.

DÉSINFECTION.

Depuis l'Exposition de 1889, ainsi que nous l'avons indiqué au commencement de ce rapport, la pratique de la désinfection a fait de constants progrès. Pour la désinfection des tissus, des étoffes, des objets épais, c'est-à-dire toutes les fois que la destruction des germes pathogènes doit être faite en profondeur, on a recours aux *étuves*, dont plusieurs modèles, absents à l'Exposition de 1900, furent alors très remarqués. Pour la désinfection des surfaces, le lavage ou la pulvérisation à l'aide de substances antiseptiques tendent à être remplacés par le dégagement de gaz ou de vapeur microbicides, plus particulièrement par l'aldéhyde formique gazeuse.

C'est en 1881 que la première étuve à vapeur sous pression fut créée en France par M. Jules LE BLANC, pour la désinfection des objets de literie et autres effets contaminés.

M. le docteur Vallin disait, à la séance du 26 décembre 1883, à la Société de médecine publique, que « toutes les étuves à air chaud, en fonctionnement jusqu'alors abîmaient les tissus sans atteindre dans l'intérieur des matelas, oreillers, etc., une température dépassant 64 degrés, après cinq heures de chauffage, alors que dans l'étuve à vapeur sous pression (système Le Blanc) des thermomètres placés à l'intérieur des matelas, accusaient une température de 115 degrés, quelques minutes après l'ouverture du robinet de vapeur... Toutes les étuves à air chaud sont dangereuses et illusoires, il faut mettre la vapeur en présence des objets à désinfecter ».

Dans cette même séance, M. le docteur Rochefort rendait compte des expériences multiples qu'il avait faites sur les étuves J. Le Blanc et il annonçait à la Société que « les étuves entreprises en 1881 par M. J. Le Blanc ont permis d'atteindre dans l'intérieur des matelas la température de 115 degrés » et il concluait à leur adoption générale. Plus tard, le 20 septembre 1885, M. le docteur Rochefort a encore donné dans la *Revue d'hygiène*, comme secrétaire du Service de santé de la Marine, tous les détails d'expériences nouvelles faites sur les étuves J. Le Blanc, destinées à notre colonie de la Martinique et il en démontrait les avantages considérables. De nombreuses constatations identiques ont été faites depuis par des commissions spéciales.

Il a été partout reconnu que, pour faire une opération de désinfection offrant toute sécurité, il faut opérer à la température de 115 degrés sous pression, pendant vingt minutes, si la vapeur est dormante ou fluente, un peu moins longtemps si l'on fait des dépressions répétées. Les étuves J. Le Blanc fonctionnent à cette température ; la consommation moyenne par opération est de 12 litres d'eau et celle du combustible d'environ 3 kilogrammes. Elles sont fixes ou locomobiles, à une ou deux portes, et de dimensions variées quant au diamètre intérieur et à la largeur intérieure. Des types pour crèches et petits établissements ont une chaudière faisant corps avec l'étuve au lieu d'être indépendante.

M. Jules Le Blanc expose la plus grande partie des différents types de son matériel de désinfection :

1° Une étuve locomobile à quatre roues (fig. 27) mesurant à l'intérieur 1 m. 15 de diamètre et 1 m. 65 de longueur, très complète, avec son coffre de l'avant divisé en trois compartiments, dont un pour l'approvisionnement de l'eau, un autre pour le combustible et le troisième pour loger le pulvérisateur, l'outillage, etc. ;

2° Une étuve locomobile à deux roues, de 1 m. 05 × 1 m. 65 avec coffre à charbon et caisson à outils sur le siège. Ce type, attelé d'un seul cheval, est plus spécial pour petites localités, chefs-lieux de canton, armées en campagne ;

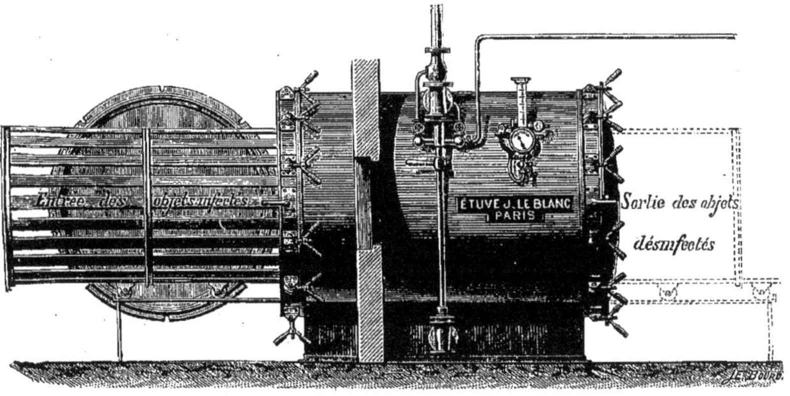

Fig. 26. — Étuve fixe à deux portes de M. J. Le Blanc.

3° Une étuve fixe à deux portes (fig. 26), ayant à l'intérieur 1 m. 30 de diamètre et 2 m. 25 de longueur, avec cloison séparative munie d'impostes ; le générateur de vapeur qui dessert cette étuve est du système vertical, à tubes Field ;

4° Une petite étuve verticale avec chaudière en dessous, créée spécialement pour crèches et autres petits établissements ; elle mesure 800 millimètres de hauteur utile ;

5° Une petite étuve horizontale avec chaudière au-dessous, comme la précédente, étudiée et construite tout particulièrement pour de petits établissements, ayant aussi un diamètre de 800 millimètres, mais avec une longueur de 1 m. 20, et elle est munie de deux portes permettant, comme pour les grandes étuves, l'adjonction d'une cloison pour que les deux opérations de chargement et de déchargement de l'étuve soient bien distinctes.

Ces cinq étuves de désinfection, quoique de types différents, ne varient nullement quant au mode de fonctionnement qui est celui de la vapeur fluente sous pression, particulier à la maison J. Le Blanc qui, la première, en 1881, a mis en service ce mode de désinfection par l'étuve à vapeur.

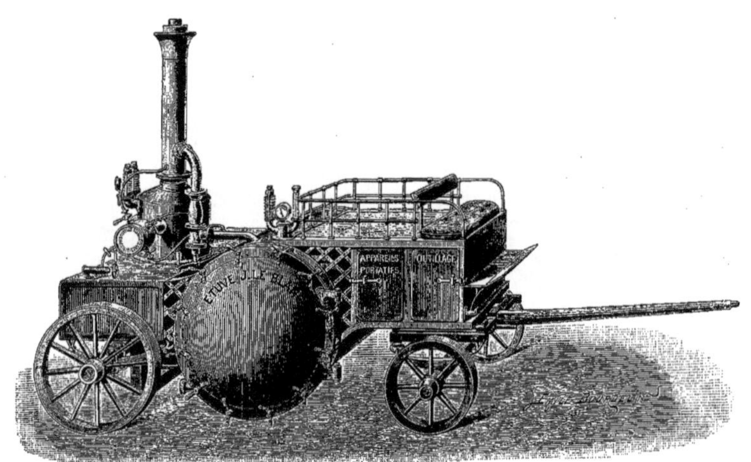

Fig. 27. — Grande étuve locomobile à deux portes, type C, de M. J. Le Blanc.

Par un système et un dispositif de manœuvre d'une grande simplicité il est facile, même à des mains non expertes, d'obtenir sûrement des opérations de désinfection absolument efficaces.

Le procédé de séchage des objets par la ventilation pratiquée dans les étuves J. Le Blanc donne de bons résultats.

Le système de fermeture des portes constitue un notable perfectionnement par la forme sphérique donnée aux écrous des boulons articulés qui, s'encastrant et se centrant d'eux-mêmes, donnent un serrage rapide et beaucoup plus sûr que par tout autre moyen.

Pour les services de désinfection importants, M. J. Le Blanc construit des étuves de grandes dimensions, jusqu'à 1 m. 60 de diamètre et 3 mètres de longueur.

L'introduction de la vapeur se faisait autrefois par un seul orifice placé au milieu de l'appareil ; la température obtenue au centre des étuves de grandes dimensions n'était jamais égale à celle qui était relevée à côté des portes. Pour obvier à cet inconvénient, M. Le Blanc a apporté un nouveau perfectionnement qui consiste à faire pénétrer la vapeur par deux orifices placés à la partie supérieure à égale distance des fonds, de façon que cette vapeur se répande uniformément dans toutes les parties de l'appareil ; deux orifices sont également aménagés à la partie inférieure pour l'évacuation. Par ce moyen on obtient une même température dans tous les points de l'appareil.

La forme cylindrique des chariots des étuves J. Le Blanc mérite aussi d'attirer spécialement l'attention puisqu'ils utilisent, autant qu'il est possible de le faire, la capacité des appareils ; et, de plus, leur construction en bois, avec seulement l'ossature métallique, évite le contact des objets sur le fer et les préserve ainsi d'être brûlés en cours d'opération.

6° Un pulvérisateur de liquides antiseptiques sur roulettes. La surface intérieure en contact avec les solutions désinfectantes est recouverte d'une épaisse couche d'émail que l'on peut facilement entretenir. Les deux tuyaux d'air et de liquide n'en font qu'un et tout récemment une spirale métallique invisible a été introduite dans le tube extérieur afin de lui assurer une plus grande durée et de lui donner plus de rigidité tout en conservant la souplesse voulue.

Les pulvérisateurs de M. J. Le Blanc pour assainir les locaux contaminés et les objets qui ne peuvent être soumis aux étuves à vapeur, pour désinfecter, par exemple, les murs, les plafonds, tentures, rideaux, tapis, parquets, fourrures, etc., sont en tôle d'acier et recouverts intérieurement d'une épaisse couche de peinture pouvant être facilement entretenue. La pompe est placée sur le couvercle et s'enlève avec lui, ce qui permet les nettoyages et réparations faciles. Les tubes amenant l'air et le liquide sont concentriquement placés l'un dans l'autre afin de simplifier la manœuvre.

Ils fonctionnent à forte pression afin de produire des jets allant atteindre les moindres interstices, fentes et joints des murailles, des boiseries et des tentures ; le brouillard obtenu est extrêmement fin et couvre une grande surface. Le bout de la lance est en ébonite, pour éviter que les trous ne s'agrandissent sous l'action corrosive des antiseptiques.

Enfin, M. J. Le Blanc exposait des cuves à tremper et à désinfecter le linge par le lessivage à la vapeur.

M. F. Debattre construit, d'autre part, des étuves à désinfection par l'action directe de la vapeur sous pression, à double paroi, chauffage annulaire et verrous rayonnants.

La fermeture des portes par verrous rayonnants se manœuvre par un seul volant et donne un serrage simultané et égal sur toutes les parties de la circonférence de la porte; le chauffage a lieu par enveloppe annulaire de vapeur au moyen d'une double paroi enveloppant le corps de l'étuve. Cette disposition assurerait un chauffage égal dans toutes les parties du corps de l'étuve; elle évite les condensations lors de l'injection de vapeur directe et facilite le séchage des objets désinfectés.

Un souffleur à vapeur permet de sécher rapidement les objets dans l'étuve même.

L'enveloppe extérieure en tôle vernie offre une surface parfaitement unie, facile à nettoyer, et constitue au moyen d'un matelas d'air interposé un excellent isolant, n'offrant pas les mêmes inconvénients que les anciennes enveloppes en bois qui se disjoignent, et forment des réceptacles à poussière.

Les étuves à vapeur sous pression peuvent être disposées sur demande pour fonctionner par la vapeur fluente, le vide et les produits gazeux. Elles sont fixes ou locomobiles, et de dimensions variées, à une ou à deux portes.

Sous le nom de *stérilisovaporigène* (fig. 28), le même constructeur présente une étuve à désinfection à vapeur circulant sous très faible pression avec producteur automatique de vapeur à foyer et alimentation continus fonctionnant sans surveillance, plus spécialement destinée aux asiles, maisons de refuge, dispensaires, etc.

L'étuve comporte à chaque extrémité une porte avec fermeture à verrous rayonnants, brevetés s. g. d. g., fermant par un simple volant.

Le chariot est constitué par un cylindre en tôle monté sur galets muni d'une porte à charnière en tôle et d'un ajutage pour arrivée de vapeur.

Deux voies à rails articulés permettent le chargement et le déchargement dans les locaux distincts.

Le chariot une fois chargé, on en ferme la porte à charnière en serrant les vis de serrage, puis on le pousse dans l'étuve dont la porte est refermée.

L'arrivée de vapeur est mise en communication avec le cylindre intérieur au moyen d'un ajutage spécial.

La vapeur traverse les objets à stériliser et entraîne méthodiquement l'air, opérant un déplacement horizontalement à la manière d'un liquide.

Le mélange d'air et de vapeur sort par le fond perforé inférieur, et s'échappe en circulant entre le cylindre et l'enveloppe extérieure dont il maintient les parois à haute température évitant ainsi les condensations.

La désinfection est opérée méthodiquement par courant de vapeur continu, condition essentielle pour enlever en tous points les chambres d'air qui nuisent à la pénétration des objets par la vapeur.

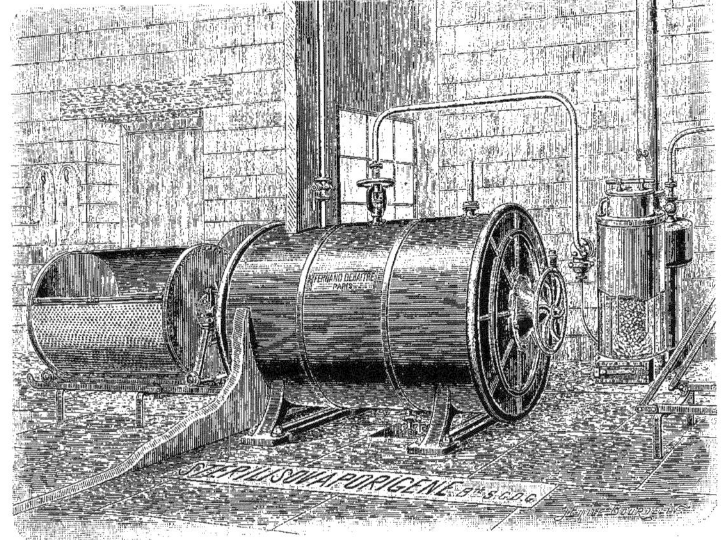

Étuve à désinfection à vapeur circulant sous très faible pression, avec producteur automatique de vapeur

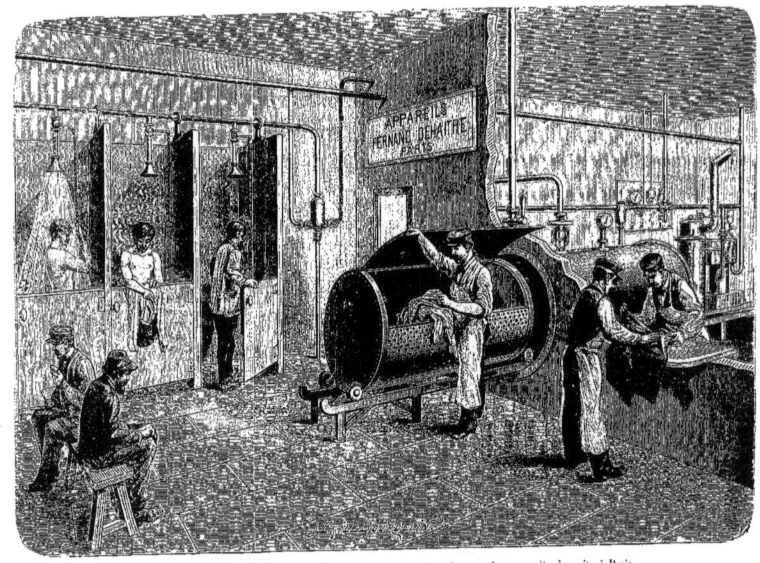

Fig. 29. — Service combiné de désinfection et de bains-douches fonctionnant dans un asile de nuit, à Paris.

La circulation dure ainsi trois quarts d'heure au bout desquels on obtient régulièrement une température 102 à 103 degrés dans tous les points des objets soumis à la désinfection.

L'appareil producteur de vapeur ou vaporigène, breveté s. g. d. g., fonctionne d'une façon absolument automatique et sans surveillance; le foyer analogue à celui des poêles Choubersky est à feu continu et l'alimentation se règle d'elle-même au moyen d'un robinet à flotteur.

Ces appareils stérilisovaporigènes fonctionnent depuis plusieurs années dans les maisons de l'Œuvre de l'hospitalité de nuit, à Paris, et le rapport du Comité de l'Œuvre sur les travaux de 1895 conclut à ce sujet : «Nous avons installé dans les autres immeubles des appareils provenant de la maison Debaître. Nous avons réalisé une économie d'environ moitié sur l'achat des appareils, économie de main-d'œuvre par la suppression du mécanicien breveté, économie notable de combustible, et utilisation de la vapeur perdue pour le chauffage de l'eau et des bains-douches. »

Par un service combiné de désinfection et de bains-douches fonctionnant dans un asile de nuit (fig. 29), le vaporigène produit non seulement la vapeur nécessaire aux opérations de désinfection, mais permet de chauffer économiquement par barbotage de vapeur l'eau nécessaire pour donner les bains-douches et soins de propreté.

Le vaporigène fonctionne comme un simple poêle mobile; le chargement de combustible ne se fait qu'une fois par jour et l'alimentation d'eau est absolument automatique. Il peut donc être mis entre les mains de toute personne et ne présente aucun risque de danger.

La laveuse-désinfecteuse à vapeur sous pression (fig. 30 et 31) est destinée à laver et stériliser par l'action directe de la vapeur les linges souillés et contaminés, linges de pansements, linges à cataplasmes, etc., sans fixation des taches.

La vapeur sous pression est universellement reconnue comme le meilleur agent de stérilisation.

Mais, si l'on passe à l'étuve des linges souillés soit de sang, de matières fécales, de déjections de toutes sortes, soit de substances médicamenteuses, comme le sont la plupart des linges d'hôpitaux et surtout les linges des gâteux et des aliénés, la vapeur sous pression fixe ces souillures et en fait des taches indélébiles. C'est le principe même de la fixation des couleurs par la vapeur, utilisé dans la teinture et l'impression des tissus.

Pour parer à ces inconvénients, les agents chimiques d'oxydation que l'on emploie n'atténuent qu'imparfaitement le mal en raison de leur dosage impossible par rapport à la composition chimique des taches, et les réactions qui se produisent ont pour résultat le plus immédiat l'altération des tissus.

De plus cette manutention de linges contaminés est susceptible d'amener des accidents graves dans le personnel.

Les administrations hospitalières se sont émues de cet état de choses et de l'accroissement considérable des dépenses de remplacement du linge depuis l'organisation des services de désinfection.

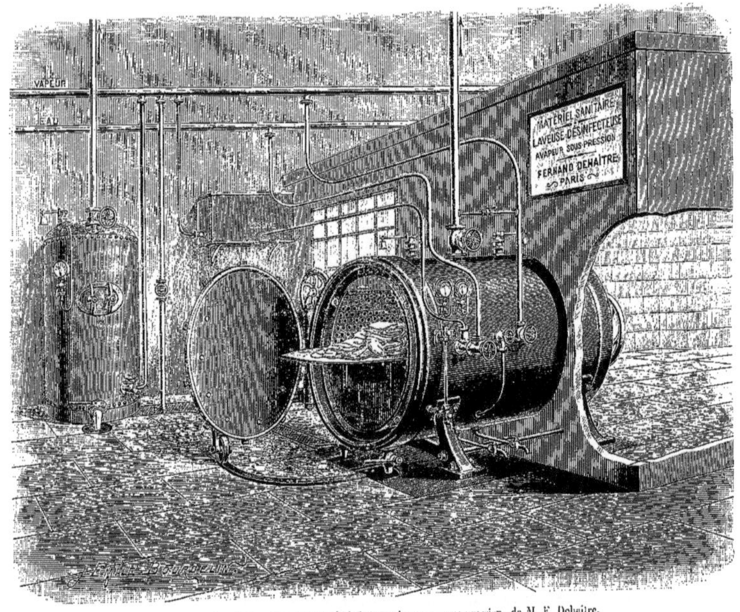

Fig. 3o. — Installation d'une laveuse-désinfecteuse à vapeur sous pression, de M. F. Dehaitre.

La laveuse-désinfecteuse a été spécialement étudiée en vue de remédier à ces inconvénients.

C'est en somme une machine à laver le linge fonctionnant à l'intérieur d'une étuve à désinfection.

L'étuve ou enveloppe extérieure est constituée par un corps cylindrique en tôle à double ou simple paroi, fermé à chacune de ses extrémités par une porte à charnières avec fermeture à verrous rayonnants brevetés s. g. d. g., manœuvrés simultanément par un seul volant central.

Ce corps cylindrique est revêtu extérieurement d'une enveloppe en tôle vernie laissant une couche d'air isolante entre elle et le corps de l'étuve et évitant ainsi les déperditions de calorique.

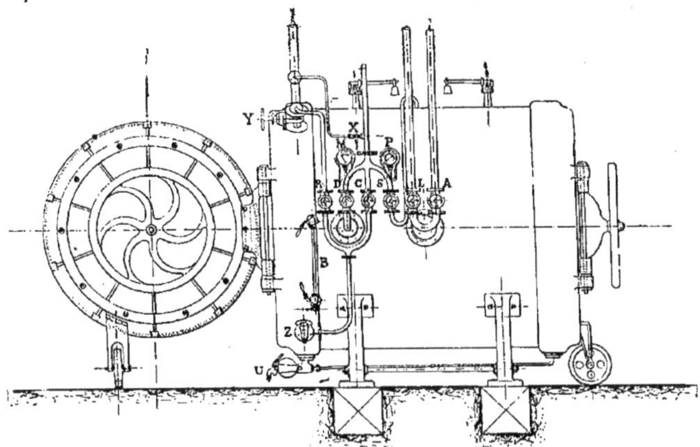

Fig. 31. — Laveuse-désinfecteuse à vapeur sous pression, de M. F. Delaitre.

La double paroi reçoit une circulation de vapeur assurant le chauffage dans toute la périphérie du corps cylindrique.

L'appareil est pourvu des robinets d'introduction de vapeur, appareils de sûreté, souffleur, etc., comme une étuve ordinaire.

La laveuse est constituée par un tambour cylindrique en tôle perforée, divisé en deux compartiments par un diaphragme ondulé.

Chacun des compartiments possède une porte à chaque extrémité de façon à assurer le chargement et le déchargement dans des locaux distincts, comme cela se fait pour les étuves.

Ce tambour laveur est actionné à l'intérieur de l'étuve au moyen d'une disposition d'engrenages par un petit moteur direct placé sur le côté de l'étuve ou par une transmission, si le local en est pourvu.

Des robinets permettant l'introduction d'eau et de lessive et un niveau d'eau indique la hauteur du bain à l'intérieur.

L'installation se complète par une bouteille en tôle de capacité suffisante pour recevoir tout le liquide contenu dans l'appareil.

Le liquide y est refoulé au moyen d'un éjecteur et porté à l'ébullition par un barboteur de vapeur.

Le linge contaminé, ramassé dans les salles de l'hôpital, est mis dans une toile ou un drap pour être apporté à la laveuse-désinfecteuse, où il est immédiatement introduit dans l'intérieur du tambour-laveur, dont on referme les portes. On ferme également la porte du corps extérieur ou étuve.

On introduit alors de l'eau froide de façon à submerger entièrement le linge qui est ainsi laissé à tremper pendant plusieurs heures (le mieux est de mettre le linge le soir et de le laisser tremper toute la nuit). Par ce trempage ou essangeage on dissout toutes les matières solubles à froid : matières sucrées, gommeuses et albumineuses. Avant de retirer le bain de trempage, on donne quelques tours de rotation au tambour-laveur pour achever la dissolution des matières.

Le bain d'essangeage est alors évacué et stérilisé dans le bouilleur avant d'être envoyé à l'égout.

On introduit ensuite dans l'appareil une dissolution de lessive que l'on chauffe progressivement, jusqu'à ce que l'ébullition s'étant produite la pression monte dans l'appareil à o kilogr. 750. On fait alors tomber la pression par l'ouverture du robinet d'échappement et on fait tourner le tambour intérieur pendant ce temps. On renouvelle trois fois cette mise en pression suivie de dépression. On obtient ainsi un lessivage sous pression qui dissout toutes les taches du linge et lui donne une parfaite blancheur.

On évacue directement à l'égout le bain de lavage qui est stérilisé puisqu'il a été chauffé sous pression et l'on rince dans la machine en y faisant passer un courant continu d'eau froide, le tambour intérieur étant mis en mouvement.

Le rinçage effectué on opère la désinfection du linge par la vapeur sous pression comme s'il était dans une étuve ordinaire et, toutes les taches étant disparues par le lavage, il n'y a plus aucun danger de fixation de matière colorante.

La désinfection terminée on fait circuler à travers l'appareil un fort courant d'air au moyen du souffleur, puis on ouvre les portes (côté désinfecté) et on retire le linge qui, après quelques instants d'étendage à l'air, se trouve entièrement sec et prêt à être plié.

Ainsi dans une opération continue durant environ trois heures, on opère le blanchissage complet et la stérilisation parfaite des linges les plus sales et les plus infectés, sans que le personnel ait eu à faire la moindre manutention, sans que le linge ait subi la moindre avarie.

M. F. Dehaitre construit aussi des appareils à lessiver sous pression et tout le matériel perfectionné de la blanchisserie, ainsi que des appareils stérilisateurs à vapeur sous pression pour ouates, pansements, instruments de chirurgie, etc., et des pulvérisateurs dits *simples*, par la projection de solutions antiseptiques sur les parois des locaux d'habitation et autres.

L'étuve de M. Lequeux, imaginée par MM. les docteurs Vaillard et Besson (fig. 3₂
et 33), est destinée à agir par la circulation d'un courant de vapeur sous faible pression, mais elle permet aussi, grâce à un dispositif qui ne la complique en rien, d'opérer
avec la vapeur d'eau à 100 degrés; pour ce dernier cas, applicable à certains objets
susceptibles, nous proposons, afin de donner plus de garanties à la désinfection,
d'adjoindre un antiseptique volatilisable, l'acide phénique, à l'eau qui sera vaporisée.

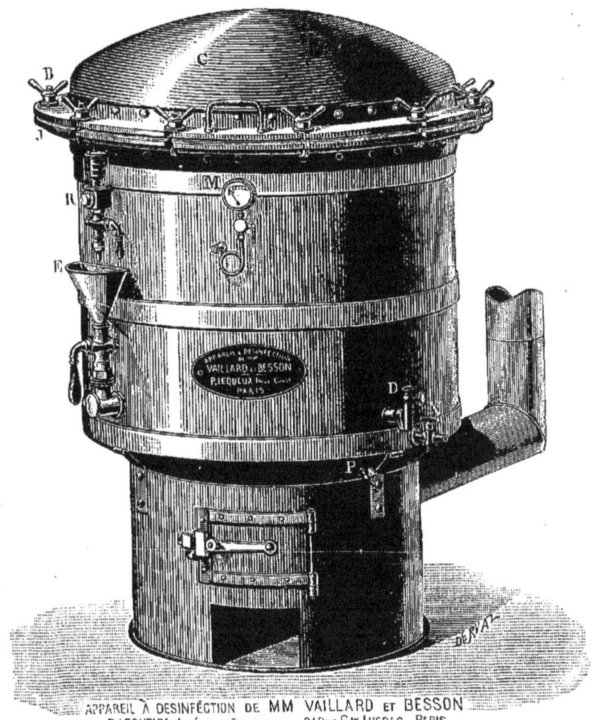

Fig. 3₂. — Appareil à désinfection verticale de MM. Vaillard et Besson (Lequeux, constructeur).
Vue d'ensemble.

Les principes qui ont guidé la construction se prêtent aussi volontiers à des variations
de forme et d'agencement qui facilitent l'appropriation de l'appareil à des destinations
diverses. De là plusieurs modèles qui ne sont, en réalité, que la reproduction d'un seul
et même type; pour les faire connaître tous, il suffira de décrire en détail l'étuve la plus
simple, celle qui a été construite en vue des besoins régimentaires et qui, par ses
dimensions, nous semble également suffisante pour les petites agglomérations.

L'appareil se compose de deux pièces distinctes et séparables : 1° le fourneau en tôle, formant un socle sur lequel repose l'étuve; 2° l'étuve proprement dite, en tôle d'acier galvanisée, comprenant dans le même corps le générateur de vapeur et la chambre de désinfection. Dans son ensemble, l'appareil affecte la forme verticale.

Le fourneau est disposé pour servir de support à l'étuve. A cet effet, il comporte une enveloppe cylindrique en tôle épaisse reposant sur une plaque circulaire. Le bord supérieur de ce manteau porte un cercle évasé, destiné à recevoir la chaudière de l'étuve,

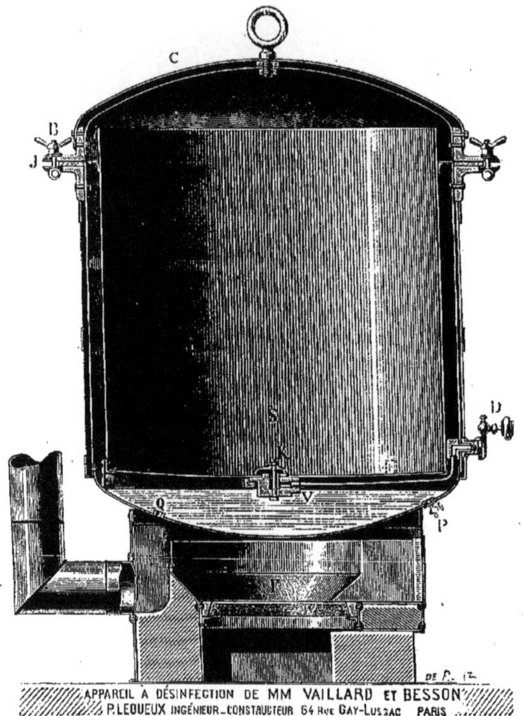

Fig. 33. — Appareil à désinfection de MM. Vaillard et Besson (Lequeux, constructeur). Coupe verticale.

laquelle s'y engage de quelques centimètres. Le foyer est adapté pour tous les combustibles : houille, coke, bois, etc.

L'étuve, en tôle d'acier galvanisée, se dispose verticalement sur le foyer. Elle est constituée par deux cylindres concentriques fermés à leur partie inférieure par un fond embouti et écartés l'un de l'autre dans toute leur étendue. Le cylindre intérieur limite la chambre de désinfection, qui mesure 0 m. 82 de haut sur 0 m. 75 de diamètre; sa capacité est de 362 litres. Le cylindre extérieur, en tôle plus épaisse, est écarté du précédent de 3 à 4 centimètres. Son fond, formé par un embouti, est distant de 15 centimètres environ du fond du cylindre intérieur. L'espace compris entre le fond de chaque cylindre constitue la chaudière proprement dite, dont la contenance est de 4o à 45 litres. L'eau y est introduite au moyen d'un entonnoir latéral à robinet. Un robinet de niveau marque la hauteur de l'eau nécessaire à chaque opération. Un deuxième robinet de jauge, placé à un niveau inférieur, est destiné à renseigner sur la quantité d'eau restant dans la chaudière au cours d'une opération prolongée.

Le fond du cylindre intérieur est supporté par trois taquets en fer galvanisé, fixés en un point de la chaudière non soumis à la chauffe. Il est percé en son milieu d'un orifice dans lequel s'engage une pièce en bronze évidée à son centre, et dont la destination sera indiquée. Cette pièce en bronze adhère au fond dudit cylindre au moyen d'une griffe fixée par un simple écrou. Le cylindre intérieur est donc amovible; en l'enlevant on peut visiter la chaudière.

La vapeur produite dans cette chaudière circule dans l'espace ménagé entre les deux cylindres, aborde la chambre de désinfection par la partie supérieure, et s'échappe ensuite par la partie inférieure après avoir circulé de haut en bas.

A cet effet, la pièce en bronze, fixée au centre du cylindre intérieur, est creusée d'un large canal dans l'âme duquel est vissé un tube de fer galvanisé servant à l'échappement de la vapeur. Le tube se termine en dehors, par une soupape qui sera décrite en détail. Toute communication par le fond entre la chaudière et la chambre de désinfection est rendue impossible par l'étanchéité du joint K.

Le cylindre extérieur I porte à sa partie supérieure une forte cornière en fer J dont l'aile horizontale est munie de dix échancrures portant chacune un boulon à oreilles. C'est sur cette pièce que s'applique le couvercle C par l'intermédiaire d'un joint en caoutchouc assurant la fermeture hermétique.

La manœuvre du couvercle peut s'effectuer au moyen d'une poulie mouflée et d'un crochet qui s'adapte à l'anneau placé sur le rebord horizontal de la cornière.

Deux buttoirs sont disposés en un point diamétralement opposé à l'anneau de prise et rivés à la cornière du cylindre extérieur : ils fournissent un point d'appui au couvercle pendant le soulèvement et en empêchent le glissement.

La paroi externe du cylindre I est garnie d'une enveloppe isolante en feutre, recouverte elle-même d'une feuille mince de tôle maintenue par trois cercles métalliques. Cette paroi porte : 1° en M un manomètre destiné à indiquer la pression et la température à l'intérieur de l'étuve; 2° à la partie supérieure, et en communication directe avec la chaudière, une prise de vapeur sur laquelle est branché un T en bronze portant à l'une de ses extrémités une soupape de sûreté, et à l'autre un robinet R. Ce dernier établit et supprime à volonté la communication entre l'extérieur et l'espace limité par les deux cylindres. La soupape de sûreté est destinée à fonctionner pour une pression supérieure à celle du régime normal de l'appareil.

Une claire-voie mobile garnit le fond du cylindre S et supporte les objets à désinfecter.

Le dispositif, représenté par la figure 34, joue un rôle essentiel dans l'économie de l'appareil. Il se compose : 1° d'une douille en bronze *a* vissée à la partie terminale du tube VD; 2° d'un clapet oscillant sur une châpe *c* et servant à la fois de moyen de réglage et de soupape de sûreté.

Ce clapet (fig. 34) s'appuie sur les rebords amincis et bien dressés de la douille formant siège de soupape. En position verticale, il obture l'orifice de sortie de la vapeur; soulevé, il le démasque.

Une tige verticale *d*, faisant corps avec le clapet, reçoit un court levier muni d'une boule métallique *p*, pouvant tourner autour de la tige *d*. Cette boule est destinée à agir sur le clapet pour augmenter, diminuer ou annihiler la charge qu'il exerce sur l'orifice de sortie. La charge est maxima lorsque la boule est placée dans la position indiquée par la figure, c'est-

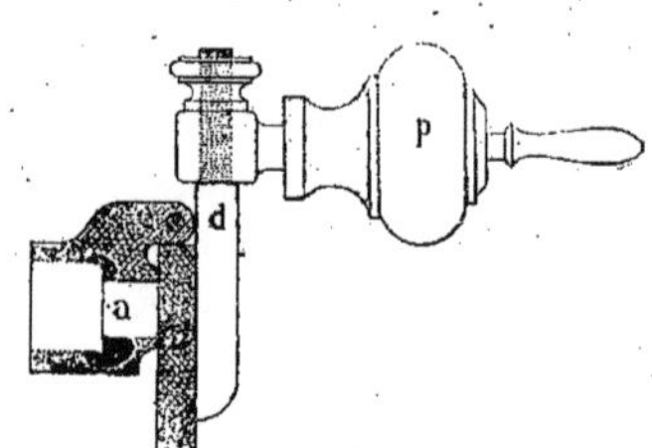

Fig. 34. — Clapet de l'étuve Vaillard et Besson (Lequeux, constructeur).

à-dire perpendiculairement au plan du clapet; elle est minima lorsque, après avoir décrit un quart de cercle, le levier se trouve parallèle à ce plan; pour chaque position intermédiaire aux deux précédentes, la charge varie entre le maximum et le minimum. Enfin lorsque, après avoir décrit plus du quart de cercle, la boule se trouve en arrière de l'axe *c*, son poids agit pour soulever le clapet.

Le levier et la boule métallique sont prévus de telle sorte que le maximum de leur charge sur le clapet fasse équilibre à une pression déterminée de la vapeur qui s'écoule par le tube *a*. Cette pression a été fixée à 500 grammes par centimètre carré; elle correspond à la température de 110 à 112 degrés, largement suffisante pour assurer la désinfection. Pour des pressions supérieures, le clapet se soulève, et l'échappement de vapeur ramène la pression au degré voulu.

Le même constructeur a établi des étuves disposées comme les précédentes, mais couchées horizontalement, de façon à pouvoir y introduire des objets de literie de plus grande dimension. Des étuves de plus grande dimension avec doubles portes pour l'entrée et la sortie des objets infectés et désinfectés peuvent aussi être établies avec les mêmes systèmes.

Nous arrivons maintenant à l'emploi de *substances antiseptiques gazeuzes dans la pratique de la désinfection*. L'acide sulfureux, obtenu par la combustion du soufre, qu'on utilise depuis un temps immémorial, est à peu près abandonné aujourd'hui, en raison de l'inconstance et partant de l'inefficacité de son action pour la désinfection des germes pathogènes.

De tous les désinfectants utilisés à ce jour, les vapeurs de formaldéhyde paraissent mériter la première place.

Il existe un grand nombre d'appareils à désinfection par la formaldéhyde, dits *lampes*. Ces lampes, dont quelques-unes produisent les vapeurs formaldéhydiques par oxydation d'alcool méthylique, d'autres par volatilisation du trioxyméthylène, ne répondent pas jusqu'ici aux exigences multiples que présente une désinfection pratique de locaux, d'appartements, etc.; elles peuvent tout au plus servir pour la désodorisation ou pour la désinfection de petits espaces, placards. Mais, dès qu'il s'agit de la désinfection de locaux de plus grandes dimensions, elles sont insuffisantes, pour la raison qu'elles ne produisent les vapeurs de formaldéhyde qu'en petites quantités et peu à peu; de cette façon, on n'obtient que bien difficilement la concentration suffisante pour agir vigoureusement sur les microbes.

Pour obtenir une désinfection sérieuse et réellement efficace, il faut produire rapidement une grande quantité de vapeurs de formaldéhyde, qui doivent être chassées avec force dans le local à désinfecter, de façon à augmenter leur force de pénétration dans la mesure du possible.

Le système THILLAT produit les vapeurs de formaldéhyde par le chauffage du *formochlorol* dans un autoclave, sous une pression de trois à quatre atmosphères; les vapeurs ainsi obtenues sont projetées avec force dans les locaux à désinfecter.

L'appareil (fig. 35) se compose d'un autoclave en cuivre argenté d'une capacité d'environ 5 litres; des boulons à écrou sont disposés tout le tour pour fixer le couvercle, lequel repose sur un coussinet circulaire en caoutchouc qui en assure la fermeture. Au couvercle de l'autoclave sont fixés un manomètre, un tube pour loger le thermomètre et le tube de dégagement; ce tube, d'un très petit diamètre, est mis en communication avec l'intérieur de l'autoclave par un robinet à vis.

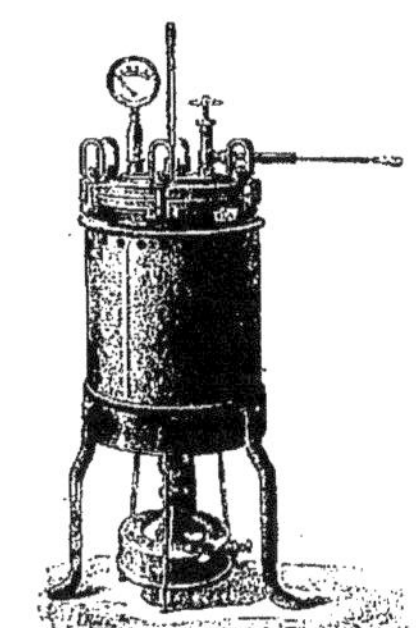

Fig. 35. — Autoclave Thillat pour dégagement d'aldéhyde formique gazeuze, à l'aide de formochlorol.

Avant de commencer l'opération, il faut toujours s'assurer du bon fonctionnement de ce tube et ne le visser qu'après l'avoir introduit par le trou de la serrure ou, à défaut, par un petit trou fait au foret, pratiqué avec précaution dans un angle ou un joint de moulure. Le tube doit dépasser la porte, à l'intérieur, d'environ 10 à 15 centimètres. Il convient de maintenir la provision de formochlorol dans un endroit à température moyenne. Avant de verser dans l'autoclave, agiter le récipient afin de mélanger les matières qui ont déposé : le dépôt n'est pas une impureté, mais au contraire une des parties essentielles de la solution.

Le formochlorol est versé dans l'autoclave, qui ne doit pas être rempli plus des trois quarts, soit environ 3 litres et demi au maximum pour le petit appareil; le minimum ne doit pas être inférieur à un litre, pour ne pas détériorer l'autoclave.

On compte 1 litre pour 100 à 150 mètres cubes.

Pour fixer le couvercle, il faut serrer peu à peu les écrous, en prenant les vis-à-vis et en plusieurs fois, pour ne pas refouler tout d'un côté le coussinet de caoutchouc. Le couvercle doit rester horizontal.

L'appareil, étant chargé et fermé, est mis en place à 10 ou 15 centimètres devant la porte de l'appartement et à une hauteur convenable pour que le robinet soit au niveau de la serrure; on met alors le tube de dégagement en introduisant son extrémité par le trou de la serrure et en vissant bien l'autre bout, le thermomètre est mis également à sa place.

On ferme d'abord le robinet de dégagement et on allume la lampe en mettant le feu à l'alcool versé préalablement dans le réservoir circulaire qui entoure la tige centrale de la lampe.

Pendant que la lampe doit fonctionner, la vis à côté de la pompe reste fermée.

Quand l'alcool est à peu près brûlé, on donne trois ou quatre coups de pompe et on obtient de cette matière une forte flamme bleuâtre qu'on peut forcer au besoin par ur coup de pompe et diminuer en ouvrant un peu la vis à côté de la pompe. Pour éteindre, on ouvre cette vis complètement.

Quand l'appareil est un peu chaud, on resserre les écrous pour éviter les fuites qui pourraient se produire.

Dès que le manomètre indique une pression de 3 atmosphères et demie, on ouvre le robinet de dégagement avec précaution, peu à peu. Si le robinet était ouvert brusquement et trop largement, le liquide intérieur serait projeté au dehors de l'autoclave par le tube, ce qui causerait de graves désagréments.

On reconnaît que l'ouverture du robinet est bien réglée par la baisse très lente de la pression indiquée par le manomètre.

Si le robinet n'était pas ouvert du tout, le tube de dégagement resterait froid. On ouvre donc avec grande précaution et, quand on constate que le tube est chaud, on se règle sur les indications du thermomètre et de la pression, comme il sera dit plus loin.

La pression diminue lentement, la température monte. La pression doit être le plus possible maintenue entre 2 et 3 atmosphères.

Pour un local cubant 300 mètres, et l'autoclave étant chargé de 2 litres de formo-chlorol, l'opération peut être considérée comme suffisante après une heure et demie de vaporisation, pour la charge maxima de 3 litres et demi, deux heures de marche suffisent ordinairement, mais il faut toujours arrêter l'opération lorsque le thermomètre est à 135 degrés.

Il est préférable de laisser le plus possible séjourner les vapeurs de formol dans l'appartement, trois ou quatre heures de contact constituent une bonne désinfection. On peut alors aérer. Pour ce faire, entrer rapidement et sans respirer pour ouvrir les fenêtres. Une demi-heure après, on peut, sans trop d'inconvénients, pénétrer dans l'appartement; on peut encore combattre les odeurs du formol en répandant un peu d'ammoniaque dans des assiettes.

Après refroidissement de l'appareil, on retire le thermomètre de sa gaine; on ouvre et on vide le résidu qui doit être liquide; le vase de l'autoclave est nettoyé à l'eau et essuyé avec avec un linge.

En résumé, l'opération de désinfection par ce procédé comporte les dispositions suivantes :

1° Inspecter l'appartement et prendre les précautions nécessaires pour que les vapeurs de formaldéhyde ne se dispersent pas au dehors ;

2° Charger l'autoclave de la quantité de formochlorol correspondant à la capacité du local ; fermer ; mettre l'appareil en place ; inspecter le tube et le visser ; fermer le robinet ;

3° Allumer la lampe ;

4° Resserrer les écrous, s'il y a lieu ;

5° Ouvrir lentement et très peu à la fois le robinet quand la pression est à 3 atmosphères et demie. Sans cela un jet de liquide pourrait se produire par le tube de dégagement et causer de graves inconvénients, comme il est expliqué plus haut ;

6° Faire jouer la pompe pour maintenir le plus possible la pression entre 3 et 4 atmosphères ;

7° Arrêter l'opération quand la pression est au-dessous de 2 atmosphères et le thermomètre à 135 degrés ;

8° Si l'aération doit avoir lieu peu de temps après l'opération, prendre les précautions nécessaires à cause de la respiration.

L'exposition de la Société Hélios comprend les divers modèles de ses *appareils destinés à dégager l'aldéhyde formique,* d'après sa méthode, et la démonstration de leurs applications respectives (fig. 36) :

1° Formolateur A, pour les cas exigeant le dégagement de faibles doses d'aldéhyde formique, comme, par exemple, l'assainissement des chambres de malades, la désodorisation des chambres mortuaires, les inhalations dans certains cas déterminés par le médecin, la stérilisation des instruments de chirurgie, sondes, bougies, outils et accessoires des coiffeurs, etc. ;

2° Formolateur B et B combiné (fig. 37), permettant de dégager de fortes doses d'aldéhyde formique et de la vapeur d'eau, d'après le cube du local à désinfecter ;

3° Le formolateur pour fûts, construit pour la stérilisation des tonneaux ;

4° Les pastilles paraformiques dans leurs deux modes d'emballage : boîte de 100 en 4 étuis de 25 chacun ; boîte en fer-blanc de 500 ;

5° Formaline à 40 p. 100 d'aldéhyde formique, absolument pure, dans les modèles spéciaux de flacons de différentes contenances ;

6° Étuve pour la stérilisation des sondes et bougies au moyen du modèle A de ses formolateurs ;

7° Armoire pour la stérilisation des instruments de chirurgie au moyen du modèle A de ses formolateurs ;

8° Appareil pour la stérilisation des accessoires et outils des coiffeurs d'après le principe de ses formolateurs ;

9° Appareil à dégager l'ammoniaque après une désinfection pour neutraliser l'odeur de l'aldéhyde formique ;

1 o° Pastilles d'ammoniaque, dites *pastilles compensatrices,* pouvant être employées dans l'un des modèles de ses formolateurs, et propres à neutraliser l'odeur de l'aldéhyde formique;

1 1° Matériel et trousseau comprenant tous les objets nécessaires à la désinfection des locaux (formolateur B combiné, seau, cordes, ouate, désinfectant, appareil à ammoniaque, costume du désinfecteur), le tout réuni dans une valise *ad hoc;*

1 2° Valise sanitaire contenant le matériel et l'équipement nécessaires pour la désinfection des locaux.

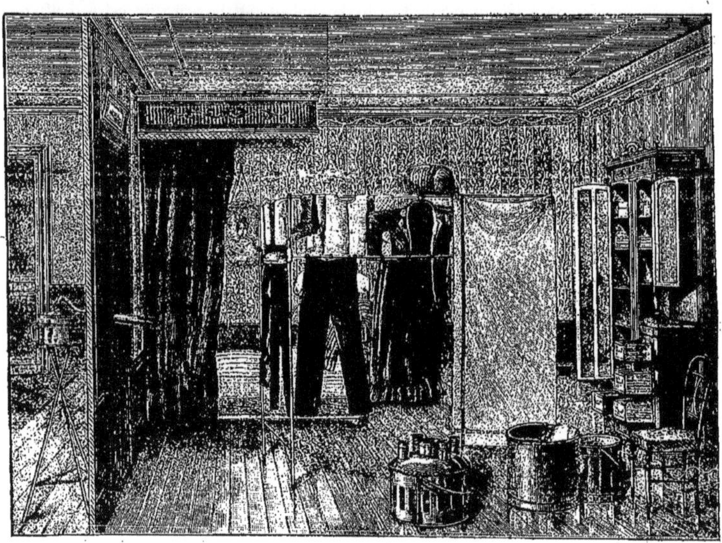

Fig. 36. — Vue d'une chambre disposée pour la désinfection par la méthode Hélios.

A gauche, en dehors de la pièce, appareil à ammoniaque pour neutraliser l'odeur de l'aldéhyde formique après la gazéification des pastilles paraformiques.

La méthode est basée, d'après le principe de Flügge et d'Aronson, sur le dégagement des gaz d'aldéhyde formique, surchauffés et intimement mélangés avec les vapeurs de combustion émanant de la source de chaleur, dans l'espèce flamme d'alcool à brûler ordinaire.

Le dégagement de l'aldéhyde formique s'opère dans les formolateurs au moyen des pastilles paraformiques.

Pour ménager le mélange des vapeurs de combustion avec le gaz dégagé des pastilles paraformiques, les récipients des divers modèles de formolateurs ont leurs parois ajourées.

Les vapeurs de combustion n'ont pas d'autre issue et viennent se mélanger intimement avec les gaz surchauffés qui se dégagent des pastilles paraformiques. L'aldéhyde formique ne peut ainsi se repolymériser. L'analyse a démontré, d'autre part, que les pastilles paraformiques, après gazéification, ne laissent pas de résidu. Elles sont libres de tout principe toxique, exactement dosées à un gramme, et dégagent leur teneur en aldéhyde formique (100 p. 100).

Dans les formolateurs A, la flamme de la lampe à alcool, source de chaleur, est réglable à volonté au moyen d'un mécanisme. On peut ainsi obtenir *ad libitum* des dégagements très lents d'aldéhyde formique, et précipiter ou ralentir ces dégagements.

C'est ainsi qu'un gramme peut être gazéifié en deux heures ou en cinq minutes.

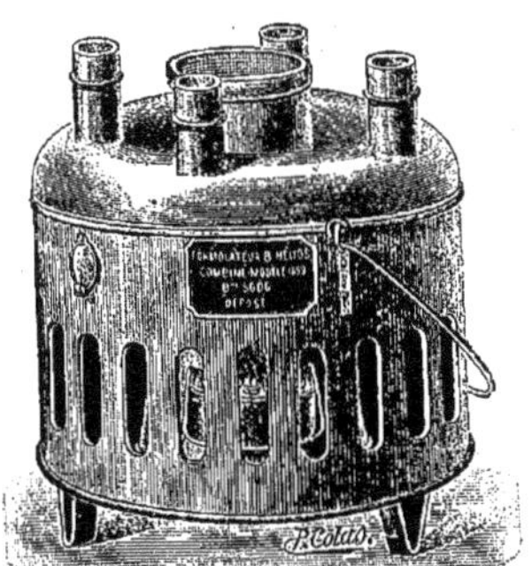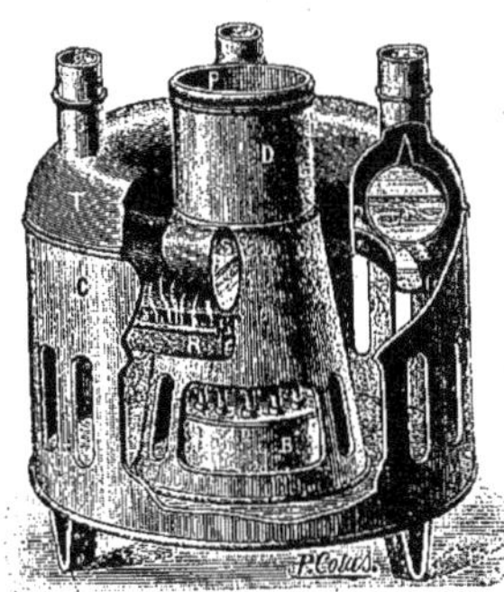

Fig. 37. — Formolateur B combiné, modèle 1899, permettant les deux opérations de la gazéification des pastilles paraformiques et de l'évaporation de l'eau.

B, Lampe de formolateur.
P, Récipient pour les pastilles paraformiques.
R, Gorge pour l'alcool à chauffer l'eau.

S, Chaudière à remplir d'eau.
T, Dôme recouvrant la chaudière et muni de cheminées donnant passage à la vapeur d'eau.

La lampe à alcool contient la quantité nécessaire de liquide et possède la force de calorique voulue pour gazéifier en une heure et demie 250 grammes d'aldéhyde formique. Parallèlement, on évapore de l'eau à raison de 3 litres pour 100 mètres cubes.

On opère dans les conditions déterminées pour l'élévation du degré hygrométrique, et absolues pour la concentration du désinfectant.

M. Guasco reconnaît que, si l'on est d'accord sur ce que la puissance de l'aldéhyde formique comme antiseptique est considérable, on l'est aussi pour reconnaître qu'elle n'agit qu'en surface à cause de sa trop grande facilité de polymérisation.

Dans le but de remédier à cette lacune, il s'est proposé le programme suivant :

« 1° Remonter à la source la plus sûre de l'aldéhyde formique, c'est-à-dire chercher comment on peut la produire à dose à peu près constante; comment on peut empêcher sa polymérisation trop facile, et comment, par conséquent, lui donner sa plus grande facilité d'expansion ;

« 2° Rechercher les meilleurs appareils et les plus pratiques pour utiliser son action tant en surface qu'en profondeur.

« Tout d'abord il s'agissait de rechercher, avons-nous dit, le meilleur mode de production du gaz aldéhyde. Il a fallu écarter la source qui s'offrait en premier lieu à la pensée : la solution de formol du commerce. C'est la note commune de tous ceux qui ont étudié l'aldéhyde formique que d'écarter cette solution comme producteur du gaz aldéhyde formique. C'est qu'en effet il est impossible de se rendre un compte exact de ce qu'elle contient. Cette solution n'est que le produit d'une fabrication qui contient, avec des quantités variables d'aldéhyde formique, un nombre indéterminé de corps dont on ne connaît même pas les propriétés. (V. *Chimie* de Wurtz.) C'est donc un liquide qui peut rendre de grands services industriels, mais que les docteurs repoussent à juste titre pour les désinfections d'appartement.

« Comme beaucoup d'autres avant lui, M. Guasco a pensé à s'adresser à ce qu'il considère comme la vraie source d'aldéhyde formique pure : le trioxyméthylène. On sait que 100 grammes de trioxyméthylène donnent 100 grammes d'aldéhyde formique. Mais, après avoir essayé dans un appareil spécial la transformation du trioxyméthylène en aldéhyde formique, il a dû y renoncer. La raison de cet échec, commun à tous ceux qui ont voulu utiliser le trioxyméthylène, est que ce corps n'est qu'un polymère de l'aldéhyde formique, qui, par sa nature, tend à reprendre toujours sa forme solide, granuleuse ou pulvérulente. Élevé à sa température de dissociation, environ 172 degrés, il se transforme bien en gaz aldéhyde, mais il ne se diffuse pas dans l'air et, à quelques mètres de distance de son foyer de production, il se polymérise à nouveau et reprend sa forme solide.

« D'ailleurs les vapeurs d'aldéhyde formique qu'il produit sont des vapeurs sèches. Or c'est grâce à l'humidité que le gaz aldéhyde se propage et se transporte en se répandant dans l'air ambiant. L'humidité seule lui sert de véhicule; sans humidité, il reste stationnaire et se polymérise. Cela est tellement exact que tous ceux qui ont pu obtenir un résultat appréciable avec le trioxyméthylène ont été obligés d'introduire dans l'atmosphère une quantité considérable de vapeur d'eau, pour permettre à l'aldéhyde d'agir comme désinfectant. De là de grandes difficultés dans le mode opératoire. »

M. Guasco pense avoir résolu le problème en inventant un corps nouveau liquide que l'on a désigné sous le nom de *triformométhylène,* sorte de trioxyméthylène liquide ou, du moins, corps nouveau qui contient, outre sa partie liquide, la quantité d'aldéhyde formique que contenait le trioxyméthylène dissocié.

« Ce liquide, le triformométhylène, a cela de remarquable qu'il a une tendance prononcée à se convertir en gaz aldéhyde formique et à demeurer sous cette forme gazeuze sans retourner à l'état solide de trioxyméthylène, c'est-à-dire sans que l'aldéhyde formique produite tende à se polymériser.

« Soit que l'on projette brusquement dans l'air le triformométhylène au moyen d'un fin pulvérisateur-volatilisateur, soit qu'on le fasse évaporer par la chaleur, la conversion du liquide en aldéhyde s'opère. L'eau qui l'accompagne, convertie en vapeurs humides, lui sert de véhicule et le transporte dans tous les recoins de la ou des pièces à désinfecter. L'humidité sature l'air de la pièce, et avec l'humidité se transporte le gaz désinfectant.

« Sans même se livrer à des expériences bactériologiques, on peut se rendre compte et de la conversion du triformométhylène en gaz et de sa diffusion rapide dans l'appartement à désinfecter par deux expériences à la portée de tous.

« La conversion en gaz est prouvée de la manière suivante : Dans une caisse en bois, d'une capacité quelconque, mais bien hermétiquement fermée, on volatilise par un trou laissé vacant quelques grammes de triformométhylène. En ouvrant brusquement la boîte, on voit qu'elle est remplie d'un brouillard intense : vapeur d'eau qui tient en suspension tout le gaz aldéhyde ; la caisse n'est même pas mouillée.

« La diffusion se prouve d'une autre manière :

« Dans un appartement en forme de boyaux ou en forme d'U, on volatilise à une des extrémités, les portes étant même entr'ouvertes, la quantité nécessaire de triformométhylène, après avoir eu soin de déposer dans toutes les pièces de cet appartement, dans des coupelles quelconques, le réactif de l'aldéhyde, le bisulfite de rosaniline. En quelques minutes, l'appartement tout entier, dans ses recoins les plus cachés, est rempli d'un brouillard intense, véhicule du gaz aldéhyde formique dont la présence est révélée par le réactif, fût-il placé dans un tiroir ou un placard.

« Pour la désinfection en surface d'un local quelconque, M. Guasco emploie des appareils brevetés permettant d'obtenir une gazéification aussi complète et aussi rapide que possible du triformométhylène.

« Si l'on opère à chaud, il suffit de chauffer dans une marmite spéciale et jusqu'à complète évaporation le triformométhylène.

« A froid, les appareils employés sont des volatilisateurs-gazéificateurs puissants dont la mission est de projeter brusquement dans l'air un jet pulvérisé de triformométhylène ; ils sont établis de diverses forces et diverses grandeurs, de façon à répondre à tous les besoins.

« Avec ces appareils, un litre de triformométhylène est utilisé en un quart d'heure tout au plus ; 3 grammes de triformométhylène suffisent pour assurer la désinfection d'un mètre cube d'air.

Pour plus de sûreté, surtout pour les grands appartements dans lesquels une seule porte oblige à désinfecter de loin, on agit sagement en augmentant la dose et en employant 1 litre par 100 mètres cubes d'air et en laissant les vapeurs d'aldéhyde séjourner plusieurs heures.

« En cas de désinfections préventives et fréquentes des locaux dans lesquels des contagions sont à redouter, par exemple les écoles, les voitures, les wagons, les salles de réunion, les casernes, etc., un cinquantième de gramme par mètre cube suffirait.

« Pour les lavages des meubles, murailles et parquets, etc., on emploiera le triformo méthylène à la dose d'un 3/1000, de la même manière que l'on emploie le sublimé. A cette dose de 3 litres de triformométhylène par 1,000 litres d'eau, le formol produit est tout aussi efficace que le sublimé et n'a pas les inconvénients nocifs de celui-ci. Nous renvoyons, pour en donner la preuve, aux savantes remarques du docteur Miquel précité (*Annales de micrographie*).

« Pour la désinfection en profondeur des matelas, effets, tentures, tapis, etc., M. Guasco a imaginé une *chambre pneumatique*.

« Le matelas ou les objets à désinfecter sont enfermés dans ce sac, qui est ensuite clos au moyen d'un joint spécial hermétique. A un endroit quelconque de ce sac est fixée une prise à robinet à laquelle vient s'adapter le conduit en caoutchouc d'une pompe puissante à faire le vide. Le vide étant fait par cet instrument, le poids de l'atmosphère agit en tous sens sur l'enveloppe en caoutchouc qui renferme le matelas dans ses flancs de plus en plus pressés. Le poids de l'atmosphère écrase de ses 10,000 kilogrammes par mètre carré le matelas tout entier pendant que la pompe opère de son côté et, de cette façon, tout l'air est retiré et du matelas et de la chambre.

« Un matelas ordinaire de 35 centimètres d'épaisseur est ramené par cette action combinée de la pompe à air et de la pression atmosphérique à 5 centimètres au plus. Il devient dur comme du bois.

« L'opération terminée, le robinet de la prise est fermé, le raccord de caoutchouc qui joint le sac à la pompe à vide est enlevé de la pompe et plongé dans le récipient contenant du triformométhylène étendu de cinquante fois son volume d'eau.

« Le robinet de la prise étant ouvert à nouveau, le liquide antiseptique est aspiré par le vide du sac dans la quantité voulue par l'opérateur, et pénètre sans rencontrer d'obstacle dans tous les coins et recoins, de manière à imbiber tout le matelas. » Un séjour de quelques heures suffirait à désinfecter le matelas ou les objets soumis à l'action de la chambre.

En admettant même qu'on ait choisi un désinfectant d'une haute puissance microbicide et d'une grande diffusibilité (le formol, par exemple), fait observer M. Eugène Fournier, il faut se convaincre qu'on ne peut pas l'employer en proportions faibles ou quelconques; que l'action ne saurait être instantanée, les appareils peu compliqués et la réoccupation des locaux désinfectés immédiate.

Tout procédé qui ferait de telles promesses ne donnerait que des résultats illusoires.

Une bonne désinfection doit être basée sur les principes suivants qui sont des faits d'expérience :

1° Qu'il s'agisse de locaux, objets mobiliers, literie ou vêtements, le désinfectant doit être gazeux ou à l'état de vapeur, de façon à imprégner les objets de toutes parts;

2° Ces gaz ou vapeurs doivent être d'une grande diffusibilité et projetés sous forte pression, pour éviter la condensation rapide qui se produit à basse température et sous faible pression.

Ils doivent en outre :

3° Être solubles dans l'eau et dissoudre eux-mêmes quelque peu les corps gras;

4° Résister, sans se décomposer, à une température de 125 à 150 degrés;

5° N'avoir pas d'action chimique (ou le moins possible) sur les objets traités;

6° Leur pouvoir de pénétration ne peut être instantané; mais il se trouve largement facilité par la pression, par le vide ou par la chaleur : l'intervention de la chaleur est seule réellement pratique;

7° Pour qu'on puisse réoccuper le local aussitôt que possible après l'opération, il est nécessaire que les vapeurs désinfectantes, leur action étant complète, puissent être neutralisées presque instantanément par d'autres vapeurs, et que le produit de la combinaison reste sans action chimique ou autre sur les objets traités;

8° Aucune désinfection complète n'est possible qu'autant que toutes les issues du local sont calfeutrées et que, préalablement, les objets sont exposés suivant leurs plus grandes surfaces;

9° Ces surfaces doivent être, avant toute opération désinfectante, humidifiées par une projection d'eau acétonée ou d'eau acétonée ammoniacale;

10° Enfin, la proportion du liquide désinfectant et la durée du contact des vapeurs désinfectantes ne peuvent être quelconques ou uniquement proportionnelles au cubage du local. Elles dépendent encore des épaisseurs des surfaces absorbantes, de la résistance des microbes, de la difficulté de pénétration de leur enveloppe ou de la substance dans laquelle ils sont répartis, et aussi de la température du milieu. Le complément de l'opération consiste dans l'évacuation immédiate des résidus et vapeurs par une ventilation énergique appropriée.

Parmi tous les désinfectants, la formaldéhyde se recommande par son pouvoir microbicide élevé, en même temps que par sa grande diffusibilité; mais, en solution concentrée (solution du commerce à 40 p. 100), pure ou quelque peu diluée, en pulvérisation ou projetée en vapeurs, elle se polymérise aisément et n'a qu'un faible pouvoir de pénétration; son action est toute superficielle.

Il convient donc de lui adjoindre un véhicule susceptible de lui donner les propriétés qui lui manquent : la stabilité, en empêchant la polymérisation, et la force de pénétration.

On a proposé divers véhicules, notamment la simple adjonction d'une certaine quantité d'eau (4 parties) à la solution du commerce.

M. Eugène Fournier a choisi l'acétone comme véhicule de la formaldéhyde; c'est le produit qui a donné les meilleurs résultats aux expériences.

Le mélange de formaldéhyde et d'acétone, pur ou étendu d'eau, est désigné sous le nom de *formacétone*.

Les qualités de pénétration que l'acétone emprunte à sa grande diffusibilité sont également utilisées pour favoriser l'imprégnation des vapeurs d'eau qu'on est conduit à projeter dans le local et sur les objets à désinfecter, pour faciliter l'action ultérieure des vapeurs désinfectantes.

A cet effet, M. Fournier emploie de l'eau acétonée; mais il a reconnu que, pour obtenir une pénétration absolue, il est indispensable de recourir à l'adjonction d'une certaine quantité d'ammoniaque.

En présence de l'intervention de l'ammoniaque dans la projection d'humidification, l'acétone peut être entièrement supprimée, mais la proportion de formaldéhyde de la deuxième projection doit être augmentée d'un dixième.

Enfin, la projection de formacétone est saturée par une projection d'ammoniaque lorsqu'elle a complètement produit son action.

On peut, dès lors, pénétrer dans le local et, après une ventilation spéciale immédiate, on constate que les vêtements, linges, objets de literie et autres sont absolument secs, désodorisés et sans aucune détérioration (même pour les couleurs les plus délicates).

Dans un local, on devra : calfeutrer les ouvertures; disposer les objets suivant leurs plus grandes surfaces, en employant, au besoin, des cadres de suspension et étagères démontables; fermer la porte et y pratiquer le passage du tube de projection ou du raccord du projecteur, ou la remplacer par une porte mobile spécialement disposée pour cet usage; placer enfin en dehors de la porte les appareils de projection.

On effectuera, s'il y a lieu, le chauffage préalable de l'air du local jusqu'à 38 à 4o degrés; puis on procédera aux trois projections :

Première projection, dite *d'humidification*, à l'eau acétonée (avec ou sans ammoniaque);

Deuxième projection, à la formacétone; la durée du contact dépend de la température du local : de douze à vingt-quatre heures à la température ambiante, six heures et même quatre heures à 38 ou 4o degrés;

Troisième projection, à l'ammoniaque.

Pour les matelas, vêtements, linges, etc., placés dans une étuve à disposition spéciale et chauffée à 75 degrés, on pratique les trois projections comme ci-dessus; mais la durée de contact de la formacétone est réduite à deux heures, à une heure et demie et même à une heure.

Les procédés de M. Fournier permettent en outre de désinfecter immédiatement et automatiquement, dans des récipients *ad hoc*, les linges de corps et de literie, au fur et à mesure de leur contamination.

Les mêmes procédés sont appliqués avec succès, en dehors de la désinfection proprement dite, à la destruction des insectes, en particulier des mites, cancrelas, etc., à la stérilisation des fourrures, à la conservation des cadavres.

Enfin, ils peuvent servir également à la destruction rapide des rats pesteux dans les cales de navires.

D'après ses recherches :

1° La désinfection complète, à la température ambiante, même la plus froide du climat de Paris, est assurée en vingt-quatre heures par son procédé à la *formacétone;* les tentatives qu'il a faites avec les vapeurs de formaldéhyde ont été négatives.

Cette durée de vingt-quatre heures ne peut être moindre, quels que soient les vapeurs ou les gaz employés, en raison des lois de la physique qui régissent les effets d'absorption ou de pénétration;

2° La durée de contact des vapeurs désinfectantes est en raison inverse de la pression et de la température; elle diminue donc avec l'élévation de la température et peut être ramenée à six heures à 40 degrés, et à une heure à 80 ou 85 degrés;

3° Les proportions de vapeurs sont en raison directe du cubage du local et varient avec la surface et l'épaisseur des objets poreux ou absorbants;

4° Après une immersion de deux heures dans l'eau formacétonée à 3 et même à 2 p. 100, les linges souillés peuvent être lessivés directement sans être échangés et sans présenter le moindre danger pour les gens préposés au blanchissage;

5° Les objets de literie et les vêtements les plus épais sont désinfectés en une heure dans la *formacétone-étuve*. Les objets de toilette, tels que chapeaux et coiffures de dames, les plumes apprêtées, le feutre, la soie et tous tissus, le cuir et toutes chaussures, n'éprouvent aucune altération; la température ne dépasse pas de 80 à 85 degrés;

6° L'intervention de la vapeur d'eau, en ce qui concerne le chauffage, est supprimée, et le calorique nécessité par les projections est utilisé pour le chauffage de l'étuve à laquelle on peut donner les dimensions les plus grandes, telles que de 4 à 48 mètres cubes, et dont le revêtement intérieur est en bois et l'extérieur en briques ou en tôle, selon les cas;

7° Une très importante modification au procédé permet de désinfecter entièrement en six heures un local avec matelas, objets de literie, tentures et vêtements, grâce à l'élévation de la température du local lui-même.

La Société anonyme des établissements Jacques Piedboeuf, à Jupille, expose une étuve à désinfection installée sur le ponton sanitaire de l'Escaut à Doel.

L'étuve est formée de deux cylindres en tôle, rivés sur des cercles en fer aux deux extrémités; sur les faces extérieures de ces cercles sont insérés deux joints en caoutchouc, afin d'assurer une fermeture étanche des portes qui servent à fermer l'étuve.

Sur la porte qui s'ouvre dans le compartiment des objets à désinfecter sont appliqués : un thermomètre, un manomètre et un robinet à air.

Un traîneau ou corbeille reçoit les objets à désinfecter.

La paroi extérieure de l'étuve est percée à sa partie inférieure d'un orifice destiné à amener la vapeur entre les deux enveloppes.

La paroi intérieure est percée en haut de deux trous pour l'entrée de la vapeur dans le corps de l'étuve, et en bas d'un trou, dans lequel est serti un bout de tuyau serti en même temps dans la paroi extérieure, de manière à former un conduit d'écoulement de l'intérieur à l'extérieur; ce conduit débouche dans le bac des eaux condensées; la vapeur s'échappe à l'extérieur par un tuyau placé sur ce bac.

A côté du tuyau inférieur est placé, sur l'enveloppe extérieure de l'étuve, un conduit muni d'un robinet pour l'évacuation des eaux condensées entre les deux enveloppes dans le bac.

On voit que, grâce à cette disposition, la vapeur tourne autour de l'étuve pour atteindre les ouvertures et arriver à la sortie inférieure. Introduite dans l'étuve, elle tend à remonter, mais elle est continuellement refoulée par le courant puissant que fournissent les ouvertures supérieures; elle descend donc couche par couche et s'échappe avec l'air qu'elle entraîne.

Le robinet à air est destiné à fournir, après l'opération de désinfection proprement dite, l'air nécessaire au séchage des objets; pour que le courant d'air ascendant puisse s'établir, il faut que la soupape soit levée.

La première opération consiste à chauffer l'étuve préalablement à l'introduction des objets afin d'éviter la condensation de la vapeur à leur surface.

A cet effet, on ouvre progressivement le modérateur de la chaudière à vapeur, et le robinet à air reste complètement ouvert jusqu'au moment où tout l'air étant expulsé, il en sort de la vapeur.

On continue à chauffer de manière à amener le manomètre à 110 degrés. On ferme alors le modérateur et on ouvre la soupape et le robinet à air.

Cela fait, la porte donnant dans le compartiment des objets à désinfecter est rapidement ouverte, les rails sont mis en relation avec l'intérieur de l'étuve et le traîneau tiré jusqu'à l'extrémité des supports.

On procède au chargement des objets à désinfecter; le chargement terminé, le traîneau est introduit dans l'étuve, un pyromètre ayant été placé au centre et la porte fermée.

La soupape est fermée, le robinet à air reste ouvert.

On ouvre le modérateur; au moment où la vapeur commence à sortir par le robinet à air, on ferme celui-ci.

Il importe que le thermomètre marque en permanence de 100 à 110 degrés et le manomètre de 0 à 0,5 atmosphère; on obtient ce résultat en ouvrant plus ou moins le modérateur.

A partir du moment où la sonnerie électrique en rapport avec le pyromètre se met à tinter on maintient la température dans l'étuve par le courant de vapeur pendant vingt-cinq minutes, si l'on a des matelas et objets de literies à désinfecter, pendant quinze minutes seulement, s'il s'agit de vêtements, linges, etc.

Au bout de ce laps de temps on ouvre la soupape et le robinet à air pour permettre le séchage des objets.

Cette phase de l'opération doit durer de dix à quinze minutes.

On ouvre alors la porte qui donne dans le compartiment des objets épurés et on procède au déchargement du traîneau.

Cela fait, le traîneau est remis en place, la porte fermée et l'étuve prête à fonctionner de nouveau.

Il doit être entendu que jamais les deux portes ne pourront être ouvertes en même temps.

Les eaux condensées dans le bac seront extraites par une petite pompe à bras et refoulées dans le réservoir servant à alimenter la chaudière.

Bɪʙʟɪᴏᴛʜᴇ̀ǫᴜᴇ à ᴅᴇ́sɪɴꜰᴇᴄᴛɪᴏɴ ᴅᴇ Gᴏʟᴜʙᴇꜰ (*de Saint-Pétersbourg*). — Elle ferme hermétiquement à l'aide de joints en caoutchouc, et sur le rayon inférieur on allume une lampe à esprit de bois (alcool méthylique) munie d'un bec de platine qui brûle au-dessous d'une toile métallique. Il se forme par combustion incomplète de la formaldéhyde. Afin d'accélérer l'action, l'air est lancé par une pédale. La vapeur sort en haut par un tube. Les livres sont suspendus par des supports ouverts.

Quant à l'organisation et au fonctionnement des services publics de désinfection, c'est au chapitre IV de ce rapport qu'il en sera question.

Les produits lixiviels généralement employés sont les sels de soude caustique, les cristaux de soude et les cendres de bois.

On reproche aux sels de soude et aux cristaux de soude de détériorer le linge. De plus, les sels de soude destinés au blanchissage sont caustiques et jaunissent à l'air. Ils contiennent de l'alumine et de l'oxyde de fer qui, en se déposant sur le linge, produisent des taches qu'il est fort difficile d'enlever. Enfin, dans les villes, les cendres de bois ne peuvent guère être utilisées au blanchissage.

M. Picot a trouvé une composition pulvérulente, non caustique, inaltérable à l'air et soluble dans l'eau. Cette préparation appelée *Lessive Phénix,* tout en présentant les propriétés détersives des sels alcalins, agit avec moins d'énergie sur le linge et effectue un bon lavage.

La lessive Phénix analysée par nous en 1882 a donné les chiffres suivants :

Eau	40,55
Carbonate de soude	49,60
Sulfate de soude	0,23
Silicate de soude	4,90
Chlorure de sodium	1,40
Soude non combinée	0,60
Acide oléique	0,67
Matières insolubles dans l'eau	
Silicate et carbonate de chaux	0,35
Résines, matières mucilagineuses et pertes	1,70

Depuis cette époque, on a eu souvent l'occasion d'analyser la lessive Phénix : les chiffres trouvés ont indiqué une constance dans la composition du produit.

En résumé, la lessive Phénix employée pour lessiver ou couler le linge remplit de bonnes conditions au point de vue de l'économie et de la conservation du tissu.

Le linge lavé avec le produit est d'une grande blancheur et conserve une odeur agréable.

Il y a lieu de faire observer que la lessive Phénix exige une ébullition prolongée pour son emploi; de plus elle permet d'opérer sur une petite quantité de linge à la fois.

Ses applications sont nombreuses : nettoyage de parquets, de boiseries, de linges souillés, etc.

On peut donc dire que la lessive Phénix présente de façon pratique les caractères d'un produit facile et utile à employer pour le lessivage et la désinfection.

Le Papier-Balme au sublimé est un moyen commode d'avoir, à sa disposition, du sublimé, tout en remplissant les conditions exigées par l'Académie de médecine et le Codex.

Les feuilles sont dosées une à une au moyen d'un compte-gouttes et d'une solution titrée, assurant un dosage mathématique indiqué sur chaque feuille = o gr. 5o.

Le colorant est du carmin d'indigo, servant à colorer la solution qui s'obtient à la minute, par simple immersion du papier dans l'eau.

L'inaltérabilité du sublimé est due : 1° à la présence d'une faible proportion de chlorure du sodium combiné au bichlorure de mercure, d'où résulte un sel double; 2° à la pureté de la fibre imprégnée, qui est de la cellulose pure. En effet, ce papier filigrané, d'une fabrication spéciale, donne à la calcination un résidu de o gr. 7278 pour 100 grammes.

L'Anti-bactérien Raymond renferme, groupés, divers produits ayant tous une grande puissance de désinfection. Il transforme instantanément, et à l'état de sels neutres, les gaz dangereux et malsains, détruit les germes morbides et empêche les uns de s'évaporer, les autres de se produire. Il a une action désodorisante très puissante.

Son emploi au marché aux bestiaux de la Villette, à Paris, est depuis longtemps apprécié.

PROPHYLAXIE DE LA TUBERCULOSE.

La prophylaxie de la tuberculose a pris, devant l'opinion publique, une importance toute spéciale depuis plusieurs années, importance qui lui aurait dû faire une place à part et prépondérante à l'Exposition de 1900.

M. le professeur Landouzy avait proposé, lors du Congrès de la tuberculose en 1898, de faire servir cette exhibition à l'éducation du public à l'égard de tout ce qui concerne la prophylaxie de cette affection. Ainsi que le fait observer M. le Dr Georges Küss, le vœu est resté stérile, il faut bien le reconnaître, et les efforts pour le réaliser à peu près nuls. « Bien des moyens pouvaient être employés pour vulgariser les notions importantes, bien des procédés étaient utilisables pour attirer l'attention du grand public qui passe outre sans rien voir, indifférent et superficiel, à moins que quelque chose de saillant ne vienne fixer son regard et piquer sa curiosité. On pouvait tout au moins, comme le demandait M. Landouzy, multiplier dans l'enceinte de l'Exposition des modèles perfectionnés de crachoirs; les plaisanteries inévitables, et comme toujours fort spirituelles, des badauds n'auraient pas empêché ceux-ci d'emporter la notion précise, tenace grâce à la répétition des impressions réitérées, que le crachat est dangereux par lui-même; les visiteurs auraient compris, malgré eux pour ainsi dire, de quelle manière le danger peut être évité. C'était déjà beaucoup, c'était au moins quelque chose. Ce n'eût pas été d'ailleurs une innovation fort originale; en Amérique, l'usage s'est établi de mettre des crachoirs partout, et personne ne s'en offusque; encore valait-il mieux suivre un bon exemple que de ne rien suivre du tout.

« On peut parcourir de longues distances dans l'Exposition sans rencontrer de crachoirs ; on en trouve bien un petit groupe serré qui monte la faction aux portes de l'exposition d'hygiène ; mais ils sont là bien plus comme objets exposés ou de réclame que pour servir au public. »

Il y a lieu cependant de signaler deux modèles nouveaux. L'un, exposé dans la section hongroise, consiste en un grand crachoir collectif habituel, qui porte en plus, émergeant du fond, un cône en porcelaine, contre lequel le crachat, projeté avec force, vient s'écraser au lieu de faire jaillir l'eau du réservoir. L'autre est le crachoir individuel d'appartement, exposé par M. Bédouet, dans la section française ; ce qui le caractérise, c'est qu'en le saisissant par son anse et en le soulevant, son couvercle s'ouvre automatiquement sans aucun effort ; il est, d'autre part, extérieurement simple et aussi facile à désinfecter que possible. A remarquer aussi l'appareil de M. le Dr Thoinot, construit par M. Lequeux, pour désinfecter les crachoirs (fig. 38).

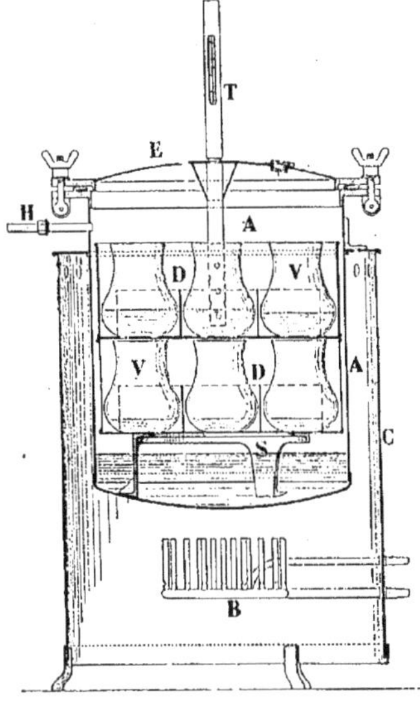

Fig. 38. — Appareil Thoinot pour la désinfection des crachoirs (Lequeux, constructeur).

Sanatoria. — On sait quelle importance a prise dans la lutte contre la tuberculose la création de sanatoria. Nous n'avons pas à insister ici, ces établissements ressortissant, à la Classe 112, de l'Assistance publique. Cependant, un certain nombre étaient exposés dans la Classe 111, principalement par l'Allemagne et par la Suisse : à ce titre, nous devons les signaler en priant de se reporter au rapport de la Classe 112, pour l'ensemble de ces établissements.

Le Kaiserliches Gesundheitsamt montrait en effet une série de représentations cartographiques de la mortalité causée par la phtisie pulmonaire et les affections inflammatoires des organes respiratoires parmi la population de l'Empire allemand dans les groupes d'âge de 15 à 60 ans, les moyennes par 1,000 habitants étant établies pour les années 1894 à 1897 (deux tables), ainsi que des plans et vues de sanatoria allemands exposés par les sanatoria allemands conjointement au *Kaiserliches Gesundheitsamt*.

Le procédé de traitement de la tuberculose pulmonaire, dit *traitement diététique-hygiénique* ou *cure à l'air libre,* est appliqué depuis longtemps avec succès dans les stations climatériques, ainsi que dans plusieurs établissements de l'intérieur et de l'étranger. En Allemagne, Brehmer fut le premier qui formula cette méthode et l'appliqua en 1854 dans son sanatorium de Görbersdorf. Les cures furent si satisfaisantes que dans la suite un grand nombre d'établissements semblables, tels que Reiboldsgrün (Driver) et Falkenstein (Dettweiler) furent fondés. Tous ces instituts ne profitèrent d'abord qu'aux phtisiques ayant de la fortune. Il était réservé à notre époque de rendre accessibles sur une plus grande échelle, aux classes moins fortunées de la population, les avantages du traitement suivi dans ces établissements.

Le premier établissement populaire de ce genre en Allemagne fut fondé en 1892 par l'Association de convalescence de Francfort. Établi d'abord à Neuenheim dans le Taunus, il fut quelques années plus tard transféré à Ruppertshain. L'exemple une fois donné fut bientôt suivi par d'autres sociétés de bienfaisance et fondations charitables, ainsi que par diverses caisses de secours aux malades et des administrations de grandes fabriques. La fondation de sanatoria put prendre un plus grand essor, grâce aux établissements d'assurances cantonales, qui mirent une partie de leurs ressources au service de la cause, et de nombreuses associations pour la fondation de sanatoria (actuellement il y en a plus de 40) ont acquis le concours d'une grande partie de la population pour la construction d'autres établissements. Tous ces efforts trouvent un puissant appui dans le Comité central, destiné à la fondation de sanatoria existant à Berlin sous le protectorat de l'Impératrice d'Allemagne.

Le nombre des sanatoria fonctionnant en Allemagne au commencement de 1900, était de 49 comprenant au total en nombres ronds 4,000 lits, sans compter les 14 établissements plus petits tenus par des médecins particuliers. A l'exception de trois ou quatre, ils s'adonnent tous ou presque tous exclusivement au traitement des phtisiques indigents. La construction de ces 49 établissements (y compris l'acquisition des terrains et l'aménagement) a exigé une dépense d'environ 18 à 20 millions de marcs, ce qui est une évaluation modérée.

Onze établissements plus grands présentant environ 1,000 lits sont en ce moment en cours de construction et sur le point d'être achevés. Il doit être procédé dans le courant de cette année à la construction de vingt-huit autres sanatoria; la plus grande partie de ceux-ci seront déjà livrés au public dans le courant de 1901.

Dans cette partie de l'exposition on a rassemblé les vues et les plans des sanatoria allemands dont la liste suit :

NUMÉROS D'ORDRE.	NOM DU SANATORIUM.	PROPRIÉTAIRE ou CONSTRUCTEUR.	DATE de L'OUVERTURE.	NOMBRE DES LITS POUR POITRINAIRES.	OBJETS EXPOSÉS.
1	Hallhausen, près Lüdenscheid..	District d'Altena....................	1898	100	4 plans.
2	Sonnenburg....................	District de Saarbruck............	En construction.	100 (projetés).	1 plan.
3	Maison de convalescence, Königsberg.	Établissement d'assurances de la province de Hanovre.	1895	57, dont pour les poitrinaires.	1 plan.
4	Erbprinzentanne................	Idem.......................	1898	58	2 plans.
5	Schwarzenbach...............	Idem.......................	1899	60	1 plan.
6	Friedrichsheim, près Marzell..	Établissement d'assurances du grand-duché de Baden.	1899	116	4 plans.
7	Sanatorium près Sandbach....	Établissement d'assurances du grand-duché de Hesse	En construction.	"	6 plans.

NUMÉROS D'ORDRE.	NOM DU SANATORIUM.	PROPRIÉTAIRE ou CONSTRUCTEUR.	DATE de L'OUVERTURE.	NOMBRE DES LITS POUR POITRINAIRES.	OBJETS EXPOSÉS.
8	Albrechthaus	Établissement d'assurances du duché de Brunswick.	1897	40	2 plans.
9	Marienheim	Idem.	1899	20	1 plan.
10	Glückauf, près d'Andreasberg. (Pour femmes poitrinaires.)	Établissement d'assurances des villes hanséatiques.	1899	100	4 plans.
11	Maison de convalescence Gross Hausdorf, près de Hambourg. (Pour femmes poitrinaires.)	Idem.	1900	50	3 plans.
12	Oderberg	Idem.	1897	115-120	5 plans.
13	Sülzhayn	Caisse de retraites de la Norddeutsche Knappschaft, à Halle-sur-la-Saale.	1898	110	10 plans.
14	Maison de convalescence, à Neustädtle.	Union des caisses locales de secours pour les malades, à Stuttgard.	1895	27, dont 8 pour les poitrinaires.	2 plans.
15	Dannenfels	Badische Anilin und Sodafabrik, à Ludwigshafen-sur-le-Rhin.	1893	23, dont 18 pour les poitrinaires.	1 plan.
16	Eumunthal, près Hambourg	Bâti par dotation particulière et administré par un conseil d'administration.	1899	100	2 plans.
17	Volksheilstatte Grabowsee, près d'Oranienburg.	Association populaire de la Croix-Rouge.	1896	Environ 180.	7 plans.
18	Belzig	Association berlinoise et brandebourgeoise de sanatoria et fondation Bleichröder.	1899	117	3 plans.
19	Loslau	Association de sanatorium pour poitrinaires du district d'Oppeln.	1898	90	6 plans.
20	Vogelsang, à Gommern. (Pour les femmes.)	Association provinciale des sociétés patriotiques des femmes de la province de Saxe.	1899	200	3 plans.
21	Fondation Félix	Association Felixstift de St Andreasberg.	1898	32	1 plan.
22	Oberkaufungen, près Cassel	Association patriotique des femmes de Cassel.	En construction.	116 (projetés).	3 plans.
23	Ruppershain	Association de convalescence de Francfort-sur-le-Mein.	1896	88	5 plans.
24	Ronsdorf	Société anonyme Bergische Volksheilstatte, à Elberfeld.	En construction.	"	3 plans.
25	Institut de convalescence, près Oberölkhofen.	Association sanitaire pour Munich et ses environs.	1891	80, dont 20 pour les poitrinaires.	3 plans.
26	Plano	Union des sanatoria de la Haute-Bavière, à Munich.	1898	120	5 plans.
27	Engelthal, près Hersbruck	Union des sanatoria de Nuremberg.	1er janvier 1900.	60	3 plans.
28	Lohr, près Wurzbourg	Union pour la fondation d'un sanatorium pour les personnes indigentes dans la Basse-Franconie.	En construction.	"	3 plans.
29	Albertsberg	Association pour la fondation et l'entretien de sanatoria populaires dans le royaume de Saxe.	1897	120	2 plans.
30	Carlobrünn. (Pour femmes phtisiques.)	Idem.	En construction.	"	3 plans.
31	Schiffrain	Association des sanatoria populaires du Wurtemberg.	Idem.	Environ 100.	3 plans.
32	Sophia, près Berka	Institut patriotique de l'Association des femmes du grand-duché de Saxe.	1898	110	6 plans.
33	Bad Rehburg	Association des sanatoria de Brême pour les phtisiques pauvres.	1893	30 (en 1895).	1 plan.
34	Falkenstein	Société anonyme Heilanstalt Falkenstein, à Francfort-sur-le-Mein; construit par le Dr Dettweiler.	1875	114	1 plan.
35	Hohenhonnef-sur-le-Rhin	Société anonyme Hohenhonnef, à Cologne.	1892	85 (en 1896).	6 plans.
36	Sanatorium du Dr Brehmer	Dr Brehmer.	1854	320	3 plans.
37	Reiboldsgrün	Dr Driver. — Directeur actuel : Dr Wolf.	1873	120	2 plans.
38	Schömberg	H. Römpler, rentier.	1890	90	4 plans.
39	Nouveau sanatorium Schömberg	Dr Baudsch. — Dr Schröder.	1898	Environ 40.	2 plans.
40	St Blasien	Dr Sander.	1881	70	3 plans.
41	Nordach	Dr Hettinger.	"	128	4 plans.

Malgré l'amélioration qui semble se produire depuis quelques années, la mortalité par la tuberculose est encore très élevée en Suisse, et la question des sanatoria n'a pas pour elle moins d'importance et de gravité que pour les autres pays. D'autre part, les conditions géographiques et climatériques de la Suisse se prêtent admirablement à la création de sanatoria, et c'est d'elle que devait partir l'exemple. En fait, c'est sur son territoire que s'est élevé le premier grand sanatorium populaire, celui de Heiligenschwendi, au-dessus du lac de Thunn, ouvert en 1896. À l'heure actuelle, on trouve en Suisse les sanatoria ci-après :

1° Sanatorium bâlois « Inder Stille », à Davos; 86 lits, altitude : 1,660 mètres ;

2° Asile pour femmes de Feydez-sur-Leysin, 15 lits, 1450 mètres ;

3° Asile pour hommes de Leysin, 15 lits, 1,263 mètres ;

4° Sanatorium bernois de Heiligenschwendi, 110 lits, 1140 mètres ;

5° Sanatorium de Braunswald, 28 lits, 1180 mètres ;

6° Sanatorium de Wald, 90 lits, 907 mètres ;

7° Sanatorium de Malvillen, 22 lits, 860 mètres.

Sans compter les grands sanatoria pour malades riches, à Davos, Arosa et Leysin, dont la création est de date beaucoup plus ancienne.

Le canton de Genève va commencer la création d'un sanatorium de 50 lits, à Clairmont-sur-Sierre, à une altitude de 1,500 mètres. En outre, des projets de sanatoria sont à l'étude dans les cantons d'Argovie, de Vaud, de Soleure, de Thurgovie, des Grisons, de Neufchâtel et de Lucerne.

En résumé, la Suisse possédait, en 1900, 7 sanatoria avec 366 lits ; ce nombre s'élèvera dans un avenir très prochain à 416, lorsque le sanatorium génevois sera ouvert, mais même alors il sera bien loin encore de suffire aux besoins. En effet, les calculs de M. le D' Schmid établissent qu'il y a à l'heure actuelle en Suisse environ 50,000 tuberculeux, dont 20,000 indigents ou peu fortunés. De ces 20,000, on peut admettre que la moitié, soit 10,000, pourrait retirer un réel bénéfice d'un traitement dans un sanatorium. Or, si nous en croyons des statistiques faites en Allemagne, ces 10,000 tuberculeux justiciables du sanatorium représenteraient environ 2,000 admissions par année; on voit par conséquent que, pour pouvoir accorder à chacun de ces 2,000 malades le bénéfice d'un traitement de six mois, il faudrait disposer d'au moins 1,000 lits, et l'on vient de constater que la Suisse est encore loin d'y pouvoir suffire.

Rappelons que ces indications ne concernent que les sanatoria qui avaient été exposés dans la Classe 111, et que tous les autres, ainsi que l'ensemble des expositions concernant la lutte contre la tuberculose, figuraient dans la Classe 112.

CHAPITRE IV.

SERVICES SANITAIRES ET ENSEIGNEMENT DE L'HYGIÈNE.
(INSTITUTS ET LABORATOIRES.)

Ce n'est pas ici le lieu d'exposer ce que sont les services sanitaires dans les divers pays, non plus que de faire connaître les tentatives faites dans tant de pays pour instituer ou améliorer l'enseignement de l'hygiène. Nous devons nous borner à signaler les installations qui ont le plus mérité d'attirer l'attention, parmi celles qui ont figuré à l'Exposition.

I. — SERVICES SANITAIRES.

A. — Services d'État.

France. — La Direction de l'hygiène publique au Ministère de l'intérieur expose des plans des installations sanitaires maritimes, notamment des lazarets du Frioul pour la Méditerranée, de Trompeloup à Pauillac, de Mindin à Saint-Nazaire pour l'océan Atlantique, et du Havre pour la Manche.

Elle a aussi fait figurer la collection des comptes rendus des travaux du Comité consultatif de l'hygiène publique de France, et surtout un très remarquable et très précieux travail de MM. Paul Roux, chef de bureau, et Henri Régnier, qui porte le titre suivant : *Statistique sanitaire des villes de France, album graphique des principaux résultats de la statistique de 1886-1898.*

L'Inspection générale du Service de santé des colonies a pensé qu'il était intéressant, au point de vue de la colonisation, de fournir quelques renseignements sur la morbidité et la mortalité des troupes, stationnées dans nos colonies.

A cet effet, elle a exposé une série de graphiques en couleur traduisant, par des colonnes tracées d'après une échelle unique, la morbidité et la mortalité des troupes européennes et des troupes indigènes.

Une colonne en bleu exprime la morbidité ou la mortalité générale; mais, afin de mettre en évidence les principaux facteurs étiologiques des affections tropicales, on a divisé les maladies en quatre grandes catégories, représentées chacune par une colonne de couleur différente :

1° *Couleur rouge vif.* — Maladies ressortissant au paludisme, qui comprennent toutes les manifestations de l'intoxication malarienne, depuis le simple accès de fièvre, jusqu'à la cachexie.

2° *Couleur verte.* — Dysenterie, diarrhée, hépatites, c'est-à-dire toutes les maladies du tube digestif spéciales à la pathologie tropicale.

3° *Couleur violette.* — Maladies accidentelles, comprenant tous les traumatismes, les blessures de guerre, les plaies, etc.

4° *Couleur rouge brique.* — Maladies sporadiques.

Les deux premières catégories de cette classification contiennent toutes les affections d'origine endémique, mais il était nécessaire de les distinguer parce qu'elles sont dues à des causes différentes, et que leur fréquence ne subit pas des variations analogues dans nos diverses possésions. C'est ainsi que, tandis que le paludisme domine à Madagascar, ce sont les affections du tube digestif et les hépatites qui sont plus fréquentes en Cochinchine.

La statistique du Tonkin embrasse quinze années (1884 à 1898) pour les troupes européennes, et onze années (1888 à 1898) pour les troupes indigènes, la création des régiments de tirailleurs tonkinois n'ayant eu lieu qu'en 1888.

Si l'on examine le tableau de la morbidité générale des troupes européennes et des troupes indigènes, on constate que la première dépasse toujours de beaucoup la deuxième et subit des oscillations d'une amplitude bien plus considérable.

En 1884, au début de la conquête, la morbidité ne dépasse pas 600 pour 1,000 d'effectif pour les troupes de la marine; elles étaient cantonnées dans le Delta et immobilisées dans l'attente des événements. L'année suivante, les opérations militaires deviennent plus fréquentes; les colonnes marchent vers le haut Tonkin, et ce surcroît de fatigues amène une recrudescence de la morbidité qui atteint le chiffre de 1,242 pour 1,000 hommes d'effectif.

En 1886 et 1887, les expéditions se succèdent, et, avec elles, le nombre des malades atteint un maximum de 1,500 pour 1,000. Depuis ce moment, les progrès de la pacification ont permis aux troupes européennes de prendre du repos et de descendre vers les garnisons du Delta. Elles ont été remplacées, en grande partie, dans les provinces frontières de la Chine, par les régiments tonkinois. La conséquence de ces modifications a été un abaissement progressif de la morbidité, et les ascensions du tracé graphique correspondent à des années où les événements politiques ont motivé l'intervention des troupes de la marine.

La courbe de mortalité des troupes européennes présente à peu près les mêmes caractères et baisse progressivement à partir de 1885.

Pour les troupes indigènes, la ligne de morbidité présente des sinuosités moins accentuées. Les régiments annamites recrutés sur place ont été beaucoup moins éprouvés par l'endémie palustre et les affections du tube digestif; sauf quelques rares exceptions, le tribut qu'ils ont payé est resté proportionnellement le même et n'a subi que dans des limites plus restreintes le contre-coup des expéditions militaires. Il en est de même pour la mortalité.

L'enseignement qui découle de ces constatations, c'est qu'il y a tout avantage à augmenter le nombre des troupes indigènes qui sont plus réfractaires aux maladies endémiques.

La statistique de la Cochinchine, qui s'étend de 1890 à 1898, ne comprend que les troupes de la marine : infanterie et artillerie. En effet, les régiments annamites envoient leurs malades à l'hôpital indigène de Choquan, dont les statistiques ne sont pas communiquées au Département.

La courbe de morbidité générale oscille entre 444 et 792 pour 1,000 hommes d'effectif. En 1897, elle atteint le chiffre de 877; cette recrudescence de malades est due aux fatigues de l'expédition du Siam.

Si l'on compare à cette courbe de morbidité générale la courbe de morbidité de l'artillerie de marine et celle de l'infanterie de marine, on constate que la première se maintient toujours beaucoup au-dessus de la seconde, qui est inférieure à la morbidité générale.

Cette différence dans le bilan pathologique de deux corps de troupe occupant les mêmes garnisons s'explique aisément : les artilleurs sont soumis à des travaux fatigants, et exposés fréquemment au soleil; leur paye est plus élevée et occasionne des écarts de régime plus nombreux et plus fréquents. Au contraire, grâce à la vigilance des autorités militaires, les soldats d'infanterie de marine ne sont astreints qu'à des exercices modérés; ils sont logés dans des locaux spacieux et bien aérés, et leur profession n'exige pas les mêmes travaux pénibles qui incombent à l'artillerie.

Les courbes de mortalité n'offrent pas des différences aussi caractéristiques; pour la mortalité générale, l'artillerie tient encore le premier rang, mais les variations sont nombreuses et brusques. Il est, en effet, un facteur qui vient grever le taux obituaire de cette colonie : les transports affrétés déposant à l'hôpital de Saïgon les malades trop affaiblis pour continuer le voyage; ce sont généralement de malheureux cachectiques pour lesquels le retour en France est la dernière chance de salut; quelques-uns succombent à Saïgon et figurent dans la statistique de la morbidité de la Cochinchine où ils n'ont fait qu'un très court séjour.

Pour Madagascar, les statistiques du corps d'occupation, des années 1897 et 1898, permettent de constater une amélioration très sensible de l'état sanitaire :

	ANNÉES	
	1897.	1898.
Morbidité des troupes européennes pour 1,000 d'effectif..	1036	933
Mortalité { des troupes européennes pour 1,000 d'effectif.	36.84	26.46
{ des troupes indigènes pour 1,000 d'effectif...	//	18.35

Au Sénégal, et pour les quatre dernières années, la statistique donne les chiffres suivants pour 1,000 d'effectif :

	ANNÉES			
	1896.	1897.	1898.	1899.
Morbidité { des troupes européennes.....	1213	1227	1296	1040
{ des troupes indigènes........	733	507	822	440
Mortalité { des troupes européennes.....	9.43	9.87	9.10	29
{ des troupes indigènes........	20.24	15.45	24.29	54

La mortalité des indigènes est plus élevée que celle des troupes européennes; cette différence s'explique par les rapatriements qui permettent à ces dernières de se soustraire aux atteintes répétées de l'endémie palustre. Les indigènes, au contraire, payent un large tribut aux affections sporadiques, et plus particulièrement aux affections pulmonaires, pendant la saison fraîche, à cause de l'absence totale de précautions pour se préserver des variations brusques de température qui se produisent pendant la nuit.

Pour cette colonie, il a paru intéressant de comparer la statistique médicale de l'infanterie de marine avec celle du personnel de la transportation et de la relégation.

		ANNÉES	
		1898.	1899.
Morbidité pour 1,000 d'effectif.	Infanterie de marine.	791	741
	Surveillants militaires	715	870
	Transportation	1013	995
	Relégation	1251	777
Mortalité pour 1,000 d'effectif.	Infanterie de marine.	7.83	4.7
	Surveillants militaires.	22	15
	Transportation	84	96
	Relégation	101	108

L'Inspection générale du Service de santé a joint à cette exposition cinq albums photographiques contenant des vues des principaux établissements hospitaliers de nos colonies, et les plans de toutes les formations sanitaires de nos diverses possessions (hôpitaux, ambulances, lazarets).

A côté figurent tous les travaux des médecins du Corps de santé des colonies concernant l'hygiène des pays tropicaux, dont l'énumération suit :

Archives d'hygiène et de médecine coloniales, recueil publié depuis le 1er janvier 1898, sous la direction de M. l'Inspecteur général du Corps de santé des colonies.

G. Treille, inspecteur général du Corps de santé des colonies en retraite : Principes d'hygiène coloniale.

A. Calmette, médecin en chef de 2e classe des colonies, professeur à la Faculté de médecine de Lille : La peste bubonique, étude de l'épidémie d'Oporto en 1899, sérothérapie; — Sur le venin des serpents et sur l'emploi du sérum antivenimeux; — Étude expérimentale de la dysenterie et des abcès du foie d'origine dysentérique.

Simond, médecin principal des colonies : La propagation de la peste; — Notes sur le dimorphisme évolutif de la coccidie appelée *Karyophagus salamandræ Steinhaus;* — L'évolution des sporozoaires du genre coccidien.

Marchoux, médecin principal des colonies : Notes sur la dysenterie des pays chauds; — Le paludisme au Sénégal; — Rôle du pneumocoque dans la pathologie et la pathogénie de la maladie du sommeil; — *Piroplasma canis* chez les chiens du Sénégal; — Sérum anticharbonneux.

Métin, médecin principal des colonies : Le bacille de la diphtérie pullule-t-il dans les organes? — La peste à Oporto.

Reynaud, médecin en chef des colonies : La variole à la Réunion, son origine, son développement, les causes de propagation, vaccination; — Mesures pratiques à prendre contre les maladies contagieuses et pour la protection de la santé publique dans les colonies; — L'armée coloniale au point de vue de l'hygiène pratique; — Considérations sanitaires sur l'expédition de Madagascar et quelques autres expéditions coloniales françaises et anglaises.

Drevon, médecin en chef des colonies : Conseils médicaux à l'usage des postes qui sont dépourvus de médecins : Guinée française; — Contribution à la géographie médicale du pays des Soussous : Guinée française.

Duvigneau, médecin principal des colonies : Guide médical à l'usage des postes du Congo dépourvus de médecin.

P. Gouzien, médecin principal des colonies : Guide médical à l'usage des postes du Dahomey dépourvus de médecin.

Ministère des colonies, Inspection générale du Service de santé : Décret portant règlement de police sanitaire maritime dans les colonies et pays de protectorat; — Nouvelle instruction médicale à l'usage des postes dépourvus de médecins au Tonkin.

Pairault, pharmacien principal des colonies : Notes sur la valeur alimentaire et industrielle des plantes comestibles féculentes cultivées aux Antilles.

Beaurac, médecin de 1re classe des colonies : La Cochinchine et ses habitants (deux forts volumes).

Kermorgant, inspecteur général du Corps de santé des colonies : Instructions au sujet des précautions à prendre en cas de peste.

Allemagne. — Le Kaiserliches Gesundheitsamt (Office sanitaire impérial) de Berlin, institué au mois d'avril 1876, a pour devoir d'assister le Chancelier de l'empire d'Allemagne pour toutes les affaires ressortissant à la police médicale et vétérinaire. Il a pour mission spéciale d'élaborer les travaux législatifs qui les concernent et de surveiller l'exécution des lois relatives à la santé publique. Il est chargé de la statistique médicale et vétérinaire de l'Allemagne. De plus, depuis 1898, il doit émettre des avis techniques sur les questions relatives à la protection des plantes.

Son personnel permanent se compose (1900) d'un président, fonctionnaire administratif qui, depuis quinze ans, est le chef du Gesundheitsamt, de 17 membres ordinaires et parmi eux 8 médecins, 3 chimistes, 3 botanistes, 1 vétérinaire, 1 zoologiste et 1 légiste, de 14 suppléants scientifiques appartenant au cadre du Gesundheitsamt et de 16 occupés provisoirement et parmi ces derniers 4 officiers de santé de l'armée attachés au Gesundheitsamt et 1 vétérinaire militaire attaché au Gesundheitsamt; enfin de 17 employés de bureau appartenant au cadre du Gesundheitsamt et de 10 occupés provisoirement, 7 greffiers, ainsi que les mécaniciens, chauffeurs et domestiques nécessaires.

Le service intérieur comprend trois sections, dirigées chacune par un membre ordinaire; ce sont : la section d'essais physiques et naturels, la section médicale et la section biologique pour l'agronomie et la science forestière, mentionnée tout à l'heure.

Outre le personnel permanent, le Gesundheitsamt comprend 36 membres extraordinaires qui, en partie, sont des savants compétents de la plus haute autorité dans les
branches de la science et de la technique en rapport avec les travaux du Gesundheitsamt
et en partie des fonctionnaires supérieurs de l'administration et de l'hygiène publique
des États confédérés. Ces membres extraordinaires, appartenant à tous les États de
l'Empire, sont nommés par l'Empereur pour une durée de cinq ans et au besoin invités
par le président à participer aux conférences privées avec les membres ordinaires du
Gesundheitsamt.

Plusieurs de ces membres extraordinaires constituent, avec quelques autres experts
nommés par le Chancelier de l'Empire, la Commission permanente pour la préparation
de la pharmacopée allemande, dont le remaniement et les compléments doivent être
effectués périodiquement.

La gestion courante du Gesundheitsamt se clôt, pour l'exercice de 1899, par une
somme de 423,815 marcs, dont 115,600 pour dépenses relatives aux questions dont
le Gesundheitsamt s'occupe.

Pendant les vingt et une premières années de son existence, le Kaiserliches Gesundheitsamt a exercé ses fonctions officielles dans des locaux qui, s'ils suffisaient au début,
devinrent graduellement trop petits par suite de la tâche toujours croissante, incom-
bant à ces autorités.

C'est pourquoi le projet de budget de l'Empire pour l'exercice 1893-1894 comprenait une certaine somme pour l'acquisition d'un terrain et les avant-projets relatifs
à l'étude d'un nouvel édifice à construire sur ce terrain, destiné à recevoir les services
de l'institut d'hygiène. Cette somme ayant été votée, on acheta un immeuble convenable de cinq hectares et demi, situé dans la partie nord-ouest de Berlin, dans le voisinage du Thiergarten et du château de Bellevue, non loin de la Sprée et du chemin de
fer métropolitain qui la traverse en cet endroit. Alors on procéda, au commencement
de l'exercice 1894-1896, à la construction des nouveaux locaux dont la dépense avait
fait l'objet d'un vote de nouvelles sommes d'argent. Le travail fut poussé assez activement pour qu'avant l'expiration des trois années suivantes les constructions pussent
être occupées per le Gesundheitsamt, ce qui eut lieu en avril 1897. Les frais se mon-
tèrent à 678,076 marcs pour l'acquisition du terrain et à 1,670,256 m. 01 pour la
construction des édifices. Ceux-ci se composent principalement : d'un bâtiment pour
l'administration, situé rue Klopstock, nᵒˢ 19 et 20; d'un édifice situé en arrière,
parallèle au premier, comprenant les laboratoires et relié par une construction à l'aile
gauche du bâtiment de l'administration; des étables pour les animaux sur lesquels
on fait des expériences, et enfin d'une chambre de chauffe et d'une salle de machines,
pour le chauffage, la ventilation ainsi que les installations électriques pour l'éclairage
et le travail. Entre le bâtiment d'administration et celui des laboratoires se trouve
une grande cour ornée de plantations jardinières, qui contribue à donner à toutes
les salles principales et auxiliaires de l'air et de la lumière en abondance.

Le bâtiment d'administration comprend un sous-sol, un rez-de-chaussée, un premier et un second étage et dans l'aile latérale un troisième étage. Par la porte située au milieu de la façade, on obtient accès au vestibule, lequel constitue la partie inférieure de la cage d'escalier.

Dans le sous-sol se trouvent des logements pour le concierge et quelques autres employés subalternes, une chambre de chauffe pour le chauffage à l'eau à basse pression du bâtiment d'administration ainsi qu'un magasin de charbon et quelques chambres de chauffage préliminaire pour la ventilation. Au rez-de-chaussée se trouvent principalement les salles de travail des employés de bureau, au premier étage sont les pièces pour les membres; dans l'aile droite se trouve la bibliothèque, et près de celle-ci la salle de lecture. La bibliothèque qui, en outre, occupe les pièces du deuxième étage situé au-dessus d'elle forme cinq étages intermédiaires à l'aide d'escaliers en fer suspendus. Au commencement de cette année (1900) elle comptait 50,000 volumes, de nombreuses cartes et de nombreuses (environ 500) publications scientifiques hebdomadaires ou mensuelles dont le bureau a besoin pour s'orienter dans le domaine de la littérature scientifique qui l'intéresse.

Au deuxième étage se trouvent l'appartement du président ainsi que son cabinet de travail avec antichambre et salle de conférence, ainsi que la grande salle des séances. Cette salle est décorée, au mur principal qui fait face aux entrées, des bustes en bronze des trois empereurs du nouvel Empire Allemand et, au mur latéral en face des fenêtres à vitraux, des bustes de savants éminents, membres extraordinaires de l'Office éminents (jusqu'ici v. Pettenkofer, A.-W. v. Hofmann).

Le bâtiment des laboratoires, dans lequel on peut pénétrer soit par la cour soit par le bâtiment de jonction à trois étages déjà mentionné, a cinq étages, dont chacun a un large palier central (corridor) communiquant avec l'escalier central principal ainsi qu'avec les escaliers auxiliaires.

Le sous-sol comprend des salles affectées à des recherches scientifiques d'un caractère général, telles que les recherches à l'électricité sur les objets inflammables, pour l'étude de la peste, pour la température constante de 37 degrés centigrades, pour les étuves, pour l'analyse des eaux ; en outre une salle pour les grands moteurs et les petites machines, des chambres de réfrigération et d'autres semblables.

Au rez-de-chaussée se trouve le laboratoire de bactériologie auquel se rattache, entre autres, une salle de microphotographie et une chambre noire. Au premier étage se trouvent le laboratoire d'hygiène et le laboratoire de pharmacologie et de physiologie. Au deuxième étage, nous trouvons le laboratoire de chimie avec pièce pour l'électrolyse et l'analyse élémentaire. Au troisième étage sont les pièces de travail de la section de biologie pour la science agricole et forestière. Enfin, sous le toit, se trouve l'atelier de photographie.

Derrière le bâtiment des laboratoires, à l'extrémité la plus éloignée de l'immeuble se trouve l'étable à deux étages pour les animaux soumis à des expériences ; ce bâtiment est relié avec le bâtiment des laboratoires par un passage couvert.

Attenant à l'étable se trouve un petit bâtiment de désinfection, dans lequel se trouvent

un appareil de désinfection par la vapeur et un appareil de douches. La désinfection s'effectue à l'aide de vapeur prise sur la pression d'une demi-atmosphère dans la chambre
de chauffe.

A ce petit bâtiment se rattache une étable à un étage pour un grand nombre d'animaux qui pourraient servir pour l'étude d'épizooties spéciales.

La salle des machines comprend, pour la génération de l'énergie électrique nécessaire, deux dynamos avec une de réserve et une batterie d'accumulateurs; les dynamos
sont conduites par un moteur à gaz de 30 chevaux.

La chambre de chauffe contient deux chaudières pour le chauffage à l'eau du bâtiment des laboratoires ainsi qu'un générateur de vapeur. Là se trouve, en outre, un four
à combustion pour la destruction des cadavres de petits animaux et celle des déchets
infestés d'origine animale provenant des étables et d'autres salles de travail. La chambre
de chauffe fournit la vapeur nécessaire pour le chauffage à vapeur de l'étable, la ventilation des laboratoires, les essais des laboratoires et l'appareil de désinfection.

Les publications du Kaiserliches Gesundheitsamt de Berlin comprennent, à ce jour :

14 volumes, plus 4 volumes d'extraits de décisions judiciaires relatives à la vente
des denrées alimentaires et des boissons, ainsi que des objets à usage journalier;

16 volumes de travaux ;

13 volumes de rapports annuels sur la propagation des épizooties dans l'Empire
d'Allemagne ;

5 volumes de statistiques médicales ;

Divers ouvrages en faveur de la propagation de la vaccine;

1 manuel populaire d'hygiène, déjà répandu à 70,000 exemplaires, avec des tra-
ductions en anglais, en italien, en russe et en français, etc.

A l'Exposition, figuraient un grand nombre de représentations plastiques et graphiques destinées à faire apprécier l'état sanitaire et la propagation des maladies contagieuses en Allemagne.

Lorsque le Kaiserliches Gesundheitsamt fut institué, en 1876, une de ses premières
préoccupations fut, en effet, d'établir une statistique médicale permettant de pouvoir
apprécier les manifestations démographiques et épidémiologiques qu'on était en droit
d'attendre très favorables.

Au début, ces recherches ne furent entreprises que pour les localités de 15,000 habitants et plus. Aujourd'hui encore, les renseignements fournis par 300 villes de cette
importance sur la mortalité constituent une source importante pour l'orientation
continuelle des autorités de l'Empire et du public, en ce qui concerne le domaine
de la statistique, surtout quand on considère que ces villes représentent une population de plus de 15 millions d'âmes, soit 30 p. 100 du nombre des habitants de
l'Empire.

Le Kaiserliches Gesundheitsamt reçoit depuis 1892 non seulement des renseignements mensuels sur la mortalité des grands centres, mais aussi des rapports annuels officiels de la plupart des autres districts de l'Empire, c'est-à-dire de tous les districts : 1° des six grands États confédérés; 2° du Reichsland, et 3° des autres divers États confédérés dont le nombre de trois dès le début est maintenant de quatorze. Les renseignements concernant les données sur la mortalité dans chaque espace de temps indiquent non seulement le nombre des décès, mais aussi l'âge des décédés, ainsi que les causes les plus importantes du décès. Ces rapports émanent de 1,004 districts distincts, représentant les 19/20 de la population totale de l'Empire. Ils sont publiés dans les communications statistiques émanant du Kaiserliches Gesundheitsamt et discutés. Les résultats principaux sont représentés graphiquement sous forme de cartes et de diagrammes.

Comme le nombre de décès est, sous plusieurs rapports, influencé par le nombre des enfants nés dans le même intervalle de temps, il était nécessaire d'étendre les constatations des statistiques médicales au nombre des enfants nés vivants, ainsi qu'à celui des mort-nés, en tenant compte, autant que possible, de la proportion des enfants légitimes et de ceux illégitimes. Afin de pouvoir utiliser toutes les données relatives à la mortalité, des renseignements certains sur la population vivante sont d'une nécessité absolue, car alors on sera à même de surveiller son augmentation et sa diminution. Sous ce rapport, les résultats obtenus par les recensements opérés soigneusement tous les cinq ans en Allemagne, offrent une base sûre pour déterminer par le calcul le nombre des vivants à une période quelconque pendant l'intervalle compris entre deux recensements, ainsi que la répartition par âge des habitants dans chaque district pris comme unité statistique.

Les recherches de statistique médicale du Kaiserliches Gesundheitsamt permirent bien vite de reconnaître les particularités dignes d'attention que présentent les proportions de la mortalité et de la natalité dans les grandes villes et, par suite, dans le but de déterminer aussi exactement que possible les différences existant dans les conditions d'existence des habitants des grandes villes et celles des autres habitants de l'Empire, les renseignements provenant des 28 grandes villes, c'est-à-dire de celles de l'Empire, qui comptent plus de 100,000 habitants, ont été l'objet d'un travail spécial. La répartition de la population par groupes d'âges différents, tant dans les grandes villes qu'en dehors de celles-ci, devait, par suite, recevoir une attention spéciale, car il s'est trouvé que parmi les habitants des grandes villes, plutôt que dans le reste de la population, prédomine la classe moyenne d'âge la plus vigoureuse, de 15 à 60 ans qui, dans les conditions normales, est la moins disposée à mourir, tandis qu'au contraire, en dehors des grandes villes, il y a plus d'enfants de l'âge tendre, et aussi plus de personnes chargées d'années, dont il meurt annuellement un plus grand nombre que parmi les personnes d'âge moyen.

Les statistiques médicales du Kaiserliches Gesundheitsamt s'étendent aussi à l'utilisation de celles fournies par les hôpitaux de l'Empire allemand. Ces documents sont envoyés tous les ans au Gesundheitsamt par les hôpitaux généraux de l'Empire, par ceux qui ont au moins 10 lits, par les asiles d'aliénés publics ou privés; par les instituts ophtalmiques et les maisons d'accouchements. Ces documents contiennent des données sur le nombre des lits existants, des malades soignés et des morts (femmes accouchées, etc.), la durée moyenne du traitement, le nombre des malades venus avec certaines maladies en cours, l'état des malades à la fin de l'année et le nombre des morts pour chaque maladie étant aussi indiqués.

Les travaux du Kaiserliches Gesundheitsamt, dans le domaine de la statistique médicale dont nous venons de donner un aperçu succinct, ont induit à reproduire d'une manière plastique et visible, pour les visiteurs de l'Exposition de 1900, quelques-uns des résultats de ces travaux et de ceux qui ont trait à la population vivante.

I. Les figures en forme de tour Eiffel représentent l'accroissement de la population totale sur le territoire actuel de l'Empire allemand de 1816 à 1895. Pendant ces 79 années, le nombre des habitants s'est élevé de 24,833,000 à 52,280,000, c'est-à-dire qu'il s'est plus que doublé, ou plus exactement, il est aujourd'hui les 210.5 p. 100 du nombre initial d'habitants; pendant les 40 premières années (1816-1855), la population s'élève à 36,114,000 d'habitants, c'est-à-dire de 45 p. 100, et pendant les 40 années suivantes (1855-1896), elle s'accroît de même de 45 p. 100.

II. Les figures en forme de tour de ville de vieux style allemand représentent l'accroissement des grandes villes, c'est-à-dire des villes ayant au moins 100,000 habitants de population vivante.

En 1816, vivaient dans les 2 grandes villes de l'Empire, 344,000 personnes; en 1855, vivaient dans les 6 grandes villes de l'Empire, 1,122,209 personnes; en 1895, vivaient dans les 28 grandes villes de l'Empire, 7,276,987 personnes.

Pour chaque 1,000 habitants de l'Empire, il y en avait dans les grandes villes, il y a 84 ans, 14; il y a 5 ans, 139; soit jadis 1/70, aujourd'hui 1/7 de la population totale.

III. Trois prismes doubles représentent le nombre de naissances vivantes et des décès (les mort-nés exclus) ayant eu lieu pendant cinq années consécutives sur le territoire actuel allemand, et ceci d'une manière telle que la différence entre les hauteurs de deux prismes réunis en une seule paire représente l'accroissement naturel de la population pendant un intervalle de cinq années. La hauteur des figures blanches correspond au nombre des naissances vivantes; celle des figures noires correspond à celui des décès.

a. Dans l'espace des cinq ans (1816-1830), 4,112,000 naissances vivantes, 2,657,000 décès;

b. Dans l'espace des cinq ans (1853-1857), 6,164,330 naissances vivantes, 4,873,326 décès;

c. Dans l'espace des cinq ans (1893-1897), 9,425,637 naissances vivantes, 5,785,042 décès.

IV. Deux prismes, divisés chacun en quatre portions de différentes couleurs de hauteurs égales, représentent le groupement de la population par âge : *a.* pour l'Empire tout entier; *b.* pour les grandes villes, d'après les résultats du dernier recensement.

La hauteur de la portion inférieure verte démontre que, par 1,000 habitants, il y a environ 29 enfants d'un an dans l'Empire et environ 25 dans les grandes villes.

La hauteur de la portion rouge désigne le nombre des enfants de 1 à 15 ans; la hauteur de la partie bleue, le nombre des habitants âgés de 15 à 60 ans; la hauteur de la portion jaune, le nombre des personnes de 60 ans et plus, le tout rapporté dans chaque cas à 1,000 habitants.

V. Deux prismes plus petits, divisés également en quatre portions de couleurs différentes, représentent la répartition des âges des personnes décédées pendant la période quinquennale 1892-1896 : *a.* dans l'Empire; *b.* dans les 28 grandes villes. La signification des couleurs est la même que celle des prismes décrits au paragraphe 4.

Sur 1,000 décès, il y en avait pour l'âge de 1 an et moins : *a.* 339; *b.* 862;

Sur 1,000 décès, il y en avait pour les âges de 1 à 15 ans : *a.* 177; *b.* 166;

Sur 1,000 décès, il y en avait pour les âges de 15 à 60 ans : *a.* 234; *b.* 291;

Sur 1,000 décès, il y en avait pour l'âge de 60 ans et au-dessus : *a.* 250; *b.* 181.

VI. Deux cubes blancs représentent le nombre des naissances ayant eu lieu dans l'Empire récemment et quarante ans auparavant.

Le rouge sur chacun des cubes blancs désigne le nombre des enfants nés illégitimes, tandis que le noir donne le nombre des mort-nés, le tout rapporté à 1,000 naissances.

De 1853 à 1857, il y a eu 6,419,206 naissances, dont 110.5 illégitimes mort-nés, soit 39.7 p. 1,000.

De 1893 à 1897, il y a eu 9,745,084 naissances, dont 92.4 illégitimes mort-nés, soit 32.8 p. 100.

VII. Sept cylindres en verre de même hauteur, dont le contenu de chacun est apparemment divisé en quatre couches de différentes couleurs, ont pour but de représenter l'importance diverse que certaines causes de décès ont pour chacun des quatre groupes d'âge suivant lesquels on a réparti la population. La hauteur de la couche verte permet toujours de reconnaître combien d'enfants sur 1,000 d'un an ou moins sont morts par suite de la maladie désignée; la hauteur de la couche rouge représente le nombre de décès par 1,000 dus à la même cause pour les personnes âgées de 1 à 15 ans; la hauteur de la couche bleue, le nombre des personnes décédées entre 15 et 60 ans; la hauteur de la couche jaune, le nombre de personnes âgées de plus de 60 ans qui ont succombé à ladite maladie.

Ce mode de représentation est basé sur les résultats de la statistique préparée au

Kaiserliches Gesundheitsamt pour la période de 1892-1897 et se rapporte aux sept causes de décès suivantes :

DÉSIGNATION.	PAR 1,000 DÉCÈS D'ÂGE CONNU.			
	0 à 1 an.	1 à 15 ans.	15 à 60 ans.	60 ans et au-dessus.
Tuberculose.........................	35.2	113.4	716.1	135.3
Diphtérie et croup....................	138.8	844.5	15.8	0.9
Fièvre typhoïde......................	19.0	232.0	666.7	82.3
Affections inflammatoires de l'appareil respiratoire.......	288.8	210.4	258.7	302.1
Catarrhes gastro-entériques....................	856.2	119.1	12.2	12.5
Cancer (et autres tumeurs)..................	2.4	8.9	506 8	481.9
Accidents...........................	31.3	262.4	574.2	132.1

VIII. Tandis que chacun des cylindres exposés sous le numéro VII correspond au nombre total des personnes de tous les groupes, décédées par suite de la même cause, les quatre cylindres exposés sous le numéro VIII donnent la cause du décès pour chaque groupe d'âge, à savoir pour le bas âge, l'adolescence, l'âge moyen et la vieillesse.

La hauteur d'une couche colorée correspond toujours au nombre des décès causés annuellement par une cause de mort définie, au cas où la hauteur du cylindre entier correspond au nombre total des décès pour la classe correspondant à l'âge en question.

Dans le premier cylindre par exemple, la hauteur de la couche jaune et de celle brun clair représente que le tiers à peu près (plus exactement 434 par 1000) des enfants morts au-dessous d'un an, d'après les indications des registres des décès, a succombé au catarrhe gastro-entérique, et qu'environ 3/20 des enfants décédés (plus exactement 143.1 par 1000) sont morts, peu de temps après la naissance, de débilité congénitale. Dans le deuxième cylindre, la hauteur de la couche verte indique, par exemple, que plus d'un cinquième des enfants morts à l'âge de 1 à 15 ans (plus exactement 221.1 par 1000) a succombé à la diphtérie ou au croup. Dans le troisième cylindre, la couche hachée en lignes bleues indique que le tiers des personnes mortes entre 15 et 60 ans (plus exactement 331.4 par 1000) a succombé à la tuberculose, et ainsi de suite.

Des deux couches non colorées, la grise correspond au total des décès dont la cause est restée inconnue; la blanche, au total des décès causés par une maladie désignée dans le registre des décès, mais d'une moindre importance.

Pour chaque 1,000 décès, on trouve :

Dans la première année :

Catarrhe gastro-entérique................................ 334.4
Débilité congénitale..................................... 143.1
Affections inflammatoires des organes respiratoires............... 82.2
Causes inconnues....................................... 39.0
Coqueluche... 32.4
Diphtérie et croup..................................... 17.3

A l'âge compris entre 1 et 15 ans :

Diphtérie et croup... 221.1
Affections inflammatoires des organes respiratoires............. 158.5
Catarrhe gastro-entérique....................................... 97.6
Scarlatine et rougeole.. 90.4
Tuberculose... 74.8
Causes inconnues.. 31.7

A l'âge compris entre 15 et 60 ans :

Tuberculose... 331.4
Affections inflammatoires des appareils respiratoires........... 136.7
Accidents et suicides... 70.1
Cancer (et autres tumeurs)...................................... 61.8
Causes inconnues.. 22.8
Fièvre typhoïde... 16.8

A l'âge de 60 ans et au-dessus :

Débilité sénile... 389.4
Affections inflammatoires des appareils respiratoires........... 152.5
Tuberculose... 59.8
Cancer (et autres tumeurs)...................................... 56.2
Causes inconnues.. 27.7
Accidents et suicides... 16.3

IX. Cinq figures noires représentent d'une manière visible combien de décès par variole ont eu lieu de 1862 à 1872 dans les États européens, sur lesquels le Gesundheitsamt a obtenu des données certaines; les figures rouges, placées près de ces dernières, indiquent le nombre des décès ayant eu lieu dans ces mêmes États pendant la période 1882-1896.

La différence entre la hauteur d'une figure noire et d'une figure rouge représente donc les succès obtenus en vingt ans, en luttant contre le danger des épidémies de variole qui menacent la vie des habitants. La hauteur variable des figures de même couleur permet de reconnaître de quelles manières diverses la vie des habitants des divers États était menacée par la variole. D'un côté, il est indiqué clairement de combien le nombre des décès par variole a diminué en Allemagne depuis l'entrée et la mise en vigueur de la loi sur la vaccination. D'autre part, les figures indiquent clairement comment les habitants sont protégés contre la variole dans les États où la vaccine est rendue obligatoire : tels sont, par exemple, la Suède et les royaumes de Prusse et de Bavière. Pour les autres États de l'Empire allemand, dans lesquels les décès causés par variole sont aussi peu nombreux pour la période 1892-1896 qu'en Prusse et en Bavière, on ne trouve pas, pour la période 1862-1876, des données suffisamment certaines; c'est pourquoi on ne les a pas pris en considération.

Pour pouvoir comparer plus facilement la mortalité par variole observée pendant la même période, le nombre des décès par variole est calculé par 100,000 habitants et par an.

	MOYENNES.	
	1862 à 1876.	1882 à 1896.
Prusse et Bavière..............................	51.6	0.7
Autriche......................................	75.2	38.6
Belgique [1]..................................	79.5	18.2
Angleterre....................................	25.3	2.9
Suède..	26.9	0.5

X. Deux cylindres indiquent, par leur hauteur totale, combien d'enfants en 1884 (1,352,520) et en 1896 (1,587,124) devaient être présentés à la première vaccination; la couche inférieure blanche indique combien n'ont pas été vaccinés (en 1884, 10.5 p. 100, et en 1896, 12.1 p. 100). La couche brune indique combien ont été vaccinés sans succès ou à résultat inconnu (3.1 p. 100 en 1884 et 2.2 p. 100 en 1896). La partie restante à reflet d'argent indique combien ont été vaccinés avec succès (1884, 86.4 p. 100, et 1896, 85.7 p. 100). La hauteur de la couche hachée indique combien de personnes ont été vaccinées avec du vaccin pris sur l'homme (en 1884, 80 p. 100; en 1896, 0.2 p. 100) au lieu du vaccin animal.

XI. Le nombre des enfants devant être revaccinés en Allemagne dans le courant d'un an est indiqué de la même façon : en 1884, 1,107,527, et en 1895, 1 million 169,578. Non vaccinés : en 1884, 3.8 p. 100; en 1896, 2.6 p. 100 (couche blanche). Vaccinés sans succès ou avec résultat inconnu : en 1884, 11.1 p. 100, et en 1896, 7.1 p. 100 (couche brune); avec succès : en 1884, 85.1 p. 100; en 1896, 90.3 p. 100 (couche à reflet d'or); avec succès humain : en 1884, 82.3 p. 100, et en 1896, 0.1 p. 100 (couche hachée).

XII. Deux disques ronds, munis chacun d'un segment de cercle noir, représentent le nombre d'enfants morts dans leur première année sur 1,000 nés vivants dans l'Empire allemand :

a. Pendant la période de 1877 à 1881 : 260;

b. Pendant la période de 1893 à 1897 : 223.

Seuls les nombres des enfants nés vivants et de ceux morts au courant de leur première année dans les villes de plus de 15,000 habitants ont pu être utilisés, car les renseignements relatifs à la première période n'étaient pas encore envoyés par plusieurs États de l'Empire.

XIII. Deux disques en forme de carré, ayant chacun une échancrure noire, représentent le nombre des femmes accouchées qui sont mortes de la fièvre puerpérale :

a. De 1886 à 1888 : 2.5 p. 1000;

b. De 1896 à 1898 : 1.4 p. 1000.

[1] Moyennes de 1864 à 1876 ou de 1884 à 1896.

Les données relatives à ces chiffres sont, pour la même raison, comme au paragraphe XII, tirées de la statistique des villes de plus de 15,000 habitants.

XIV. Deux cônes bruns, désignés par un D, représentent la diminution des décès par diphtérie observés en Allemagne depuis le traitement de cette maladie par le sérum antitoxique.

Pendant les années 1892 et 1893, qui précèdent le traitement par le sérum, 113,259 enfants de 1 à 15 ans moururent de la diphtérie dans les dix États contribuant à la compilation des statistiques de causes de décès, tandis que, dans les années 1896 et 1897, après l'introduction du traitement par le sérum dans la pratique médicale, malgré l'augmentation considérable de la population totale, 45,942 enfants seulement, de 1 à 15 ans, sont décédés par diphtérie. Les hauteurs des deux cônes, dont les bases sont égales, sont dans le rapport de 7 à 3, attendu que le nombre de personnes ayant succombé à la diphtérie par 100,000 est calculé d'après la population vivante à l'époque en considération, les cônes étant établis d'après les nombres obtenus.

XV. Les prismes à section carrée donnent le nombre des lits et le nombre des malades soignés dans les hôpitaux généraux de l'Empire allemand, à savoir : a. en 1877, et b. en 1896.

Les prismes plus minces correspondent au nombre des lits existants au commencement de l'année; les gros prismes représentent le nombre des malades soignés pendant l'année. Le nombre des lits était de 72,219 en 1877; de 141,713 en 1896; celui des malades soignés en 1877, de 406,547; en 1896, de 973,627.

XVI. Les prismes à section triangulaire représentent le nombre des lits dans les asiles d'aliénés de l'Empire allemand, ainsi que le nombre des aliénés admis dans ces asiles : a. en 1877; b. en 1896. Le nombre des lits était, en 1877, de 31,297; en 1896, de 75,675; le nombre d'aliénés soignés en 1877 de 40,375; en 1896, de 95,649.

XVII. Quatre prismes représentent les causes les plus importantes d'incapacité physique des personnes des deux sexes recevant des annuités, en vertu de la loi du 22 juin 1889 sur l'incapacité physique et l'assurance de la vieillesse et classées par groupe de profession : A. l'agriculture, l'horticulture, etc.; B. l'industrie et la construction, l'industrie minière et la métallurgie.

Une carte exposée par le Kaiserliches Gesundheitsamt à Berlin représente les systèmes de services des eaux introduits dans les diverses villes d'Allemagne ainsi que celui adopté pour l'enlèvement des immondices. Cette carte indique aussi la mortalité et la natalité.

En ce qui regarde le service des eaux, cette carte indique s'il a lieu par puits ou par un système central, un réseau de conduites, ou si les deux systèmes existent l'un à côté de l'autre. Lorsque le service des eaux est effectué entièrement ou partiellement par un système central, sa capacité est indiquée en litres par jour et par tête; la carte permet aussi de reconnaître la nature des eaux, si ce sont des eaux souterraines ou de l'eau de surface. Enfin, dans le cas des eaux de surface, il est aussi indiqué si elles sont soumises à une épuration par clarification avant qu'il en soit fait usage.

L'enlèvement des immondices se fait dans les villes, soit au moyen d'égouts, soit par la vidange. La carte indique si les villes sont munies entièrement ou partiellement, ou pas du tout, d'égouts, ou si les immondices sont recueillis dans des fosses fixes ou dans des fosses mobiles jusqu'à ce qu'ils soient enlevés. Pour les égouts, la carte indique aussi si les eaux sont amenées sur les champs d'épandage ou si elles sont soumises à d'autres procédés d'épuration.

Les représentations relatives au service des eaux et de l'enlèvement des immondices sont toujours, lorsque la place le permet, disposées sous le nom de la ville; pour ce qui concerne l'interprétation de la carte, on est prié de se référer à la légende explicative des signes. Les conditions sanitaires des cercles, des bailliages, etc., et des villes qui en dépendent sont, en dehors d'autres circonstances, influencées par ces deux mesures d'hygiène; afin de donner un coup d'œil sur ce sujet, on a indiqué, à droite du nom des cercles et des villes, les chiffres relatifs à la natalité et à la mortalité par 1,000 habitants, ces chiffres étant établis d'après les moyennes des années 1893-1897. Les chiffres soulignés désignent le nombre des naissances.

Services sanitaires. — Lorsqu'au début de l'année 1890 le choléra étendait ses ravages en Russie, il fut nécessaire de protéger les parties de l'Allemagne que traversaient les émigrants russes; ces parties étaient surtout : la frontière prussienne de l'Est; Berlin, point central des voies ferrées transportant les émigrés, et les ports de départ (Hambourg).

Lorsque la Prusse barra aux émigrants la frontière de l'Est, les compagnies de navigation allemandes, autorisées par le Ministère, construisirent cinq stations de contrôle où on laissait passer les émigrants qui s'étaient soumis aux mesures hygiéniques prescrites par la police et qu'une visite médicale n'avait pas trouvés suspects.

Les cinq stations de contrôle se trouvent à proximité de la frontière russe, sur les lignes principales de chemins de fer. On y examine les gens, on les baigne, on désinfecte les vêtements et les bagages et on délivre les billets pour le bateau. Ces établissements sont soumis à un contrôle médical de l'État très sévère.

A Berlin, la même organisation a été entreprise à Ruhleben, où se réunissent les émigrants russes ou autrichiens, qu'on emmène ensuite sur Hambourg, Brême, Rotterdam et Anvers pour les embarquer.

A Hambourg, la ligne d'Hambourg-Amérique, sur les conseils et sous le contrôle de l'État, a bâti en 1891, près de ses entrepôts, des baraques pour 1,500 personnes environ; là, on peut nettoyer et désinfecter avant de les embarquer tous les produits venant de pays contaminés, et il est possible d'écarter de la ville les éléments qui peuvent importer les varioles et la fièvre typhoïde.

Après 1892, année où le choléra sévit à Hambourg, ces baraques furent transformées en une sorte de station de quarantaine; on agrandit les appareils hygiéniques, on diminua le nombre des admis, et, jusqu'à la fin de 1899, 285,018 émigrants y trouvèrent asile.

Ces constructions devant disparaître pour cause d'agrandissement du port, la ligne d'Hambourg-Amérique a décidé de bâtir des pavillons neufs, d'après les données les plus récentes, tant sanitaires qu'économiques. Ils offriront aux émigrants tout ce qui peut leur être nécessaire. Le modèle exposé montre ces constructions.

Autriche. — C'est surtout le développement extraordinaire du Service sanitaire de l'Autriche, par l'État et les communes, que M. le Dr Kusy, chef de ce service, a tenu à montrer dans une série très importante de cartes et de diagrammes.

La grande carte exposée par le Département sanitaire démontre comment l'organisation du service sanitaire communal, qui a été entreprise en 1884, s'est étendue en Autriche dans le courant des dernières seize années. Il y a à présent déjà 757 communes particulières et 2,261 districts (groupes des communes) qui se réjouissent d'un service sanitaire réglé. Les frais de cette organisation s'élèvent annuellement à environ 4 millions de couronnes.

L'effet de cette organisation s'exprime clairement dans la baisse des chiffres de mortalité, surtout quant aux maladies infectieuses. Cette baisse extraordinaire est démontrée dans des diagrammes relatifs à la mortalité de petite vérole, de fièvre typhoïde, de la dysenterie et diphtérie. Évidemment que, par suite aussi, la mortalité en général s'est diminuée visiblement en Autriche, comme on le peut voir dans le diagramme exposé et surnommé : *Mortalité suivant l'âge et des maladies de 1889 à 1898.*

L'administration sanitaire a, en outre, pris soin d'accroître de plus en plus les hôpitaux publics, soit aux frais de l'État, soit des pays ou des communes, les asiles pour les infirmes, les hospices pour les enfants malades, etc., et la carte des hôpitaux exposée montre comment l'État autrichien en était pourvu déjà en 1896.

Le département sanitaire publie depuis douze années une gazette hebdomadaire, *Öffentlicher Sanitätswesen,* qui s'occupe de questions sanitaires courantes, et qui est évaluée comme exemplaire même à l'étranger. Vingt volumes de cette gazette sont exposés.

Italie. — L'Exposition de l'Italie a surtout pour but de démontrer comment fonctionne l'organisation sanitaire de ce pays et quels profits en tirent l'hygiène et la santé publique.

En dehors de la loi générale du 22 décembre 1888 sur la santé publique, trois nouvelles lois viennent d'être approuvées par le Parlement. La première comprend le contrôle des sérums; la seconde autorise le Ministère de l'Intérieur à venir en aide aux communes qui veulent effectuer des ouvrages d'assainissement. S'il s'agit de communes au-dessous de 10,000 habitants, le Gouvernement peut les aider pour n'importe quel ouvrage d'assainissement. S'il s'agit de communes plus importantes, l'aide de l'État est réservé seulement pour les approvisionnements d'eau potable.

La troisième rend obligatoire dans les petites communes, et même dans les fractions de communes, l'institution de l'armoire pharmaceutique. Cette petite loi a son importance. La pharmacie ne peut pas exister dans les petites communes, par défaut de profit. L'institution même des armoires pharmaceutiques peut causer la fermeture des pharmacies des communes voisines. Avec cette loi, on évite ce danger en forçant les communes à fournir les armoires aux pharmaciens des communes voisines. Les armoires deviennent ainsi des succursales des pharmacies voisines et ces armoires sont confiées aux médecins que chaque commune doit avoir pour l'assistance gratuite pour les pauvres, et à l'officier sanitaire qui existe aussi dans toutes les communes.

Entre parenthèses il faut remarquer que quelquefois les fonctions de médecin des pauvres et d'officier sanitaire sont confiées à la même personne.

La loi sanitaire rend obligatoire la déclaration des maladies transmissibles. Cette déclaration est faite par tous les médecins aux officiers sanitaires et ensuite aux médecins provinciaux et au Ministère de l'Intérieur. Cette déclaration doit indiquer particulièrement les mesures prises en vue de combattre la transmission de la maladie. Personne ne doute de l'importance de cette disposition. Ce que les renseignements recueillis en Italie permettent de faire observer, c'est qu'elle est toujours bien observée, et nous en constatons tous les jours les avantages.

Le Ministre de l'Intérieur publie chaque mois un bulletin qui résume les déclarations pour tout le royaume; dans ce bulletin est réservée une place à part pour chaque chef-lieu d'arrondissement et pour chaque ville qui ne sert pas de chef-lieu d'arrondissement, mais qui compte plus de 15,000 habitants; il existe enfin pour les autres communes une notice à part si l'on a constaté un nombre important de maladies transmissibles.

Pour bien démontrer l'exactitude des déclarations, on peut faire remarquer que, même s'il n'y a pas de maladies transmissibles, les communes doivent envoyer leurs bulletins, en se déclarant indemnes s'il n'y a pas d'infection.

Dans le bulletin de février dernier, par exemple, sur 8,262 communes du royaume, 8,251 ont envoyé leur bulletin. Parmi ceux-ci, 1725 déclaraient des cas de maladies infectieuses et 1528 se déclaraient indemnes.

Il n'y a eu que 11 communes qui n'aient pas envoyé leurs bulletins.

C'est ainsi que l'on peut suivre la marche de toutes les maladies épidémiques en Italie, et s'assurer que les mesures de police sanitaires sont bien appliquées.

Les statistiques démontrent jusqu'à quel point les maladies transmissibles ont diminué en Italie. Pour éviter les doutes tout à fait naturels, quand il s'agit de statistiques tirées de simples déclarations de cas de maladies, on a comme contrôle certainement exact les statistiques de la mortalité.

La mortalité générale est aussi en diminution progressive, et l'on doit ce résultat à la diminution des maladies transmissibles.

En 1888, la mortalité générale était de 27.6 pour 1,000 habitants. En 1897, elle était de 22.2; en 1898, la mortalité augmente à 23.1, mais cette augmentation n'est pas due aux maladies transmissibles. La mortalité due aux maladies transmissibles continue sa diminution même en 1898. En effet, en 1897, la mortalité par maladies transmissibles a été de 3.60 pour 1,000 habitants; en 1898 cette mortalité est descendue à 3.27 dans plusieurs communes d'Italie. Le Gouvernement a des dépôts de désinfectants et d'appareils à désinfection dans différents départements. Les préfets sont autorisés à mettre à la disposition des communes qui en manquent tous ces appareils. Le résultat dans tout le royaume est la preuve la plus remarquable de la puissance de la police sanitaire rationnelle.

Une très remarquable partie du mérite de ces résultats appartient aux ouvrages d'assainissement que l'on pourrait bien appeler des mesures permanentes de police sanitaire, parce qu'elles entravent la vie et la transmission des germes pathogènes.

Une étude spéciale a été faite sur les approvisionnements d'eaux potables.

Les tableaux présentés démontrent, pour chaque commune de l'Italie, quel est l'approvisionnement en eau potable, si la commune fait usage d'eau de source, de pluie, de citerne ou d'eau superficielle. S'il y a plusieurs eaux, on a indiqué l'espèce principale adoptée.

Dans les communes situées à côté des montagnes, l'eau de source prédomine. Dans les plaines prédominent les autres natures d'eau. Il y a cependant dans les plaines plusieurs communes qui, jouissant d'une bonne condition financière, ont pu supporter les frais énormes de canalisation d'eau de sources lointaines.

Depuis la loi de 1898, on a construit en Italie 1,396 aqueducs.

Les eaux potables sont soumises en Italie à une surveillance spéciale, non seulement de la part des municipalités, par leurs officiers sanitaires, mais encore de la part du Gouvernement.

Le Ministre de l'Intérieur n'accorde le secours dont il vient d'être parlé que s'il a pu s'assurer préalablement que la commune va s'approvisionner d'eau potable pure, et à condition de lui conserver toujours sa même pureté. Le Ministre a chargé les médecins provinciaux d'exercer, dans leurs tournées d'inspection, uns surveillance continuelle sur les eaux potables, et, s'ils le jugent nécessaire, ils pourront demander des analyses spéciales. A cet égard chaque médecin provincial a à sa disposition une cassette réfrigérante pour l'envoi des matériaux conservés à une température basse.

La cassette est expédiée au laboratoire du Ministère de l'Intérieur pour l'analyse. La même cassette peut servir pour demander d'autres analyses reconnues utiles pour la police sanitaire en général.

Le Ministère de l'Intérieur se réserve, dans des cas spéciaux, de décider que les analyses soient faites dans des laboratoires municipaux intermédiaires.

Un service spécial de police sanitaire vise l'importation des maladies transmissibles exotiques. C'est une police confiée seulement au Gouvernement, qui l'exerce par les médecins provinciaux et par les médecins des ports.

Dans les ports principaux, existent des stations sanitaires destinées aux mesures de prophylaxie pour les navires indemnes : Gênes, Livourne, Naples, Nivida, Brindisi, Messine, Palerme, Ancône, Venise.

Pour les navires infectés l'Italie possède deux stations sanitaires maritimes : Asinara et

Poveglia. Un album spécial démontre ce que sont toutes les stations sanitaires maritimes. Dans le Groupe VI de l'Exposition on trouve aussi, reproduites sous formes de maquettes, les stations de l'Asinara et de Poveglia. Elles sont déjà en condition de bien fonctionner; mais le Gouvernement y concède toujours un crédit spécial pour le perfectionnement. A Vintimille existe une station sanitaire internationale pour le service de la frontière; des études et des accords internationaux sont en cours pour installer d'autres stations sanitaires internationales de frontière.

Toute cette organisation sanitaire italienne, si remarquable, fait le plus grand honneur à son créateur, le professeur Pagliani.

Suisse. — Une carte d'ensemble montre le plan de défense de la CONFÉDÉRATION SUISSE contre une invasion de choléra ou de peste, avec sa ceinture de laboratoires bactériologiques, de stations d'examen, d'isolement et de désinfection.

Une autre nous montre la répartition de la mortalité par la fièvre typhoïde entre les cantons. Il n'est pas de pays où la fièvre typhoïde soit devenue aussi rare : de 0.18 p. 1,000 en 1876, la mortalité est tombée à 0,098 en 1898; la mortalité générale pour ces deux années était respectivement de 24.3 et 18.9 p. 1.000.

En 1900, en Suisse, 39 lazarets renferment au total 907 lits, 10 baraques démontables (système Decker) comprenant 316 lits; 28 établissements permanents de désinfection et 31 étuves locomobiles.

B. — SERVICES MUNICIPAUX.

VILLE DE PARIS. — *Inspection générale de l'assainissement et de la salubrité de l'habitation.* — Dans sa séance du 11 décembre 1880, le Conseil municipal, à la suite d'une délibération prise sur la proposition de M. Lamouroux, avait invité l'Administration « à se renseigner, par tous les moyens en son pouvoir, sur les cas de maladies infectieuses qui pourraient se produire dans la capitale ».

Plus tard, reconnaissant l'avantage qu'il y avait à grouper sous une seule direction plusieurs services d'hygiène disséminés jusqu'alors et à constituer surtout un centre d'information pouvant être à même d'assurer une surveillance permanente sur l'état sanitaire de Paris et de donner immédiatement les indications ou les ordres commandés par les événements, le Conseil vota, en juillet 1892, l'institution d'une Inspection générale de l'assainissement et de la salubrité de l'habitation qui serait placée sous l'autorité de M. le Directeur des affaires municipales de la préfecture de la Seine.

L'arrêté pris en approbation de la délibération du Conseil a déterminé ainsi qu'il suit les attributions de ce service :

« ART. 1er. L'inspecteur général de l'assainissement et de la salubrité de l'habitation est chargé, sous l'autorité du Directeur des affaires municipales, de rechercher les causes d'insalubrité des immeubles, d'adresser les signalements nécessaires aux services spéciaux compétents et de formuler son avis sur les mesures d'assainissement proposées.

« Art. 2. Il a communication des statistiques des décès, du mouvement des entrées dans les hôpitaux et de tous documents propres à l'éclairer sur l'état de salubrité des immeubles. Les casiers sanitaires des habitations sont à sa disposition.

« Art. 3. Il donne aux étuves de désinfection et aux ambulances municipales les ordres relatifs aux opérations à effectuer et en suit l'exécution.

« Art. 4. Les projets de constructions neuves préparés par le service municipal d'architecture doivent être examinés, en ce qui concerne l'hygiène, par l'inspecteur général de l'assainissement et de la salubrité de l'habitation, dont l'avis motivé doit former l'un des éléments de l'instruction et figurer dans les dossiers des affaires soumises à l'approbation préfectorale. »

Depuis cette époque, l'inspecteur général de l'assainissement a été chargé du service de la vaccination à domicile et de toutes les questions concernant l'hygiène et la salubrité des écoles primaires.

Afin d'assurer l'exécution de ses prescriptions, l'inspecteur général de l'assainissement a son secrétariat et son domicile particulier reliés téléphoniquement avec toutes les administrations intéressées. En outre, il reçoit des courriers quotidiens qui le renseignent sur toutes les opérations de désinfection auxquelles il a été procédé en ville, ainsi que sur tous les transports effectués par les stations d'ambulance. Avec les données de ces courriers, il est dressé immédiatement, chaque jour, des feuilles de statistique indiquant soit le nombre des opérations de la veille, la nature des demandes par arrondissement, la nature des maladies, etc., soit la récapitulation des opérations effectuées depuis le 1ᵉʳ du mois, soit la répartition des opérations par quartier et par malade.

A l'aide de ces renseignements, l'inspection établit :

1° Un fichier des immeubles parisiens donnant pour chaque maison dans laquelle une désinfection a eu lieu toutes les indications sommaires permettant de se rendre immédiatement compte de l'état sanitaire de l'appartement et de l'immeuble ;

2° Un fichier par maladies épidémiques dont les fiches, dressées immédiatement par rue, quartier et arrondissement, permettent d'être constamment informé des mouvements des diverses maladies épidémiques.

Enfin, les diagrammes de ces diverses maladies sont tenus régulièrement à jour, ainsi que des plans pointés renouvelés chaque mois pour chacun d'elles et montrant nettement les manifestations épidémiques qui ont pu se produire dans les divers quartiers de Paris.

D'autre part, l'Inspection générale signale chaque jour aux stations de désinfection :

1° Les demandes de mesures d'assainissement qui lui sont adressées directement par les particuliers, les médecins ou les divers services administratifs ;

2° Les domiciles des contagieux décédés dans les hôpitaux ;

3° Les adresses des écoliers atteints de maladie épidémique, d'après les avis des directeurs et directrices d'école ;

4° Les locaux scolaires qu'il y a lieu d'assainir, soit pour cause d'épidémie soit à la suite des réunions publiques qui y sont tenues ou pour cause d'insalubrité notoire.

Elle transmet, en outre, aux divers services intéressés tous les signalements qui sont à sa connaissance. Les principaux de ces services sont ceux des logements insalubres, de l'assainissement technique des habitations, des laboratoires de chimie et de bactériologie de la Ville de Paris, de la vaccination et de la revaccination à domicile, etc.

Enfin, toutes les fois qu'en raison de leur importance la solution de certaines questions peut l'exiger, l'inspecteur général les soumet à la commission d'assainissement ou aux sous-commissions qui en émanent. Parmi celles-ci il convient de citer celle qui s'occupe de tout ce qui intéresse l'hygiène scolaire et celle qui, sous le nom de comité de perfectionnement du service municipal de désinfection, étudie, au point de vue de la pratique, toutes les questions scientifiques et techniques que soulève l'exécution des mesures d'assainissement, et examine avec soin tous les appareils ou procédés nouveaux de désinfection.

Vaccination à domicile. — A l'occasion d'une épidémie de variole qui devenait assez menaçante dans le courant de l'été 1893, le Conseil municipal, sur l'initiative de son président, M. Humbert, confia à l'Inspection générale de l'assainissement l'organisation d'un service de vaccination et de revaccination à domicile. L'Institut de vaccination animale, dirigé par MM. Chambon et Saint-Yves Ménard, fut chargé de l'exécution matérielle.

Depuis cette époque, chaque fois que l'Inspection générale est informée d'un cas de variole, elle envoie téléphoniquement l'adresse de l'immeuble où il s'est déclaré. Un agent s'y transporte, qui laisse en bas de l'escalier un écriteau prévenant de l'heure à laquelle sera, le lendemain, amenée une génisse vaccinifère. En outre, des avis sont remis à tous les habitants pour les en avertir et les engager à se faire vacciner ou revacciner. Ce service, qui est doté d'un budget annuel de 20,000 francs, suit pas à pas les manifestations de la variole et s'efforce de les arrêter dès leur apparition, en multipliant les opérations vaccinales, en l'absence de toutes obligations légales. Il vient ainsi en aide aux services réguliers de vaccination et revaccination dans les écoles, les mairies et les établissements hospitaliers.

Service municipal de désinfection. — Depuis 1889, la Ville de Paris met à la disposition de la population les Étuves municipales de désinfection annexées aux Refuges municipaux de nuit et à l'une des stations des Ambulances municipales.

Ces établissements, qui sont au nombre de quatre, renferment un matériel complet qui permet de désinfecter à domicile et à l'étuve.

La station municipale de la rue des Récollets, qui forme le plus important de ces établissements et, comme le poste central de service, possède aujourd'hui trois étuves. Telle qu'elle fonctionne, elle comprend divers locaux, figurés ci-contre (fig. 39). Deux parties bien distinctes composent cet établissement; elles sont séparées par un mur plein et, dans les salles de désinfection, par une cloison métallique au niveau des étuves. A gauche se trouve le quartier d'arrivée des objets à désinfecter, à droite celui des objets désinfectés; puis, à cheval sur l'axe, le logement du surveillant général.

En dehors de ce logement, aucune communication directe ne peut se faire entre les deux parties de l'établissement que par un couloir comprenant des vestiaires et une une salle de bains-douches et lavabo.

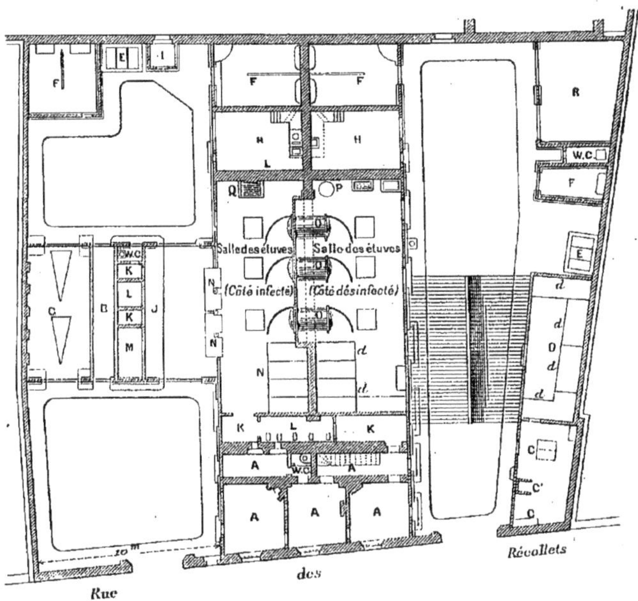

Fig. 39. — Plan général de la station municipale de désinfection de la Ville de Paris, 6, rue des Récollets.

LÉGENDE.

A, Logement du surveillant général ;
B, Magasin ;
C, Bureau de la station ;
C', Cabine téléphonique ;
D, Séchoir — d, Claies ;
E, Fosses à fumier ;
F, Écuries ;
G, Remises ;
H, Cuisines — Réfectoires ;
I, Sas de communication avec le refuge de nuit ;
J, Hall de déchargement des voitures ;
K, Vestiaires ;
L, Lavabos — Bains-douches ;
M, Dépôt des pulvérisateurs ;
N, Table de déchargement des objets infectés ;
O, Étuves ;
P, Chaudière ;
Q, Bac de rinçage ;
R, Atelier de réparations.

La construction de cette station a été commencée le 5 septembre 1890 et l'inauguration en a eu lieu le 21 juillet 1891. Elle occupe une superficie totale de 960 mètres et la surface couverte par les bâtiments est de près de 600 mètres. Les fondations ont été faites en maçonnerie de meulière. Le système général de structure consiste en pans de fer avec remplissage de briques apparentes, pour l'établissement proprement dit. Le pavillon du surveillant général est en maçonnerie de moellons; la couverture, en tuiles à emboîtement. La ventilation est très simplement obtenue à l'aide de trémies percées dans la toiture, surmontées de lanternes et pourvues de rampes à gaz produisant appel d'air et brûlant les poussières au passage. Les murs sont peints à l'huile; le sol est cimenté dans les bâtiments, asphalté dans les cours.

La dépense de construction et d'installation peut être évaluée, dans l'état actuel de l'établissement, à 125,000 francs environ.

Le côté infecté comprend :

1° La salle de chargement des étuves; cette salle est munie de tables N, pour recevoir les paquets d'objets contaminés et les déplier; un bac de rinçage Q pour les objets salis de pus ou de sang;

2° J, le hall de déchargement des voitures;

3° Des lavabos et bains-douches L et des vestiaires K;

4° Le dépôt des pulvérisateurs M;

5° Une remise G; des écuries F;

6° Un réfectoire H avec vestiaire K;

7° Un water-closet;

8° Le sas des communications avec le refuge municipal de nuit;

9° Un magasin M;

Le côté désinfecté comprend :

1° La salle des étuves O (fig. 39) avec la chaudière P et des claies d de séchage;

2° Une remise G;

3° Les écuries F;

4° Un réfectoire H;

5° Un séchoir D;

6° Le bureau C avec cabine téléphonique C';

7° Un water-closet;

8° Un atelier de réparations.

La station de désinfection de la rue du Château-des-Rentiers, annexée à un refuge de nuit pour hommes, compte deux étuves; celle de la rue de Chaligny, dépendant d'une station d'Ambulances municipales, deux étuves; et la station de la rue de Stendhal, une grande étuve de 4 mètres de longueur et 1 m. 75 de diamètre; soit, en tout, quatre stations de désinfection avec huit étuves à vapeur sous pression.

Une partie des deux cours du côté désinfecté est couverte d'un vitrage, afin de pouvoir charger à l'abri de la pluie les voitures de livraison.

La station de la rue des Récollets est la station type.

Les dispositions des trois autres se rapprochent plus ou moins de celles qui viennent d'être décrites; mais toujours il y a séparation entre le côté désinfecté et le côté infecté.

Le matériel en service pour la désinfection se compose essentiellement :

1° D'étuves à vapeur sous pression, munies d'enregistreurs automatiques; 2° de pulvérisateurs pour la projection de liquides antiseptiques; 3° de mélangeurs dosimétriques; 4° de brocs en bois pour la préparation et la manipulation des solutions antiseptiques; 5° de toiles, sacs et bâches d'enveloppes; 6° de divers accessoires, boîtes à désinfectants, éponges, outils, etc.

Le personnel du service municipal de désinfection comprend actuellement (août 1900):

1 contrôleur, 4 chefs de station, 4 économes, 2 surveillants, 1 chef mécanicien, 4 mécaniciens, 5 aides-mécaniciens, 133 désinfecteurs, dont 30 de première classe, 30 de seconde classe et 73 de troisième classe.

Soit 150 personnes *en service permanent,* plus un nombre variable de cochers, en moyenne 30 à 35; et d'hommes de corvée, dont le chiffre varie de 6 à 60, soit au total 200 personnes environ en moyenne chaque jour.

Les agents ont deux costumes spéciaux, l'un d'uniforme et l'autre de travail.

1° Le premier comprend : une veste, un pantalon, un gilet en drap bleu marine avec boutons d'argent bruni et broderie rouge.

En hiver, ils y joignent un pardessus avec capuchon. En été, le costume d'uniforme se compose d'une veste, d'un gilet et d'un pantalon de coutil bleu.

Les agents ont une casquette galonnée avec un écusson aux armes de la Ville de Paris. Le costume de travail est formé d'un bourgeron de toile, d'un pantalon

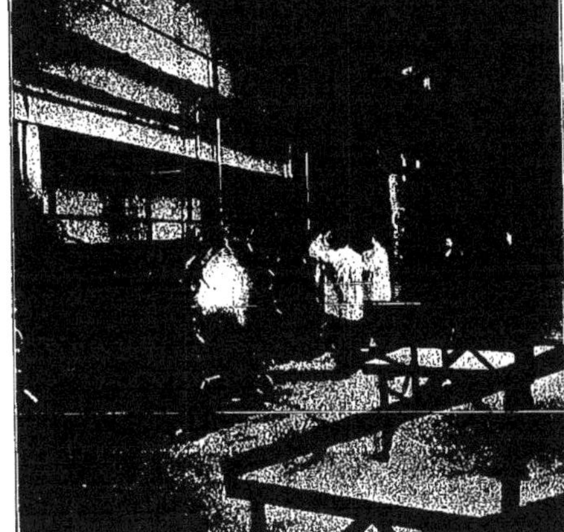

Fig. 40. — Salle des étuves de la station de désinfection de la rue des Récollets, à Paris.

ou cotte également en toile et à coulisse (le tout doit être serré à la taille, aux manches et au collet), un calot couvre-nuque et couvre-front. En service, les désinfecteurs portent des chaussures spéciales qu'ils laissent chaque soir dans la station.

Dès qu'ils arrivent à la station le matin pour prendre leur service, ils laissent *tous leurs vêtements* dans une armoire spéciale, puis ils vont revêtir leurs vêtements de travail ou de sortie. Ils doivent porter les ongles courts, la barbe coupée et les cheveux ras.

Ils sont munis d'une carte d'identité.

Avant leurs repas, qu'ils doivent prendre dans les réfectoires de la station, du côté auquel ils sont affectés, ils se lavent soigneusement la figure et les mains avec du savon au crésyl, ils se brossent les ongles au moyen des brosses qui leur sont fournies à cet effet. Ils se lavent également la bouche et les dents avec des brosses qui leur sont fournies ainsi qu'un dentifrice.

Tous les soirs, avant de reprendre leurs propres vêtements pour rentrer chez eux, ils opèrent de même et prennent de plus une douche pendant et à la suite de laquelle ils doivent se laver avec des solutions antiseptiques.

Les agents chargés de la désinfection à domicile sont tenus de prendre leurs repas à la station; à cet effet, une cuisine et un réfectoire sont mis à leur disposition avec tous les ustensiles de ménage nécessaires. De même, les agents en service du côté désinfecté mangent dans un réfectoire et une cuisine placés de ce côté de la station.

Lorsqu'ils sont en service, ils ne doivent s'arrêter devant aucune autre maison que celle où ils sont appelés.

Les agents préposés au maniement des objets infectés ne doivent, sous aucun prétexte, se mettre en rapport avec le chauffeur des étuves et ses aides pendant les diverses opérations de leur service.

Aucune sortie n'est autorisée dans le courant de la journée, à moins de cas de force majeure.

Il est expressément interdit aux agents de recevoir aucune personne dans l'intérieur de l'établissement.

Ils ne peuvent demander aucune rétribution, sous peine de révocation.

Le service municipal de désinfection de la Ville de Paris a pour mission de désinfecter:

1° Les objets directement apportés aux stations publiques de désinfection par des particuliers. Dans ce cas, l'établissement de désinfection ne peut recevoir que des matelas, effets et vêtements, linges, tentures, tapis, cuirs, fourrures, caoutchouc, étoffes et tissus de toutes sortes. Quant aux objets mobiliers proprement dits, ils ne doivent généralement être désinfectés qu'à domicile;

2°. Les objets qui ont été pris à domicile sur la demande des particuliers ou des services administratifs (mairies, commissaires de police, etc.).

Les objets apportés pour être désinfectés à l'établissement n'y sont reçus que du côté des objets à désinfecter. L'agent placé dans cette partie de l'établissement fait deux parts de ces objets :

1° Ceux qui doivent subir la désinfection à l'étuve, et qu'il dispose dans des enveloppes affectées à cet usage, c'est-à-dire les objets de literie, vêtements, effets à usage personnel, linges, et en général tous les tissus en étoffes.

2° Ceux qui doivent subir le lavage ou la pulvérisation à l'aide de solution antiseptique, à savoir : les cuirs, chaussures, courroies, caoutchouc, bretelles, casquettes, chapeaux, cartons, malles, etc., les fourrures, les objets en bois collés.

Un carnet à souche indique, sur la souche et la feuille qui en est détachée pour être remise au dépositaire des objets, le jour du dépôt et de la remise. La délivrance des objets est faite dans le plus bref délai possible, sur remise de la feuille en question. Elle ne doit jamais être effectuée que dans la partie affectée au dépôt des objets désinfectés.

Les voitures qui ont servi au transport desdits objets ne peuvent sortir de la station qu'après avoir été nettoyées par les désinfecteurs au moyen de pulvérisateurs ou à l'aide des modes de lavage en usage dans les stations.

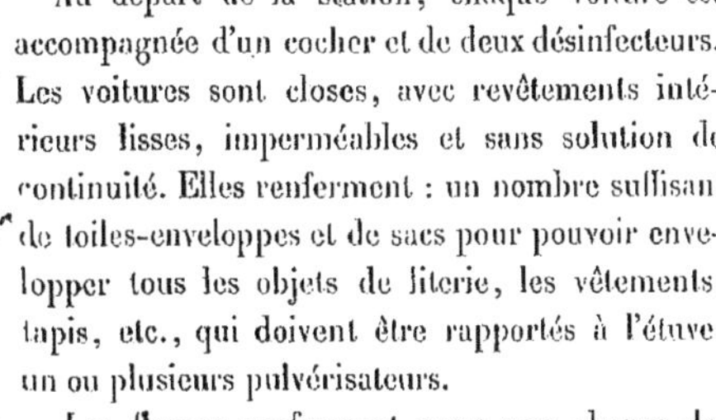

Pour aller prendre des objets à domicile et y pratiquer la désinfection, on suit les règles ci-après :

Au départ de la station, chaque voiture est accompagnée d'un cocher et de deux désinfecteurs. Les voitures sont closes, avec revêtements intérieurs lisses, imperméables et sans solution de continuité. Elles renferment : un nombre suffisant de toiles-enveloppes et de sacs pour pouvoir envelopper tous les objets de literie, les vêtements, tapis, etc., qui doivent être rapportés à l'étuve; un ou plusieurs pulvérisateurs.

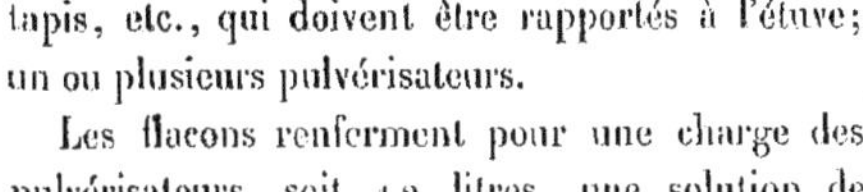
Fig. 41. — Sac-enveloppe en usage dans le service de la désinfection de la Ville de Paris.

Les flacons renferment pour une charge des pulvérisateurs, soit 12 litres, une solution de sublimé au millième additionné de sel marin à 2 p. 1000; les brocs d'une capacité de 15 litres d'eau et des paquets de 750 grammes de sulfate de cuivre pulvérisé; un bidon de crésyl; des chiffons ou des éponges destinés à l'essuyage; des sacs en toile renfermant les costumes de travail; des crachoirs spéciaux, lorsque les agents se rendent chez des tuberculeux indigents.

Comme le montre la figure 41, les sacs en usage dans le service municipal de la Ville de Paris ont une forme spéciale, qui permet d'y placer les objets à emporter en les froissant aussi peu que possible et de tasser les sacs dans les voitures commodément et sans perte de place. Pour les objets les plus susceptibles, on se sert de longs paniers en osier.

La voiture doit se rendre directement et sans retard au domicile indiqué par le chef de station sur la lettre de voiture remise au chef de voiture.

Dès l'arrivée à domicile, le chef de voiture se rend auprès des intéressés, s'entend avec eux au sujet de l'opération à effectuer et leur fait signer la feuille de taxe; puis il va chercher son compagnon de voiture.

Tous deux quittent leur costume de ville, qu'ils confient au cocher de la voiture. Ils revêtent leur costume de travail et transportent leur matériel dans le local à désinfecter.

Le contenu d'un des flacons de désinfectant est alors versé dans le pulvérisateur. Celui-ci est ensuite rempli d'eau et mis en pression.

Au moyen du jet de liquide désinfectant [les agents commencent par humecter un emplacement, puis ils y installent les enveloppes, toiles, bâches ou paniers et y placent, en les pliant soigneusement, tous les objets susceptibles d'être portés à l'étuve. Les paquets doivent être hermétiquement clos.

Ceci fait, ils procèdent à la désinfection (fig. 42) du local et du mobilier en projetant le jet de liquide désinfectant pulvérisé sur les murs, les plafonds, les boiseries, les parquets ou carrelages, les grands tapis conservés à domicile, les meubles et notamment les lits et tous autres objets laissés dans les pièces. Aucune partie des pièces à désinfecter ni aucun des objets qu'elles renferment ne doivent être négligés. Les glaces et leurs cadres, les tableaux et objets d'art sont frottés avec des chiffons imbibés de la solution désinfectante ou lavés au pulvérisateur. S'il est nécessaire, les grands tapis et étoffes laissés à domicile en raison de leurs grandes dimensions sont décloués et reçoivent sur leurs deux faces un jet prolongé de liquide désinfectant pulvérisé ; le parquet et les murs qu'ils recouvraient sont également désinfectés.

Les meubles, même les plus gros, doivent être dérangés et pulvérisés sur toutes leurs faces, le derrière des tableaux, le dessous

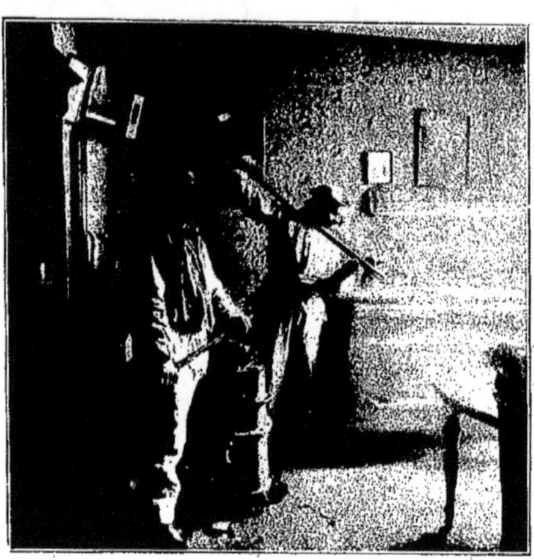

Fig. 42. — Désinfection du local et du mobilier.

des sommiers ne doivent pas être oubliés, non plus que l'intérieur des armoires et des placards et surtout l'intérieur des tables de nuit. La figure 42 montre les agents procédant à la désinfection des tiroirs d'une commode.

La désinfection des bibliothèques se fait en enlevant successivement tous les livres qui les garnissent et en présentant ceux-ci au jet du liquide pulvérisé sur toutes leurs surfaces et entre les feuillets tenus écartés.

Le corps même de la bibliothèque est ensuite pulvérisé intérieurement et extérieurement.

La pulvérisation doit être méthodique ; sur les murs on doit promener le jet toujours dans le même sens de haut en bas, en désinfectant tranche par tranche et de très près. Au bout d'un certain temps de pratique la désinfection peut être faite aisément sans faire éprouver aucune détérioration aux objets qui la subissent, tout en les mouillant fortement ; les désinfecteurs sont préalablement exercés à acquérir le tour de main nécessaire.

Dans les appartements les pulvérisations sont pratiquées en général deux fois à quelques minutes d'intervalle. Les vases et ustensiles ayant servi au malade ainsi que les water-closets, les cabinets d'aisances et les tables de toilette sont lavés avec soin au moyen de solutions de sulfate de cuivre à 5 p. 100.

Lorsqu'il s'agit de pièces qui n'ont pas été fréquentées directement par les malades et que les particuliers s'opposent formellement à l'enlèvement des tentures, celles-ci sont fortement lavées sur place au pulvérisateur, dont on élargit l'extrémité et la lance, de manière à les humecter dans toute leur épaisseur.

Pour de très grandes surfaces, notamment pour celles qui sont carrelées, cimentées, dallées ou asphaltées, on se sert souvent de solutions de crésyl à 5 p. 100. Les préaux d'écoles, les vastes corridors ou galeries, etc., sont dans ce cas. Il en sera reparlé ultérieurement.

Lorsque ces diverses opérations sont terminées, que toutes les parties de l'habitation où sont passés les désinfecteurs ont été ainsi pulvérisées et nettoyées, les désinfecteurs se placent l'un après l'autre devant le pulvérisateur, de façon à avoir leur blouse, leur pantalon, leurs chaussures dessus et dessous, ainsi que leurs figures et leurs mains, lavés avec la solution de sublimé; puis ils descendent les sacs renfermant les objets destinés à l'étuve, les chargent avec leur matériel dans la voiture, et ils enlèvent leur costume de travail et le mettent dans un sac spécial.

Après avoir revêtu de nouveau leur costume d'uniforme, ils remettent la liste détachée du livre à souche des objets qu'ils emportent.

Au retour à la station, les mêmes agents sonnent à la porte d'entrée et remettent à un employé du bureau leur feuille de voiture. Ils pénètrent dans la station, du côté infecté.

Ils procèdent ensuite au déchargement de la voiture dans le hall affecté à cet usage, après avoir eu soin d'en clore toutes les portes. Le déchargement terminé, les voitures sont désinfectées intérieurement et extérieurement à l'aide du jet du pulvérisateur.

Les pulvérisateurs sont vidés complètement chaque soir et lavés à grande eau, dans toutes les parties.

Les sacs et enveloppes doivent être ouverts seulement au moment de procéder à leur désinfection. Les objets sont sortis des paquets et étalés sur des tables placées en face de l'entrée des étuves. Il en est alors fait trois parts :

Les objets non susceptibles d'être passés à l'étuve, cuirs, peaux, etc., sont mis à part pour être soumis à la désinfection par pulvérisation de liquide antiseptique.

Les objets souillés de sang, de pus ou de matière fécale sont brossés et rincés préalablement; sans cette précaution le passage à l'étuve rendrait ces taches indélébiles.

Ces objets et ceux qui n'ont pas nécessité le lavage préalable sont ensuite passés à l'étuve de la manière suivante :

L'étuve ayant été préalablement chauffée, l'orifice en est ouvert du côté infecté, tandis que l'ouverture du côté désinfecté reste hermétiquement close. Le chariot qui renferme l'étuve est amené sur les rails de chargement; ses parties métalliques sont garnies d'une bâche en toile et chaque couche d'objets, étendue sur une claie, est également enveloppée d'une bâche en toile.

Les objets ne doivent pas y être pliés ni serrés, mais étendus avec soin; ceux qui sont en laine ou en plume et peuvent se gonfler sous l'influence de la vapeur sont toujours placés au dessus.

Le chariot est ensuite rentré dans l'étuve, celle-ci solidement boulonnée, et l'opération proprement dite commence.

Cette désinfection à l'étuve se décompose comme suit : cinq minutes d'introduction de vapeur à la pression de sept dixièmes d'atmosphère au maximum; une détente d'une minute; cinq minutes d'introduction de vapeur comme précédemment; une seconde détente d'une minute; troisième introduction de vapeur de cinq minutes et dans les mêmes conditions que les deux premières fois.

Ensuite l'étuve est entr'ouverte cette fois du côté désinfecté pendant cinq minutes, le chariot retiré sur les rails est débarrassé des objets qu'il contenait. Ceux-ci sont immédiatement étirés et secoués à l'air pendant quelques minutes; ils sont enfin étendus sur des claies. Dans ces conditions, ils sont presque immédiatement secs et n'éprouvent aucune détérioration sensible. Les agents en sont responsables.

On ne doit jamais les empiler, plus ou moins pliés ou froissés, sur les claies où ils doivent sécher.

Dans un des appareils en service le séchage complet se fait dans l'étude même, en quinze à vingt minutes, à l'aide d'un tirage actionné par un dispositif de ventilation et un puissant appel d'air.

Les diverses opérations de l'étuvage de la désinfection doivent se faire sans que les objets qui y passent une fois subissent de détérioration. Ils doivent être rendus dans l'état qu'ils avaient lorsqu'ils ont été confiés au service de la désinfection. Cette règle est absolue, à moins d'objets de très mauvaise qualité ou très mal teints.

Pour les objets qui doivent successivement passer un grand nombre de fois à l'étuve dans un court espace de temps, il faut distinguer entre des objets fabriqués avec des tisssus d'essence végétale, que le passage à l'étuve ne doit jamais abîmer, quand l'opération est faite avec soin, et les objets en tissu d'essence animale, qui supportent moins facilement la désinfection, quel qu'en soit le procédé. Après dix étuvages, ceux-ci subissent une incontestable dépréciation; aussi convient-il d'abandonner l'usage de tels objets dans les établissements, tels que certains services hospitaliers, où l'on peut être appelé à leur faire subir des désinfections multipliées.

Les objets désinfectés sont rendus à leur propriétaire, le jour même s'il est nécessaire ou plutôt le lendemain, par des voitures spéciales, dans des enveloppes ou sacs exclusivement affectés à cet usage et par le personnel affecté au service de la livraison, contre délivrance du reçu qui avait été laissé au domicile.

Le Service municipal de désinfection est appelé, soit après décès ou guérison d'une personne atteinte d'une maladie transmissible, soit en cours de maladie.

Dans ce dernier cas, les agents ne pénètrent dans la chambre occupée par le malade que si on le leur demande ou qu'on les y autorise en cas de nécessité absolue. Ils désinfectent alors les pièces qu'a habitées le malade, et en cas d'affections intestinales, de la gorge, des bronches ou des poumons, les cabinets d'aisances et les water-closets. Mais surtout ils emportent les linges et effets souillés, et ils laissent un sac destiné à recevoir ceux qui seront salis en cours de maladie. Ils échangent ce sac contre un autre pendant toute la maladie, à des intervalles plus ou moins longs, suivant le désir des familles.

La maladie, une fois terminée par la guérison ou le décès, et le malade pouvant quitter la chambre, il est procédé à la désinfection de celle-ci et de son contenu comme ci-dessus. Cette manière de procéder a pour but d'éviter la remise au blanchissage des objets sales, sans désinfection préalable.

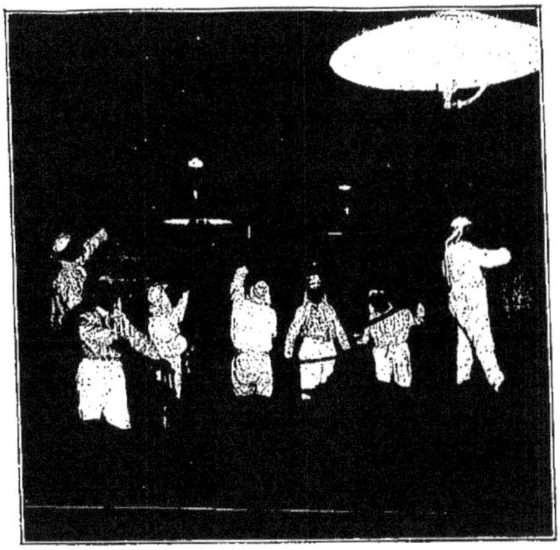

Chez les indigents tuberculeux, le service dépose deux crachoirs en verre d'un modèle qui lui est spécial, il pratique chaque semaine la désinfection des parties du logement où les crachats ont été projetés ou les crachoirs vidés, et prend les linges pour les désinfecter aussi souvent que possible.

Les agents chargés d'aller à domicile chercher les sacs de désinfection pendant le cours des maladies pour lesquelles ils ont été demandés, doivent emporter

Fig. 43. — Désinfection d'une salle d'école.

dans les voitures deux brocs fermés avec un bouchon en bois et une balayette. Ils remplissent d'eau les deux brocs et versent dans chacun d'eux la moitié d'un flacon de sublimé de 12 grammes. Avant de sortir de l'appartement, ils se lavent les mains et le visage avec la solution contenue dans l'un de ces brocs. Avec la balayette imprégnée de la solution contenue dans l'autre broc ils lavent leurs chaussures dessus, dessous et sur les côtés.

Le Service municipal de désinfection de la Ville de Paris est outillé de telle sorte qu'il puisse faire avec la plus grande rapidité la désinfection d'un établissement collectif. C'est ainsi qu'une école, un lycée, un grand établissement public, banque, atelier industriel, tels qu'une imprimerie, une écurie, des étables, etc., peuvent être par lui nettoyés et désinfectés en une journée. A cet effet, il adjoint à chaque désinfecteur attitré des hommes de corvée en aussi grand nombre qu'il est nécessaire, parce qu'il les recrute parmi les hôtes des refuges municipaux de nuit.

Pendant les grandes vacances, toutes les écoles communales de la Ville de Paris
sont désinfectées complètement. Lors des élections, les lieux vastes comme les salles de
réunionspubliques sont désinfectés dans la nuit suivante. En cas de démolition d'édifices, il est procédé à leur désinfection totale avant que la pioche des ouvriers commence son œuvre.

Les figures 43 et 44 montrent quelques-unes de ces opérations, dans lesquelles on se
sert soit de pulvérisateurs, soit de mélangeurs dosimétriques branchés sur une canalisation publique. Les dosages à grande eau additionnée d'antiseptique sont ici largement
pratiqués, avec nettoyage et frot-
tage des surfaces.

Les opérations de ce service se
sont élevées à 64,100 en 1899.

Il convient de remarquer que
la désinfection n'étant pas légale-
ment obligatoire, ces chiffres ne
comportent que des opérations
réclamées ou acceptées.

Le budget actuel du service a
été, pour l'exercice 1899, de
516,446ᶠ 65, soit 284,046ᶠ55
pour le personnel et 232,400 fr.
pour les dépenses de matériel.
Il y faudrait ajouter un crédit
global de 15,000 francs pour la
désinfection des écoles. Une taxe
est exigée pour tous les loyers supérieurs à 500 francs; elle varie

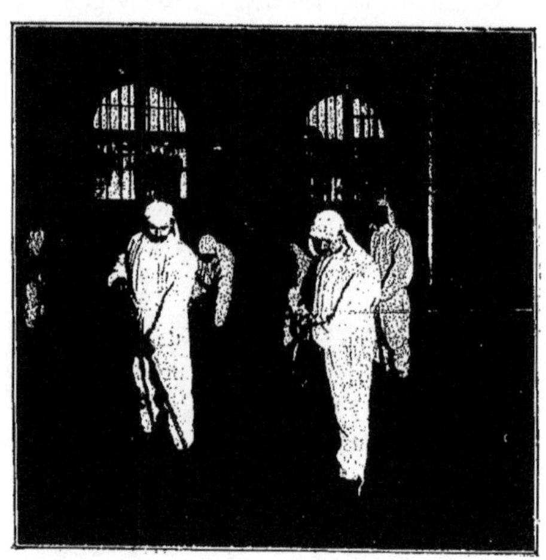

Fig. 44. — Désinfection d'un préau d'école.

de 5 francs à 400 francs pour tous les immeubles dépassant 20,000 francs en valeur
locative. Elle a produit 25,000 francs environ en 1899.

Le personnel ordinaire comprend actuellement 126 agents, dont 111 désinfecteurs
et 10 mécaniciens; il y faut ajouter une trentaine de cochers en moyenne chaque jour et
un personnel supplémentaire recruté parmi les réfugiés de nuit. A certains jours, l'ensemble du personnel s'élève à 300 hommes en service.

Ambulances municipales. — Dans un rapport présenté au nom de la 7ᵉ commission
sur diverses propositions relatives à la prophylaxie des maladies contagieuses, M. Lamouroux, citant l'isolement comme une des principales mesures à adopter, demandait
qu'il fût réalisé, en partie, au moyen du transport des contagieux dans les hôpitaux
par des voitures spéciales. Sur sa proposition, appuyée d'un mémoire de M. le préfet
de police, le Conseil municipal, dans sa séance du 11 décembre 1880, vota un crédit de
8,000 francs au budget de la Préfecture de police pour achat, entretien et utilisation

de trois voitures construites sur le modèle de celles qui étaient alors en usage à Anvers et à Bruxelles.

Par délibération du 17 juin 1887, le Conseil municipal, adoptant les conclusions d'un rapport de M. Chautemps, décida la création, sous l'autorité du préfet de la Seine, de deux stations de voitures d'ambulances municipales destinées à aller chercher les malades à domicile pour les conduire dans les hôpitaux, ou inversement. La première de ces deux stations fonctionne depuis le 5 octobre 1889 rue de Staël; la seconde, ouverte rue de Chaligny le 8 juillet 1890, forme corps avec la station de désinfection qui y est annexée.

Ces stations d'ambulances peuvent être utilisées pour les transports de malades, contagieux ou non, et pour les blessés. Dans la pensée du Conseil municipal, ce service devait essentiellement constituer un complément du service hospitalier en facilitant aux indigents l'accès des hôpitaux éloignés et en assurant le transport d'urgence des malades ou blessés à l'hôpital dans tous les cas où leur état l'exigerait.

Lorsque, le 1er janvier 1895, la Préfecture de police céda son matériel roulant à la Ville de Paris, deux stations d'ambulances étaient installées à l'Hôtel-Dieu et à l'hôpital Saint-Louis; mais les conditions défectueuses de leur aménagement et les dispositions insuffisantes de leurs voitures, d'un modèle devenu suranné, ne tardèrent pas à provoquer leur disparition. Sur la proposition de M. Strauss, le Conseil municipal, dans sa séance du 23 mars 1896, décida la création d'une troisième station d'ambulances municipales rue Caulaincourt.

Ces trois stations abritent, les deux premières, 8 voitures, et la troisième, 6 voitures. Les malades y sont seuls, accompagnés par des ambulancières recrutées parmi les infirmières diplômées des hôpitaux.

Le budget pour 1899 du service des ambulances municipales s'est élevé à 222,600 francs, dont 114,100 francs pour le personnel et 108,000 francs pour le matériel.

Pendant cette même année, 28,172 transports ont été effectués par les ambulances municipales, dont 475 pour accident et blessures, 13,191 pour des maladies contagieuses, 13,170 pour des maladies ordinaires, 1,336 pour autres causes.

Ambulances urbaines. — Créée en 1887 sur l'initiative de M. le docteur Nachtel et limitée à un poste d'ambulances à l'hôpital Saint-Louis, l'œuvre des ambulances urbaines fut cédée en 1894 à la Ville de Paris, qui l'accepta aux conditions suivantes :

1° La Ville de Paris continuera l'œuvre des ambulances urbaines, laquelle consiste à être immédiatement avertie des accidents survenus sur la voie publique et à leur porter sans retard un secours compétent; le nom des ambulances urbaines sera maintenu;

2° La Ville de Paris créera deux nouveaux postes : l'un, sur la rive droite de la Seine; l'autre, sur la rive gauche;

3° La Ville maintiendra une séparation absolue entre ce service et le transport des contagieux; tel que le fait actuellement l'œuvre des ambulances municipales.

Installée, dès son origine, à l'hôpital Saint-Louis, où elle fonctionne encore, mais dans des bâtiments mieux aménagés et reconstruits, les premières stations d'ambulances urbaines ne comptaient au début que trois internes et n'étaient reliées aux services intéressés que par le poste téléphonique de l'hôpital et par un réseau spécial comprenant 28 postes d'appel distribués sur la rive droite, dans certains quartiers, soit chez des pharmaciens, soit dans des postes de police.

Sur la proposition de M. Strauss, le conseil, après avoir voté la réfection du poste de l'hôpital Saint-Louis, créa une nouvelle station rue Caulaincourt et une troisième au marché Saint-Honoré.

La première fonctionne depuis le mois de juin 1898; elle est contiguë à la station d'ambulances municipales de la rue Caulaincourt et est dirigée par un même agent. La station du marché Saint-Honoré a été ouverte le 1ᵉʳ décembre 1898.

Ces trois stations d'ambulances urbaines sont desservies par dix-huit internes-ambulanciers, dix-huit cochers et neuf gardiens téléphonistes. Elles comportent chacune deux voitures en service permanent de jour et de nuit. Ces voitures renferment le matériel de pansement et les appareils et médicaments indispensables pour de premiers secours.

Le budget pour 1895 a été de 145,000 francs, dont 86,500 francs pour le personnel et 58,909 francs pour le matériel.

Elles ont effectué 7,268 transports, dont 2,104 pour des cas médicaux, 3,859 pour des cas chirurgicaux et 1,305 pour des femmes prêtes à accoucher.

Afin d'exercer une surveillance constante sur les stations d'ambulances et sur le mouvement des transports qu'elles ont à effectuer, l'inspection générale de l'assainissement a été munie d'un poste central d'informations fonctionnant d'une manière permanente. Ce poste, créé en 1896 sur la proposition de M. Strauss, et qui est desservi par trois agents, est prévenu téléphoniquement par chacune des stations de tous les mouvements des voitures en service, aussi bien pour les ambulances municipales que pour les ambulances urbaines. De plus, deux fois par jour, il s'informe dans les hôpitaux, et notamment dans les maternités, des lits disponibles. Chaque fois qu'un transport est demandé, il peut le faire effectuer par l'une des voitures qu'il sait disponibles et cela à toute heure de jour et de nuit. On peut ainsi éviter, dans une large mesure, les retards où les irrégularités dans les transports, assurer l'admission dans les hôpitaux des malades qu'on y conduit d'urgence et faire affluer toutes les voitures d'ambulances sur un point quelconque de Paris, en cas de sinistre. Son budget n'est que de 7,000 francs par an, en personnel et matériel.

Le bureau de l'assainissement, qui a été rattaché en 1893 à la Direction des affaires municipales, réunit les attributions de l'ancien bureau des logements insalubres et du service de l'assainissement de l'habitation, qui faisait partie intégrante du bureau des eaux, des canaux et de l'assainissement.

Les documents exposés par le bureau de l'assainissement ont trait essentiellement : 1° à

l'historique, aux travaux et à la statistique de la commission des logements insalubres ;
2° au casier sanitaire des maisons de Paris.

Commission des logements insalubres. — C'est une loi du 13 avril 1850 qui a donné
aux communes le droit d'instituer des commissions chargées d'inspecter les logements
et leurs dépendances signalés comme insalubres et d'indiquer les mesures à prendre
pour en effectuer le nettoiement.

Antérieurement à cette époque, l'administration était à peu près désarmée en ce qui
concernait l'hygiène de l'habitation privée.

Une loi des 16 et 24 août 1790 et une ordonnance de police du 20 novembre 1848
avaient bien conféré aux municipalités le pouvoir de poursuivre l'assainissement des
habitations aux époques d'épidémie et d'assurer la propreté des parties extérieures et des
localités communes des maisons, mais l'essentiel restait à faire et, en temps ordinaire,
chaque citoyen avait pour ainsi dire le droit acquis, de compromettre sa santé personnelle et celle de ses voisins.

C'était là une application dangereuse des principes de propriété et de liberté individuelle.

Presque aussitôt après la promulgation de la loi de 1850, une commission des
logements insalubres a été créée à Paris, où elle a fonctionné depuis lors sans interruption.

Elle se compose de 30 membres élus pour six ans par le Conseil municipal et renou-
velables par tiers tous les deux ans.

Elle est présidée par le préfet de la Seine et, à son défaut, par le secrétaire général
ou par un conseiller de préfecture délégué. Elle choisit chaque année 3 vice-présidents
et 3 secrétaires chargés de la rédaction des procès-verbaux. L'administration est représentée auprès de la commission par le chef du bureau de l'assainissement de l'habitation qui a le titre de secrétaire administratif de la commission. Un jeton de présence de
la valeur de 25 francs est alloué à chacun des commissaires ; la lecture des rapports
aux séances de la commission a lieu, chaque semaine, le lundi.

Chaque affaire de logements insalubres donne lieu aux opérations suivantes : la
plainte parvenue à l'administration et adressée au bureau de l'assainissement reçoit un
numéro d'ordre et est inscrite sur un registre ; elle est, le jour même, adressée, par une
note spéciale l'invitant à faire une enquête, au membre de la commission chargé de la
circonscription où se trouve l'immeuble signalé. Le commissaire délégué, après visite
de l'immeuble, rédige son rapport et le lit, en séance, devant la commission, qui l'ap-
prouve, le modifie ou le rejette, s'il y a lieu. Une copie de ce rapport est envoyée à la
mairie de l'arrondissement où est située la maison, et le propriétaire est invité à venir
en prendre connaissance et à formuler, s'il y a lieu, ses observations. Ce rapport reste
déposé à la mairie pendant un mois à partir de la date à laquelle le propriétaire a reçu
avis du dépôt.

A l'expiration du délai, le maire retourne à l'administration le rapport accompagné
d'un certificat constatant la notification.

L'affaire est alors transmise par un mémoire au Conseil municipal chargé de rendre exécutoires les prescriptions de la commission. La délibération du Conseil municipal est ensuite notifiée au propriétaire par l'intermédiaire du maire qui adresse à l'administration un certificat constatant cette notification. Un mois après la notification de la délibération, l'architecte voyer de l'arrondissement est chargé de constater si les travaux sont exécutés. Dans la négative, un arrêté préfectoral met le propriétaire en demeure de les terminer dans un délai de huit jours; cet arrêté est également notifié au propriétaire par l'intermédiaire du maire de son domicile, qui doit adresser au préfet de la Seine un certificat constatant cette notification. Enfin, à l'expiration du délai imparti par l'arrêté, et après un nouvel avis adressé au propriétaire, l'architecte voyer est invité à visiter de nouveau l'immeuble et à dresser procès-verbal, s'il y a lieu, contre le propriétaire.

Le procès-verbal est transmis avec les pièces nécessaires au procureur de la République chargé de poursuivre le délinquant devant le tribunal correctionnel.

Les condamnations sont de 16 à 100 francs d'amende pour la première contravention.

L'article 463 du Code pénal sur les circonstances atténuantes est toujours applicable.

Si, dans le délai d'un an après sa condamnation, le propriétaire n'a pas exécuté les prescriptions de la commission des logements insalubres et du Conseil municipal, l'architecte voyer dresse un nouveau procès-verbal contenant l'estimation du montant des travaux prescrits ; ce procès-verbal est transmis de nouveau au procureur de la République et le propriétaire peut, dans ce cas, être condamné à une amende égale au double du montant de cette estimation. Dans aucun cas, l'exécution d'office des travaux prescrits ne peut être ordonnée.

Dans le cas où la délibération du Conseil municipal comporte une interdiction d'habitation, le procès-verbal indique pour servir de base au montant de l'amende, la valeur locative du local interdit.

En vertu de l'article 6 de la loi du 13 avril 1850, les propriétaires ont le droit de se pourvoir devant le Conseil de préfecture contre la délibération du Conseil municipal dans le délai d'un mois à dater de la notification qui leur en est faite. Les décisions du Conseil de préfecture peuvent elles-mêmes être déférées au Conseil d'État.

C'est à l'administration qu'il appartient de répondre aux requêtes de cette nature et de défendre les conclusions du Conseil municipal.

Tel est, dans ses grandes lignes, le fonctionnement de la commission des logements insalubres, dont une série de rapports généraux, exposés par le bureau de l'assainissement, résument les travaux depuis 1850 jusqu'à 1894. Ces rapports, publiés périodiquement, font connaître les améliorations considérables apportées par les soins de la commission dans les conditions de l'hygiène publique.

Les rapports généraux sont accompagnés et complétés par des documents statistiques et des graphiques se rapportant à la commission des logements insalubres.

Il ressort de l'ensemble de ces documents que le nombre des plaintes et signalements transmis à la commission des logements insalubres s'est élevé, du 1er janvier 1889 au 1er juin 1900, à 23,640, qui ont donné lieu à 21,600 rapports. D'autre part, grâce à l'esprit de conciliation dont a fait preuve l'administration, le nombre des contraventions a notablement diminué. C'est ainsi qu'en 1893, 2,175 affaires donnaient lieu à 190 contraventions et à 102 condamnations, tandis qu'en 1898, 1959 affaires n'entraînaient plus que 84 contraventions; encore 74 propriétaires s'exécutaient-ils avant que le parquet ait été saisi de l'affaire, et 10 condamnations seulement intervenaient.

Par contre, le nombre des recours au Conseil de préfecture s'est élevé de 27 en 1894 à 42 en 1898.

Cette augmentation doit être attribuée à la campagne entreprise par les propriétaires contre les prescriptions de l'administration relatives à l'hygiène, et dont l'application du système du «tout-à-l'égout» a été le prétexte.

Mais à côté de ces travaux, en quelque sorte quotidiens, la commission des logements insalubres s'est préoccupée de différents problèmes d'hygiène et de salubrité qui intéressent les populations des grandes villes, et s'est efforcée de les résoudre au mieux des intérêts de la santé publique.

C'est ainsi qu'ayant constaté plusieurs cas de *péril intérieur* dans divers immeubles, elle a émis un vœu concluant au dépôt *d'un projet de loi protégeant la sécurité des habitants d'une maison.*

Le 27 avril 1891, à la suite d'un rapport de M. Finance, la commission a prescrit la substitution du blanc de zinc au blanc de plomb dans les peintures.

Enfin, un rapport de M. Boulhon signala l'insalubrité constante des laboratoires et cuisines de pâtissiers, et réclama une réglementation énergique par délibération du 27 juillet 1891.

Signalons encore, à deux ans de distance, l'étude de M. le docteur O. du Mesnil sur la question des courettes de Paris.

Ainsi que nous l'avons dit, le service des logements insalubres fut rattaché en 1893 à la Direction des affaires municipales et forma avec le service administratif de l'assainissement de l'habitation et le casier sanitaire des maisons de Paris, le bureau de l'assainissement de l'habitation.

Ce groupement produisit les plus heureux résultats. La commission des logements insalubres, exactement renseignée sur les conditions sanitaires de tel ou tel quartier, de tel ou tel immeuble, mise à même de connaître rapidement la disposition topographique d'une maison et de trouver les moyens de remédier aux causes d'insalubrité qui lui étaient signalées, multiplia ses efforts.

On sait les graves dangers que fait courir aux habitants d'un immeuble l'état défectueux des conduits de fumée. La commission a obtenu du Conseil municipal l'allocation d'un crédit qui lui permet, chaque fois qu'elle redoute de dangereuses fissures, de faire appel à des ouvriers spéciaux qui les recherchent; après quoi la commission apprécie les travaux à ordonner.

Une délibération du Conseil municipal du 19 mai 1899, ayant invité la commission des logements insalubres à procéder à une visite sanitaire des établissements municipaux et à consigner ses observations dans des rapports spéciaux, celle-ci s'est mise à l'œuvre.

En moins d'un an, de nombreux rapports ont été dressés ; nous signalerons ceux qui sont consacrés aux hôpitaux Laënnec, Cochin, Lariboisière, Broca, Ricord, aux mairies des viie, xviiie, iiie, xiie arrondissements et enfin le rapport consacré aux bureaux de l'Hôtel de Ville.

Casier sanitaire des maisons de Paris. — L'établissement d'un casier sanitaire des maisons de Paris a été décidé par le Conseil municipal, au mois de décembre 1893, sur le rapport de M. Escudier, et le travail a été commencé le 1er janvier 1894.

Ce travail comportait trois parties distinctes : 1° l'établissement d'un dossier par maison et le classement de ces dossiers dans les cases spéciales du bureau ; 2° la description, suivant un cadre uniforme, et l'établissement du plan de chaque maison ; 3° l'inscription au jour le jour, sur les feuilles spéciales contenues dans chaque dossier des incidents sanitaires survenus dans l'immeuble.

La première de ces opérations était terminée dès le 1er mars 1894. La description des maisons s'est poursuivie régulièrement et le premier travail pour toutes les maisons de Paris en est aujourd'hui terminé. Enfin, depuis le 1er janvier 1894, l'inscription aux dossiers de tous les événements sanitaires survenus dans les maisons s'est effectué au jour le jour, sans interruption ni lacune.

Le personnel du casier sanitaire se compose : 1° d'un conducteur municipal principal, chargé de la direction immédiate et de la surveillance du service ainsi que de la conservation des dossiers ; 2° de sept piqueurs municipaux et deux commis expéditionnaires, chargés de la description sur place des maisons et de la tenue à jour des dossiers.

Un des piqueurs du service est chargé de relever, au service du plan de Paris, le plan de chaque maison et, au besoin, d'aller sur place procéder à l'établissement de ce plan.

Pendant toute la durée du travail de premier établissement des fiches de maisons chacun des huit agents actifs était chargé d'une rue à la fois et recevait les plans correspondants. Il remettait dans chaque maison une lettre d'avis prévenant le propriétaire de sa visite et le priant de lui faciliter l'accomplissement de sa mission.

Le dossier de chaque maison comporte : 1° une chemise portant l'indication de l'arrondissement, du quartier, de la rue et du numéro de l'immeuble ; 2° un plan au 2/1000 de la maison, avec l'indication des canalisations, fosses, puits, puisards, fontaines, fosse à fumier ; 3° une feuille de description de l'immeuble ; 4° une feuille indiquant les décès par maladies transmissibles survenus chaque jour dans la maison ; 5° une feuille indiquant les désinfections opérées, leur date et leur cause ; 6° une feuille indiquant les mesures prescrites par la commission des logements insalubres et la suite donnée; 7° et 8° deux feuilles spéciales, l'une destinée aux résultats des analyses d'eau, d'air, de poussières de sol qui auront pu être faites dans l'immeuble, l'autre contenant le cadre d'une enquête sanitaire dans le cas où cette enquête serait reconnue nécessaire.

Tous les dossiers d'une rue sont contenus dans une chemise en carton fort portant les indications générales utiles à connaître : longueur, largeur, nombre de maisons habitées nombre d'habitants, système d'égouts, canalisations d'eau, etc. Chaque dossier de rue comporte un plan d'ensemble de la rue et des immeubles qui la bordent.

Du 1er janvier 1894 au 1er octobre 1899, il a été effectué sur place 73,031 descriptions de maisons réparties dans des voies publiques ou privées, représentant un parcours de voies de 1,936 kilomètres. Le nombre des décès par maladies transmissibles inscrits sur les dossiers a été de 75,588, répartis dans 26,816 maisons; le nombre des désinfections de 142,320, réparties dans 50,002 maisons; celui des prescriptions de la commission des logements insalubres s'est élevé à 11,000. Il a été procédé à 99 enquêtes sanitaires. Il a donc fallu, en dehors des recherches spéciales auxquelles doit se livrer, chaque jour, le personnel du casier, manipuler, classer et annoter 302,038 dossiers.

Le travail entrepris et mené à bien par le bureau de l'assainissement de l'habitation représente une œuvre considérable. On pouvait craindre de rencontrer dans la population une opposition sérieuse. Le syndicat de la propriété immobilière pouvait inciter les propriétaires à refuser l'accès de leurs maisons aux agents du casier. Il n'en a rien été, et l'achèvement sans obstacle du premier travail de description en un temps relativement court en est la preuve; 186 propriétaires seulement, sur 73,031 maisons aujourd'hui décrites, ont opposé un refus formel.

On a compris que l'œuvre entreprise par la Ville de Paris n'avait rien de menaçant pour les intérêts privés.

Aujourd'hui, le gros œuvre du casier sanitaire est achevé; une mine précieuse de renseignements de toute sorte se trouve constituée et s'enrichit chaque jour de nouveaux documents.

L'organisation du travail a subi, dès les premiers jours de l'année 1900, une modification importante. La ville de Paris a été divisée en huit circonscriptions. Chaque circonscription est confiée à un agent du casier sanitaire, qui doit la parcourir et la surveiller activement de manière à consigner dans les dossiers, au fur et à mesure qu'elles se produisent, toutes les modifications qui surviennent dans la construction ou les aménagements sanitaires des maisons qui y sont comprises.

On peut affirmer que la ville de Paris est, aujourd'hui, la seule ville du monde qui possède un casier sanitaire des maisons aussi complet et aussi homogène.

Réclamée depuis vingt ans par les hygiénistes, l'exécution de cet important travail était sans cesse ajournée à cause des difficultés sans nombre que son organisation semblait devoir susciter. L'expérience a fait justice des craintes que l'on avait pu concevoir à cet égard.

Service de la salubrité des garnis. — Ce service qui dépend de la Préfecture de police a exposé au pavillon de la Ville de Paris :

1. La brochure publiée en 1895 et dont M. Joltrain, sous-chef de bureau de ce service, était le rédacteur, avait pour objet de faire connaître l'organisation et le fonctionnement du service d'inspection de la salubrité des garnis à Paris et dans les communes du ressort de la Préfecture de police ; les lois et la jurisprudence qui permettent au Préfet de police d'exercer ses pouvoirs en matière de salubrité des garnis ; les règlements applicables ; et tout particulièrement de démontrer les heureux résultats obtenus au point de vue de l'hygiène publique et de la prévention des épidémies, depuis la stricte application des mesures prescrites par l'ordonnance de police du 24 octobre 1883.

C'est en 1883 que, par délibération en date du 8 juin, le Conseil municipal autorisa la création d'un service spécial d'inspection sanitaire des logements loués en garni. Cette création permit à la Préfecture de police de faire visiter régulièrement, non seulement les garnis nouvellement installés, mais encore les garnis anciens, d'y rechercher les causes d'insalubrité qui faisaient d'un grand nombre de ces établissements de véritables foyers de maladies épidémiques, et de prescrire aux logeurs les mesures d'hygiène nécessaires pour remédier à ce dangereux état de choses. Peu de temps après, en 1884 et en 1885, le Conseil municipal de Paris, reconnaissant l'utilité de ce service, n'hésita pas à voter les crédits nécessaires pour l'augmentation du nombre des inspecteurs, de façon à permettre à la Préfecture de police de faire procéder à des visites plus fréquentes et d'assurer chaque année l'inspection de tous les garnis existant dans la ville de Paris.

De son côté, le Conseil général, par une délibération en date du 24 novembre 1884, décida qu'il y avait lieu d'instituer également un service d'inspection sanitaire des logements loués en garni dans les communes suburbaines.

La brochure publiée en 1895, par ordre du Préfet de police, permet de se rendre un compte exact du fonctionnement de ce service d'inspection et des résultats qui ont été obtenus grâce à cette institution.

Ce travail contient treize chapitres, dont les titres ci-après indiquent suffisamment le but de la publication :

1° Origine du service ; Limites de la compétence de la Commission des logements insalubres ; 2° Création du service de l'inspection sanitaire ; 3° Réglementation actuelle ; Ordonnances de police du 25 octobre 1883 et du 16 mai 1887 ; 4° Fonctionnement du service d'inspection ; 5° Énumération des principales causes d'insalubrité et des mesures généralement prescrites pour y remédier ; 6° Des causes d'insalubrité non prévues par l'Ordonnance de police du 25 octobre 1883 ; Instruction du Conseil d'hygiène concernant la salubrité des habitations ; 7° Procédure employée pour l'exécution des prescriptions réglementaires ; 8° Légalité des arrêtés de fermeture après jugement ; 9° Fermeture immédiate des garnis en cas d'urgence ou d'insalubrité notoire ; 10° Statistique des garnis existant à Paris et dans le département de la Seine ; 11° Résultats du service d'inspection pendant l'année 1894 ; 12° Désinfection des garnis à la suite de maladies épidémiques ou contagieuses ; 13° Conclusion.

Enfin la brochure se termine par deux plans des circonscriptions d'inspection pour Paris et pour la banlieue, avec indication du nombre de garnis et de chambres contenus dans chaque circonscription.

Pour donner une idée de l'importance de ce service, il est utile de reproduire textuellement la conclusion du travail exposé.

Nous insisterons sur ce fait que, depuis 1878, et surtout depuis la création du Service d'inspection sanitaire et l'application de l'ordonnance de police du 25 octobre 1883, des améliorations très importantes ont été obtenues au point de vue de la salubrité des hôtels meublés et des logements loués en garni.

On ne trouve plus dans la ville de Paris et dans le département de la Seine ces garnis sales et infects que l'on signalait autrefois comme les foyers les plus actifs des maladies épidémiques et contagieuses, dans lesquels s'entassait, sans air et sans lumière, une population de malheureux, vivant au milieu de la plus horrible promiscuité et respirant les exhalaisons méphitiques des déjections et des immondices accumulées autour d'eux.

Les garnis qui donnent asile à la population la plus pauvre ne sont plus encombrés, et ils sont eux-mêmes tenus, aujourd'hui, dans des conditions de propreté et de salubrité relativement satisfaisantes. Ils se trouvent, à cet égard, mieux dotés que beaucoup d'appartements ou de logements non meublés. C'est à ce point que, si une nouvelle épidémie venait à sévir, ce n'est vraisemblablement plus dans les garnis qu'il faudrait, comme autrefois, chercher les causes de la propagation. Nous en avons eu un exemple en 1892, pendant la dernière épidémie cholérique, où l'on a pu constater que, dans les garnis, les cas de mort ont été relativement les moins nombreux. On en a chaque jour de nouvelles preuves : si l'on consulte la liste des cas de maladies contagieuses déclarées à la Préfecture de police, en vertu de l'article 15 de la loi du 30 novembre 1892, on s'aperçoit que le nombre de ces maladies constatées dans les hôtels ou maisons meublées est fort peu considérable.

Ces résultats ont pu être obtenus sans rencontrer trop de difficultés.

Les logeurs qui, dès le début, protestaient contre la réglementation qui leur était imposée, sont maintenant presque unanimes à s'y soumettre. Beaucoup d'entre eux, au surplus, reconnaissent qu'en obéissant aux injonctions de l'administration les dépenses qui en résultent pour eux sont compensées par l'intérêt qu'ils en retirent.

En exécutant les travaux de salubrité qui leur sont prescrits, en tenant leurs établissements dans les conditions de propreté exigées, ils louent leurs locaux plus facilement et plus avantageusement.

La Préfecture de police, en réglementant, en 1878, les garnis, au point de vue de la salubrité; le Conseil municipal de la ville de Paris et le Conseil général du département de la Seine, en accordant les crédits nécessaires pour le bon fonctionnement du Service d'inspection, ont permis de réaliser des progrès considérables, au point de vue de l'hygiène publique.

2. Tableau A. — Le premier tableau envoyé au pavillon de la Ville de Paris contenait :

1° Le texte de l'ordonnance de police du 25 octobre 1883, concernant les prescriptions relatives à la police et à la salubrité des garnis ;

2° Les plans des circonscriptions d'inspection pour la ville de Paris et pour les communes de la banlieue. Ces plans indiquent d'une façon très nette l'étendue de chaque circonscription, et le nombre des garnis et des chambres existant dans chacune d'elles au commencement de l'année 1900 ;

3° Quatre photographies représentant : une chambre d'hôtel luxueux ; une chambre d'hôtel pour voyageurs ; une chambre d'un garni d'ouvriers ou de petits employés ; enfin une chambrée dans laquelle plusieurs ouvriers viennent coucher chaque soir.

Ces photographies permettent de se rendre compte de l'état actuel des chambres, pour les quatre types principaux dans lesquels on peut ranger les divers garnis de Paris.

Il eût été intéressant de pouvoir y joindre également une photographie représentant certaines chambres ou chambrées, dans l'état où elles se trouvaient avant l'application de l'ordonnance de police du 25 octobre 1883. On aurait pu ainsi établir une comparaison entre l'état ancien et l'état actuel au point de vue de la salubrité ; et l'on aurait ainsi apprécié d'une façon saisissante les améliorations qui ont été obtenues pendant cette période de vingt années. Mais la Préfecture de police ne possédait aucune photographie prise à cette époque. Et l'on peut dire heureusement qu'il n'existe plus aujourd'hui à Paris de ces garnis où la population ouvrière s'entassait dans les conditions les plus déplorables au point de vue de l'hygiène, au milieu d'une promiscuité et d'une saleté repoussantes ; de ces garnis que l'on citait autrefois comme les foyers les plus actifs et les premiers propagateurs des maladies épidémiques.

3. Tableau B. — Le second tableau contenait :

1° Un exemplaire de l'arrêté du 17 juin 1889, portant réorganisation et fonctionnement du service d'inspection sanitaire des logements loués en garni à Paris et dans les communes du ressort de la Préfecture de police ;

2° Un modèle du récépissé de déclaration délivré par la Préfecture de police à chaque logeur, immédiatement après la visite du garni par le service d'inspection. Ce récépissé contient un état détaillé des chambres qui ne peuvent être louées en garni, ainsi que le nombre de locataires pouvant être admis dans chaque chambre. Il doit être annexé par le logeur au registre prescrit par l'article 9 de l'ordonnance du 25 octobre 1883, pour l'inscription immédiate des voyageurs, et présenté à toute réquisition des inspecteurs du service sanitaire, des agents du service actif des garnis et du commissaire de police.

Cet état permet aux agents de l'administration de vérifier immédiatement si les chambres contiennent, à un moment donné, plus de locataires que n'en permet le cube d'air, fixé à 14 mètres pour chaque habitant. C'est le meilleur moyen pour éviter la location de chambres reconnues insalubres par leur exiguïté, ou l'occupation de chambres et de chambrées par un trop grand nombre de locataires.

Il est important de procéder à de fréquentes vérifications de ce genre. Une des causes d'insalubrité qui se présentent le plus fréquemment dans les garnis résulte en effet de l'encombrement de locataires dans les chambres, ou de la location clandestine de certaines pièces qui n'ont pas le cube d'air prescrit.

Aussi des recommandations formelles sont-elles adressées aux agents de l'administration pour s'assurer que les logeurs se conforment strictement, en ce qui concerne le nombre de leurs locataires, aux indications portées sur le récépissé de déclaration.

3° Un diagramme indiquant le nombre des garnis et des chambres visités par le service d'inspection sanitaire, à Paris et dans la banlieue, pendant les cinq dernières années, de 1895 à 1899 inclus. En regard de ce diagramme se trouvent deux courbes montrant le nombre des garnis dans lesquels les inspecteurs ont trouvé que toutes les prescriptions de l'ordonnance de 1883 étaient exécutées ; et de ceux, au contraire, dans lesquels ils ont reconnu qu'il était nécessaire de prescrire des travaux.

En consultant ces courbes, on peut constater que le nombre des garnis reconnus salubres au moment de la visite de l'inspecteur augmente chaque année.

Pendant la période de 1895 à 1899, les inspecteurs du service sanitaire ont visité à Paris et dans la banlieue : 47,572 garnis, se composant de 563,794 chambres. Sur ces 47,572 garnis, 16,900 ne présentaient pas toutes les conditions prescrites par l'ordonnance du 25 octobre 1883, et des sommations ont été adressées aux logeurs pour l'exécution des travaux reconnus nécessaires au point de vue de la salubrité.

4° Enfin, un second diagramme faisant connaître le nombre des garnis et des chambres existant en 1900, à Paris et dans les communes de la banlieue. Les chiffres sont établis par arrondissements pour Paris, et par communes pour la banlieue.

Service des épidémies. — Le service des épidémies à la Préfecture de police a réuni et exposé les cartes et tableaux dont la désignation suit :

1° Carte de France indiquant la mortalité par tuberculose pulmonaire dans les villes de plus de 30,000 habitants pendant la période 1889-1898, la mortalité étant rapportée à 1,000 habitants.

2° Carte du département de la Seine donnant les mêmes indications que la précédente pour les arrondissements de la ville de Paris et les communes suburbaines de plus de 6,000 habitants.

3° Carte de France indiquant la mortalité par fièvre typhoïde dans les villes de plus de 30,000 habitants, pendant la période 1889-1898, la mortalité étant rapportée à 10,000 habitants.

4° Carte du département de la Seine donnant les mêmes indications que la précédente pour les arrondissements de la ville de Paris et les communes suburbaines de plus de 6,000 habitants.

(Les quatre documents ci-dessus, établis sous la direction du Préfet de police, par M. Bezançon, chef de la 2° division, et par MM. Drujon et Aubert, chef et sous-chef du bureau de ce service, font l'objet d'une étude particulière, dont M. le docteur Le Roy des Barres a réuni les éléments pour le Conseil d'hygiène publique et de salubrité du département de la Seine.)

5° Tableau graphique indiquant le nombre des déclarations de cas de maladies contagieuses reçues à la Préfecture de police — service des épidémies — depuis l'application de la loi du 30 novembre 1892.

Ce tableau, où les cas sont comptés par mois, de 1895 à 1899, ne s'applique qu'à la ville de Paris; il permet de se rendre compte des oscillations que subit la marche des quatre principales maladies contagieuses. La fièvre typhoïde a varié de 729 cas en août 1899 à 46 cas en février 1898; la variole, de 4 cas (octobre 1899) à 105 cas (décembre 1896); la scarlatine, de 45 cas (septembre 1897) à 786 cas (juin 1899), et la diphtérie, de 120 cas (septembre 1898) à 527 cas (décembre 1895).

6° Tableau de la désinfection au moyen des étuves mobiles dans les communes du département de la Seine.

Ce tableau contenait sept photographies montrant les principales phases de l'opération.

Au centre, un graphique indiquait la progression suivie par le service depuis sa création jusqu'à la fin de 1899. Cette progression est très sensible, puisque le nombre des désinfections, qui était de 466 en 1889, seconde année du service, s'est élevé à 3,759 en 1898 et 4,809 en 1899, bien que la santé publique ait présenté un état satisfaisant et que le chiffre des cas d'affections contagieuses soit plutôt en décroissance. On doit donc conclure de la progression indiquée par le graphique que la pratique de la désinfection entre de plus en plus dans les habitudes de la population.

Service de l'Observatoire municipal de Montsouris. — Les études de l'air, des eaux et du sol de Paris auxquels est affecté l'observatoire municipal de Montsouris sont réparties entre trois services distincts : 1° le service micrographique et bactériologique; 2° le service chimique; 3° le service physique et météorologique.

Le premier de ces services est actuellement installé dans des bâtiments appartenant à la Ville de Paris et situés rue des Hospitalières-Saint-Gervais; le service chimique a ses laboratoires dans l'annexe est de l'Hôtel de ville; le service météorologique effectue ses études quotidiennes au parc de Montsouris et à la tour Saint-Jacques.

Service micrographique et bactériologique. — Ce service, placé sous la direction de M. le docteur Miquel, est chargé de l'observation des poussières de l'atmosphère et des germes contenus dans l'air et dans les eaux, de leur dénombrement et de la détermination exacte de leur pouvoir pathogène.

L'exposition du service bactériologique se divise en trois parties distinctes : la première a trait à l'analyse micrographique de l'air; la seconde, à l'analyse bactériologique des eaux et la troisième au diagnostic bactériologique des affections contagieuses.

1° *Analyse micrographique de l'air.* — C'est à l'observatoire météorologique de Montsouris, autrefois sous la dépendance de M. le Ministre de l'instruction publique, qu'ont été créés, vers 1877, les premiers procédés d'analyse micrographique de l'air. A cette époque déjà éloignée de nous, les méthodes d'investigation pouvant permettre la numération des bactéries atmosphériques n'existaient pas. Les procédés basés sur l'examen direct des poussières durent être, après essai, abandonnés comme peu sûrs et incapables de permettre de différencier les spores bactériennes des particules inorganiques et organiques que l'air charrie toujours avec lui. Il fut substitué à ces procédés des méthodes basées sur les cultures des infiniment petits dans les divers milieux nutritifs favorables à leur développement.

Les poussières de l'air furent, dans un des premiers procédés imaginés, amenés au contact d'un volume déterminé d'eau stérile, puis, cette eau infectée, fractionnée sans retard dans de nombreux vases remplis de bouillon; du nombre de cas d'altération observés, on déduisait la quantité de bactéries atmosphériques.

Quand, en 1884, les cultures sur les milieux gélatineux furent vulgarisées, ce procédé d'analyse se trouva simplifié : au lieu de répartir les eaux ou les substances filtrantes (verre pilé, sable, sulfate de soude), dans de nombreux vases à culture, on se contenta de les incorporer à de la gélatine nutritive fondue à basse température. Le nombre des colonies nées dans ces milieux fait alors connaître assez exactement la teneur en bactéries de l'air examiné.

Le procédé actuellement adopté à l'observatoire municipal consiste essentiellement à filtrer un volume connu d'air sur du sulfate de soude anhydre, stérilisé à 170 degrés, puis à dissoudre ce filtre dans un volume d'eau connu, purgée de germes, et ensuite à déterminer la quantité de bactéries contenues dans cet excipient; de cette façon l'analyse microbiologique de l'air se trouve ramenée au dosage bactériologique des eaux.

L'air peut être aspiré par des trompes, nous préférons nous servir de grands aspirateurs fonctionnant jour et nuit; celui que montre l'exposition du service est d'une capacité de 250 litres; cette façon d'opérer permet d'obtenir des résultats donnant, avec toute la précision désirable, la teneur moyenne diurne de l'air en bactéries.

Les mémoires, publiés depuis 1877 dans l'annuaire de l'observatoire de Montsouris, ont établi certains faits importants qu'on peut résumer ainsi brièvement :

1° L'air qui circule dans les campagnes, et même dans les parcs voisins des fortifications de Paris, renferme environ 300 à 400 bactéries par mètre cube, tandis qu'au centre de Paris, l'atmosphère des rues en accuse 5,000 à 6,000, et se montre par conséquent quinze fois plus impur ;

2° L'air des montagnes renferme à peine 1 à 2 bactéries par mètre cube, et l'air puisé en pleine mer 4 à 5 par 10 mètres cubes ;

3° L'air des salles closes et tranquilles se débarrasse rapidement de ses microbes et devient plus pur que l'air des rues ; l'air des hôpitaux est chargé de toute espèce de bactéries en quantité plus élevée que l'air des maisons particulières ;

4° L'air humide des égouts est ordinairement moins chargé de bactéries que l'air des rues ;

5° Le chiffre des bactéries atmosphériques, ordinairement peu élevé pendant les saisons froides, s'accroît pendant l'été, ainsi que l'établit le diagramme exposé cette année exprimant, à côté de la courbe de la température, les moyennes mensuelles des bactéries atmosphériques trouvées à Paris, à la place Saint-Gervais, au voisinage de l'Hôtel de Ville ;

6° Un diagramme exposé en 1889 par le service micrographique dans l'un des pavillons de la ville de Paris, au Champ de Mars, établissait plusieurs faits intéressants : d'abord l'existence de variations diurnes du chiffre des bactéries atmosphériques s'accusant par deux maxima placés assez exactement vers 6 heures du matin et 6 heures du soir, et deux minima voisins de 2 heures du matin et 2 heures du soir; ensuite que c'est par les vents du Nord et du Nord-Est que le nombre de germes aériens est le plus élevé à Paris, et le plus faible quand règnent les vents du Sud et du Sud-Ouest.

Ces diverses lois établies et vérifiées par vingt ans d'expériences journalières, il a paru moins important d'en poursuivre la confirmation par une quantité croissante d'analyses que d'étudier, au contraire, par tous les moyens possibles, la détermination des microbes des diverses eaux utilisées par la Ville de Paris.

2° *Analyse bactériologique des eaux.* — Le service micrographique de l'observatoire municipal est chargé, par M. le préfet de la Seine, d'analyser : les eaux d'alimentation de Paris et servies aux habitants de la banlieue; l'eau des rivières en différents points de leur parcours; les eaux de la nappe souterraine; les eaux usées et les eaux de drainage; éventuellement le laboratoire effectue, pour une faible redevance, des analyses bactériologiques d'eau pour les communes de France qui en font la demande officielle.

Les eaux d'alimentation, quelle que soit leur provenance, sont analysées au point de vue quantitatif et qualitatif; après avoir déterminé le chiffre des bactéries qu'elles contiennent par centimètre cube, avec les appareils figurés à l'exposition du service micrographique, on y recherche les bactéries pathogènes au moyen des procédés que l'expérience a montrés les plus sûrs et les plus recommandables, puis ces résultats sont transmis sans délai aux services intéressés.

Les eaux d'alimentation servies à la population parisienne font l'objet de nombreux prélèvements effectués : aux sources mêmes; à la bâche d'arrivée des réservoirs à Paris; sur la canalisation; aux fontaines Wallace; dans les écoles, les établissements publics et chez les particuliers.

Les eaux épurées par le sable sont de même analysées aux divers filtres municipaux, à Saint-Maur et à Ivry, et à ceux de la compagnie des eaux situés à Choisy-le-Roi, Nogent-sur-Marne et Neuilly-sur-Marne. Tous les résultats obtenus sont publiés périodiquement dans le *Bulletin municipal officiel de la Ville de Paris.*

Il serait trop long de résumer les observations intéressantes qui ont été notées depuis que le laboratoire de micrographie s'occupe quotidiennement de ces sortes d'analyses, c'est-à-dire depuis 1878, mais on peut condenser les plus saillantes en de brèves conclusions qui sont, pour ainsi dire, des lois sans cesse confirmées par l'expérience :

1° Les eaux de source ont une teneur très variable en bactéries; toute cause qui tend à élever le niveau de la nappe d'eau souterraine tend à augmenter le chiffre des microbes qu'elles charrient avec elles. Aussi, les eaux de source sont-elles plus pures numériquement pendant l'été que durant l'hiver;

2° Les eaux de rivière suivent des oscillations identiques; elles montrent moins de

microbes durant les périodes chaudes et sèches que pendant les saisons froides et humides;
exceptons-en, toutefois, les rivières dont le lit est chargé de substances putrescibles
comme celles qu'entraînent les eaux d'égout et les eaux résiduelles de certaines fabriques;
quand la température s'élève, ces détritus d'origine organique fermentent et les eaux
s'infectent de bactéries au point d'en montrer plusieurs millions par centimètre cube;

3° Si l'on explore, au moyen d'analyses pratiquées en divers points, les cours d'eau
ainsi contaminés, on peut se rendre compte que cette infection locale ne s'étend pas à
toute la rivière; après avoir circulé pendant plusieurs kilomètres, le chiffre des microbes
des eaux de rivière diminue considérablement sous l'influence de l'oxygène et, vraisemblablement aussi, sous l'action des radiations solaires;

4° Quant aux eaux d'égout, toujours plus chargées de microbes en été qu'en hiver
(20,000,000 par centimètre cube), leur épandage à la surface du sol permet de les
débarrasser non seulement des substances organiques putrescibles qu'elles renferment, mais des légions innombrables de bactéries qui les peuplent. Les analyses faites
depuis plus de vingt-deux ans à l'observatoire de Montsouris démontrent irréfutable-
ment que les eaux usées répandues sur des terrains propres à les recevoir fournissent
des eaux de drainage dont le nombre des bactéries est habituellement inférieur à celui
des eaux de source (drains de Gennevilliers et d'Achères).

Les données expérimentales sur lesquelles sont basées ces diverses conclusions se
trouvent insérées dans les recueils de statistique municipale et dans les annuaires de
l'observatoire de Montsouris dont la collection est mise sous les yeux des visiteurs de
l'Exposition.

3° *Diagnostic des affections contagieuses.* — Sur la proposition de M. le Dr Dubois, le
Conseil municipal vota, en avril 1895, la création d'un laboratoire spécial destiné à
venir en aide aux médecins de la ville, parfois dans l'impossibilité matérielle de vérifier,
par l'examen bactériologique, l'exactitude de leurs diagnostics cliniques.

A cette époque surtout, où venaient d'être découverts les sérums antidiphtériques
de Behring et de Roux, le fonctionnement de ce nouveau laboratoire était vivement
souhaité par l'Académie de médecine et diverses sociétés médicales. Quelques mois plus
tard, le docteur Dubois pensa également que, dans un but prophylactique aisé à concevoir, les élèves des écoles communales de la Ville de Paris relevant de diphtérie ne
devaient être admis à l'école qu'après une attestation du laboratoire de diagnostic affir-
mant que les diverses sécrétions des convalescents étaient privées de bacilles diphtériques.
Le même conseiller demanda que le service de diagnostic fût chargé d'effectuer toutes
les analyses bactériologiques ayant rapport aux affections contagieuses dont les microbes
sont scientifiquement établis; il arguait, avec raison, qu'en vue du traitement à instituer, le praticien doit être rapidement informé si telle sécrétion renferme, par exemple,
le bacille de la tuberculose ou de toute autre maladie bactérienne. C'est sur ces préoccupations humanitaires que fut fondé le laboratoire qui fonctionne depuis cinq ans à la
satisfaction générale.

L'un des diagrammes exposé par le service exprime les diagnostics totaux réclamés par les médecins de la Ville de Paris. Les diagnostics d'angines douteuses ont été d'abord les plus nombreux ; aujourd'hui ils sont moins nombreux que ceux qui ont pour but la recherche du bacille de la tuberculose ; d'autres graphiques expriment le nombre de résultats positifs obtenus sur 100 analyses bactériologiques demandées.

Ces divers diagrammes offrent tous plusieurs faits instructifs sur lesquels nous ne pouvons insister dans ce court aperçu. La remarque la plus importante qui justifie la création de ce laboratoire ressort de l'accroissement rapide des demandes de diagnostics qui dépassent, en 1900, plus de 5,000, alors qu'en 1896 leur chiffre était seulement de 3,200.

Pour venir efficacement en aide aux praticiens de la ville de Paris et du département de la Seine désireux d'obtenir promptement des résultats précis et exacts, le laboratoire a imaginé plusieurs modèles de trousses stérilisables munies de tous les objets nécessaires pour le prélèvement des sécrétions morbides. Ces trousses sont mises sous les yeux du public telles qu'elles sont délivrées gratuitement par milliers tous les ans.

Enfin le visiteur, en jetant un coup d'œil, même superficiel, sur la modeste exposition du service micrographique, sera frappé du nombre énorme d'analyses d'air, d'eaux et de produits pathogènes qui lui sont mensuellement réclamées dans l'intérêt de l'hygiène et de la santé publique.

Le laboratoire de micrographie de l'observatoire n'a pu, en raison du faible emplacement qui lui a été réservé, exposer, même incomplètement, les appareils d'investigation que ces recherches exigent et qui se trouvent installés dans les nouveaux locaux qu'il occupe dans le ive arrondissement, rue des Hospitalières-Saint-Gervais, 1 *bis*. Pour remédier à cette lacune et donner à son exposition un côté pittoresque, on a placé au-dessous des divers diagrammes les vues photographiques qui donnent une idée exacte des salles qui sont affectées à son fonctionnement.

D'abord, on a représenté la façade du laboratoire, puis quatre des principaux laboratoires avec l'outillage qu'ils renferment. Dans l'une des vitrines attenant aux appareils exposés, on peut voir une collection des microbes pathogènes les mieux étudiés, des microbes chromogènes, aux nuances parfois très vives, et quelques bactéries vulgaires de l'air et des eaux.

Mais, nous le répétons en terminant, l'intérêt de cette exposition spéciale ne réside pas dans le luxe d'instruments resplendissants, sortis récemment des ateliers des constructeurs, mais dans les petits appareils commodes, utilisés journellement, créés dans le but de faciliter, simplifier et accélérer les analyses microbiologiques ; pour apprécier les services qu'ils peuvent rendre, il faut, évidemment, posséder déjà des notions assez étendues en bactériologie.

Service chimique. — Le service chimique de l'observatoire de Montsouris, dirigé depuis vingt-huit ans par M. Albert Lévy, est chargé de l'étude des eaux, de l'air et du sol de Paris et de la banlieue parisienne.

Ce service placé de 1872 à 1887, comme l'observatoire tout entier, sous l'autorité de l'État, est devenu depuis 1887 un service municipal rattaché d'abord, au point de vue administratif, à la direction des travaux de Paris, et depuis 1892 à la direction des affaires municipales.

L'exposition du service chimique de l'observatoire municipal est nettement séparée en trois divisions correspondant aux divisions mêmes du travail dont il est chargé : analyse des eaux, analyse de l'air, analyse des gaz du sol.

Analyse des eaux. — L'étude des eaux, qui constitue le travail le plus important du laboratoire, comprend l'analyse :

a. Des eaux de sources destinées à l'alimentation parisienne (Vanne, Dhuis, Avre, Loing), puisées aux sources mêmes, le long des aqueducs d'amenée, aux réservoirs parisiens, et enfin en différents points de la canalisation : fontaines publiques, établissements communaux, maisons particulières ;

b. Des eaux de rivières (Seine, Marne, Oise, Ourcq) distribuées dans Paris ou dans le département de la Seine ;

c. Des différentes eaux de sources ou de rivières que la ville de Paris songerait à capter pour augmenter la quantité d'eau distribuée dans Paris (études actuelles sur le Loing et le Lunain, sur les sources de l'Eure, etc.) ;

d. Des eaux des puits parisiens, en vue d'établir les variations de composition chimique de la nappe souterraine ;

e. Des eaux météoriques : pluie, neige, grêle, brouillard, rosée ; ces études intéressant tout à la fois le météorologiste, l'hygiéniste et l'agriculteur.

A ces recherches s'ajoutent les suivantes qui concernent le département de la Seine tout entier :

a. Étude systématique de la Seine tout le long de son parcours, depuis le confluent de l'Yonne jusqu'à Rouen et même jusqu'à son embouchure, dans le but de déterminer le degré de pollution du fleuve et d'indiquer les causes permanentes ou accidentelles de cette pollution ;

b. Étude des eaux d'égout (collecteurs de Créteil, d'Asnières, de Saint-Ouen, d'Achères) et des eaux de drainage des terrains irrigués en eaux d'égout, soit en amont, soit en aval de Paris ;

c. Étude de la nappe souterraine en amont et en aval de Paris ;

d. Étude spéciale des eaux que la compagnie générale distribue dans la banlieue parisienne ;

e. Étude des différents procédés de filtration et de purification des eaux (filtres, appareils à vapeur, appareils ozoniseurs) ;

f. Étude des divers désinfectants proposés à la préfecture de la Seine.

La plus grande partie des appareils dont se servent journellement les chimistes du laboratoire sont représentés dans cette exposition ; c'est ainsi qu'on peut voir :

Le nécessaire hydrotimétrique servant à déterminer le degré hydrotimétrique des eaux ;

Les appareils de dosage de la matière organique dissoute (procédé de M. Albert Lévy);

Le nécessaire et la pipette oxymétrique pour le dosage de l'oxygène dissous dans les eaux (procédé de M. Albert Lévy);

Les appareils employés pour le dosage volumétrique de l'acide sulfurique des sulfates (procédé de M. Molinié) ainsi que ceux nécessaires à la détermination des nitrates et des nitrites;

Une pompe à mercure de M. Henriet, permettant l'extraction des gaz dissous dans l'eau et présentant cette particularité qu'elle n'est munie d'aucun robinet, ce qui évite toute chance de fuites;

Une balance de précision au dixième de milligramme, pour la pesée des divers précipités obtenus en vue de rechercher la quantité de certains éléments des eaux, etc.

A ces appareils, on peut ajouter le petit instrument de M. Michel Franck, servant au prélèvement des eaux à diverses profondeurs, dans la pipette même qui servira au dosage de l'oxygène; enfin, les boîtes qui servent au transport des échantillons d'eaux et qui contiennent un certain nombre de flacons de 3 litres bouchés à l'émeri.

Le prélèvement des échantillons devant être effectué dans des conditions bien déterminées pour assurer aux analyses toute la valeur qu'elles doivent avoir, des instructions détaillées ont été rédigées à ce sujet et figurent à l'Exposition à côté des diverses publications du service.

Nous signalerons d'une manière toute particulière le fluoroscope, modifié par MM. Marboutin et Molinié, et qui permet de déceler dans une eau des traces de fluorescéine, un dix-milliardième, c'est-à-dire un décigramme de cette matière colorante dans 1,000 mètres cubes d'eau.

A l'aide de cet instrument on peut, sans inquiéter les populations, déterminer les communications qui peuvent exister entre des sources et les nappes souterraines, entre les eaux souterraines et les eaux superficielles; on peut, par une méthode qui est aujourd'hui parfaitement établie, mesurer la vitesse des cours d'eau souterrains. Cette méthode est aujourd'hui appliquée dans la vallée de l'Avre et dans la vallée de la Vanne : on peut, à l'endroit où se perd une rivière (bétoire, prairie absorbante), verser un poids très faible de fluorescéine, noter les points d'apparition du liquide coloré aux sources et dans la nappe souterraine, noter les heures d'apparition, l'intensité et la durée de la coloration, dresser en un mot le plan de la circulation souterraine des eaux alimentant les sources.

Analyse de l'air. — L'analyse de l'air comprend l'étude chimique de l'atmosphère parisienne, en divers points, aux différentes altitudes, dans l'intérieur des habitations : écoles, hôpitaux, mairies, cimetières, théâtres et, d'une manière générale, dans les lieux où se trouvent rassemblées un grand nombre de personnes. Elle comprend également l'analyse des fumées et des gaz dégagés par les égouts, les usines, les fosses d'aisances, etc.

A côté de ces recherches, le service chimique est encore appelé à perfectionner les diverses méthodes d'investigation relatives à l'étude des eaux, de l'air et du sol; à déterminer, parmi les diverses substances qu'on rencontre dans l'atmosphère, celles qui sont inoffensives, utiles ou nuisibles.

Les variations de l'acide carbonique, de l'ozone et de l'ammoniaque sont nettement représentées sur un graphique spécial qui figure à l'Exposition.

Les appareils servant aux analyses de l'air sont nombreux et quelques-uns fonctionnent même sous les yeux du public.

Tout d'abord, on remarque le basculeur à mercure de M. Pécoul, mû par une turbine à eau qui aspire l'air extérieur dans des tubes de verre contenant de la potasse caustique. Cet air barbote bulle à bulle dans cette liqueur à laquelle il cède son acide carbonique. Un titrage ultérieur permet de doser la quantité de ce gaz. Le volume d'air analysé est mesuré au moyen de compteurs à entraînement magnétique où l'air est refoulé directement par le basculeur.

Afin de pouvoir effectuer des analyses d'une façon ininterrompue et de connaître la teneur de l'air en acide carbonique le jour, la nuit et jour et nuit à la fois, on emploie la pendule à distribution d'eau automatique de M. Marboutin, grâce à laquelle l'eau servant à actionner des trompes d'aspiration est envoyée durant toute la journée dans des appareils fonctionnant le jour, tandis que le soir cette communication est rompue et l'eau envoyée dans les appareils fonctionnant la nuit.

On voit également les appareils destinés au dosage de l'ammoniaque et de l'ozone atmosphérique constitués essentiellement par des barboteurs dans lesquels des trompes à eau aspirent l'air venant du dehors.

Enfin, il convient de mentionner l'aspirateur en cuivre de 128 litres servant également au dosage de l'acide carbonique et en usage à l'annexe Est de l'Hôtel de Ville.

Gaz du sol. — Les analyses des gaz occlus dans le sol s'exécutent d'une façon analogue aux précédentes, mais il faut des instruments spéciaux pour le puisage de l'air. Ces instruments comprennent : une sonde, un tube de fer qu'on peut enfoncer à diverses profondeurs et qui est relié avec une pompe Golaz; celle-ci, aspirante et foulante, aspire l'air dans le sol et le comprime dans des récipients de tôle sous une pression pouvant aller jusqu'à 7 atmosphères. L'air est ensuite extrait de ces récipients par sa seule force expansive et envoyé, au moyen d'un distributeur, dans plusieurs tubes absorbants qui fonctionnent devant le public.

Afin de pouvoir, dans les milieux confinés, exécuter rapidement et avec un matériel restreint de nombreux dosages d'acide carbonique, M. Henriet a fait construire des ballons spéciaux à fermeture hermétique, dans lesquels on fait un vide parfait et que l'on remplit dans l'atmosphère que l'on veut étudier. Une méthode spéciale de dosage permet d'obtenir la teneur de l'acide carbonique contenu dans l'air avec une exactitude très grande. Ces appareils figurent à l'Exposition dans une boîte qui permet leur facile transport.

Le résumé des recherches entreprises depuis vingt-huit ans à l'observatoire de Montsouris est figuré par un grand nombre de graphiques donnant les variations hebdomadaires, mensuelles ou annuelles de la composition chimique des sources qui alimentent Paris; de la Seine depuis le confluent de l'Yonne jusqu'à son embouchure; des eaux de rivières qui sont épurées en amont de Paris (à Choisy-le-Roi, à Neuilly-sur-Marne, à Nogent-sur-Marne, à Saint-Maur, à Ivry) et fournies à la consommation. Pour résumer ces recherches, il ne faudrait rien moins qu'un de ces annuaires publiés chaque année par l'Observatoire. Nous dirons seulement que Montsouris seul a pu, sans interruption, durant près de trente années, analyser chaque jour les eaux météoriques tombées à Paris (pluies, brouillards, gelées blanches, rosées, etc.). Ces analyses, qui donnent la quantité de pluie tombée à Paris, la composition chimique de cette eau de pluie, ont été obtenues sous la même direction, par un même chimiste, en suivant toujours la même méthode.

L'exposition du service chimique comprend encore diverses vues des laboratoires installés à Montsouris. Enfin, dans une vitrine, ont été placées les publications du service : annuaires de Montsouris depuis 1872 jusqu'à 1900; annuaires de statistiques de la Ville de Paris; tableaux hebdomadaires publiés dans le *Bulletin municipal officiel* de la Ville de Paris.

Parmi ces publications, nous signalerons d'une manière toute spéciale le mémoire de M. Albert Lévy, indiquant, avec tous les détails nécessaires, les méthodes d'analyse suivies à Montsouris. Ce mémoire sera utilement consulté par les membres du congrès d'hygiène qui ont demandé qu'à l'avenir les différents laboratoires opérassent d'une manière identique. Ce serait un grand honneur pour l'Observatoire que d'avoir préparé l'unification des méthodes d'analyse de l'étude spéciale des eaux et des gaz de l'atmosphère.

Depuis 1889, le service chimique a pris une extension considérable. A cette époque, outre le directeur du service, le personnel ne comportait que deux chimistes adjoints. Aujourd'hui, le personnel placé sous les ordres du chef de service comprend un sous-chef et neuf chimistes.

Cet accroissement de personnel a été nécessité par le nombre chaque jour croissant des travaux dont est chargé le service. En effet, en 1889, le service chimique ne comprenait que l'étude chimique des eaux de sources, de rivières, de drainage et d'égout, ainsi que l'analyse de l'air atmosphérique.

En 1900, les mêmes études sont continuées, mais sur une plus vaste échelle et les analyses plus complètes sont devenues bien plus nombreuses. De plus, aux travaux de 1889 sont venus s'ajouter : 1° l'étude des eaux que la Ville de Paris songerait à capter (Loing, Lunain, sources de l'Eure, etc.); 2° l'étude de la nappe souterraine de Paris; 3° l'étude trimestrielle de la Seine depuis le confluent de l'Yonne jusqu'à son embouchure, étude qui a permis de reconnaître les différentes causes de pollution du fleuve (usines en amont de Paris, traversée de Paris, déversement des eaux d'égout dans la Seine entre le pont d'Asnières et le pont de Saint-Ouen) et qui a permis de constater la purification relative des eaux depuis que les égouts ont cessé de souiller le fleuve, purification qui sera plus complète quand les boues amoncelées dans le lit de la Seine auront disparu; 4° l'étude de la nappe souterraine en amont et en aval de Paris; 5° l'étude des eaux que la Compagnie générale distribue dans la banlieue; 6° l'étude des divers procédés de filtration et d'épuration des eaux; 7° l'étude des gaz du sol et de l'air confiné dans les habitations.

Le service chimique de l'observatoire de Montsouris a fait, depuis 1889, d'immenses progrès aussi bien scientifiquement que pratiquement; car les méthodes d'analyse ont été considérablement améliorées, ainsi que les divers instruments de laboratoire, et c'est grâce à ces perfectionnements incessants qu'il a pu fournir, malgré son personnel restreint, l'immense somme de travail qui lui a été demandée.

Service météorologique. — L'exposition du Service météorologique comporte principalement des diagrammes et graphiques d'observations.

Les deux principaux, qui représentent par mois et par saisons toutes les observations faites à Paris pendant cent ans, constituent une véritable histoire de la météorologie; l'examen des courbes permet de suivre, dans leur enchaînement et leurs accidents inattendus, les phénomènes atmosphériques qui se sont manifestés à Paris au cours du siècle; pour quelques-uns, les liens de périodicité apparaissent assez nettement.

L'étude d'un document de cette nature sera certainement d'un grand profit pour la science.

Sur un autre graphique, d'échelle amplifiée, on a rapproché, pendant quinze années, la courbe des variations météorologiques de celles des décès dus à quelques maladies paraissant influencées par l'état de l'atmosphère : là encore l'examen des graphiques fera ressortir certains rapports.

Il convient de signaler encore, parmi les graphiques exposés, l'atlas météorologique en cours d'exécution. Cet atlas, qui constitue une reproduction fidèle des registres en usage à l'Observatoire, comprend déjà douze années (1887-1898). Il présente, sous une forme claire aux yeux et propice aux recherches, la marche de tous les phénomènes qui se sont produits pendant cette période dans le ciel de Paris.

L'emplacement attribué à l'Exposition au service météerologique n'a pas permis de faire fonctionner dans des conditions satisfaisantes une station modèle, comme cela avait été fait en 1878 et 1889; néanmoins, un certain nombre de vues photographiques permettent aux visiteurs de se rendre compte de l'installation du service.

Deux vues représentent le sommet de la tour Saint-Jacques; sur l'une d'elles on peut voir, sous l'abri-type, les thermomètres, psychromètres et enregistreurs de la température, l'humidité et l'évaporation.

L'autre est, en quelque sorte, une vue d'ensemble des appareils servant à la mesure de la lumière et à la constatation de la direction et de la vitesse du vent.

Deux vues prises dans la salle des instruments de la tour Saint-Jacques montrent l'enregistrement de la pression barométrique et des vents. Enfin une photographie reproduit la station installée dans le square Saint-Jacques, où les observations sont faites comparativement avec celles du sommet du monument.

Les vues de l'établissement principal à Montsouris représentent la salle des instruments et l'aspect général des appareils placés dans le parc.

Le programme des travaux du service météorologique est ainsi établi :

1° L'observation directe des instruments de physique du globe, installés soit à Montsouris, soit à la tour Saint-Jacques; le contrôle et le relevé des courbes tracées par les instruments enregistreurs et la discussion des résultats obtenus au point de vue de la météorologie pure;

2° L'étude de l'électricité atmosphérique;

3° Les observations de météorologie courante, c'est-à-dire celles touchant à la pression barométrique, la température de l'air, du sol et des eaux, la pluie, l'évaporation, la direction et la vitesse des vents, les nuages;

4° L'étude des fumées et de leurs influences sur les phénomènes atmosphériques;

5° L'étude des variations thermiques au-dessus des différents sols;

6° La répartition de la pluie et des orages à Paris et dans le département de la Seine; dans ce but, les directeurs d'écoles communales et les brigades de gendarmerie du département transmettent chaque jour à l'observatoire municipal un état signalétique des phénomènes météorologiques observés dans chaque commune;

7° Les études climatologiques sur les terrains d'irrigation; les déterminations physiques de l'atmosphère des égouts;

8° Les applications pratiques des données ainsi recueillies. Pour cela, l'Observatoire communique chaque matin, par voie téléphonique ou télégraphique, des avis du temps aux services publics intéressés.

Les avis du temps, téléphonés chaque matin, sont actuellement au nombre de trente, comprenant :

Les abattoirs de la Villette et de Vaugirard, les Halles centrales, le service de la navigation de la Seine et des canaux, les entrepôts de Bercy et Saint-Bernard, les portes d'octroi de la Chapelle et de la porte Maillot, les mairies de banlieue, etc.

En dehors de ces transmissions d'avis et des documents demandés par les services techniques administratifs d'une façon continue, les données recueillies par le Service météorologique de l'Observatoire municipal sont très fréquemment consultées pour élucider certains points douteux, notamment à l'occasion des contestations juridiques.

Il est utile quelquefois de préciser le degré de clarté ou d'obscurité du ciel à un moment déterminé, d'indiquer à quelle heure une pluie ou un orage a pu se produire; pour des travaux publics, il devient important de savoir si le sol était sec ou détrempé, s'il est tombé de la neige, quand et dans quelles conditions. Les architectes et les ingénieurs ont besoin de connaître les directions dominantes du vent et les efforts que les bourrasques peuvent exercer sur les constructions à édifier.

Il y a lieu de déterminer des températures d'air en vue d'assurer le chauffage de certains établissements. Les observations sur la température du sol ont permis de fixer à quelle profondeur doivent être placés des tuyaux pour les soustraire à l'action de la gelée.

En ces derniers temps, les mesures actinométriques ont trouvé une application industrielle fort importante; il s'agit de la résistance des étoffes teintes à la lumière naturelle.

Par suite des résultats obtenus, la solidité des couleurs, évaluée arbitrairement jusqu'à présent, pourra sans doute, dans un avenir prochain, être mesurée d'une façon rigoureusement scientifique.

Pour les industries de l'alimentation elles-mêmes, la connaissance de l'état de l'atmosphère est nécessaire.

Enfin, dans bien des cas, les hygiénistes, les médecins, les agriculteurs et même nombre d'industriels tirent un parti avantageux des travaux du service météorologique.

Les travaux du service sont publiés régulièrement dans les recueils suivants :

1° *Bulletin quotidien*. — Ce bulletin autographié, créé en 1895, est distribué maintenant (70 exemplaires par jour) aux services techniques administratifs; un exemplaire de ce bulletin est affiché chaque jour à l'Exposition, par les soins du service;

2° Le *Bulletin municipal officiel*, depuis 1896, publie chaque semaine (le jeudi) un résumé de la situation météorologique dans la région de Paris pendant la semaine;

3° Le *Bulletin hebdomadaire de statististique municipale* publie, depuis 1880, des tableaux, des observations, faites chaque jour à Montsouris, augmentées, depuis 1896, de celles faites à la tour Saint-Jacques. Ce bulletin peut être consulté sur la table des publications à l'Exposition;

4° Le *Bulletin mensuel de statistique* contient, depuis 1885, les résumés mensuels de Montsouris, et depuis 1886 ceux de la tour Saint-Jacques;

5° L'*Annuaire de Montsouris* donne chaque année, depuis 1873, un exposé complet des recherches poursuivies par l'observatoire. La collection de cet annuaire figure à l'Exposition dans le service chimique;

6° Les *Annales du bureau central météorologique* insèrent chaque année, depuis 1893, les observations de la tour Saint-Jacques et, depuis 1895, celles de Montsouris;

7° L'*Annuaire de statistique de la Ville de Paris* résume chaque année, depuis 1880, les observations faites à Montsouris.

Le service météorologique est chargé de l'organisation et de la surveillance des stations urbaines installées, suivant les besoins, dans les différents quartiers de la ville et de la banlieue, de la discussion des résultats obtenus et de leur insertion aux recueils statistiques de la Ville.

Les stations suburbaines, dont le nombre augmente chaque jour, relèvent, soit de l'administration municipale, soit de l'État, soit des services particuliers. Ces stations correspondantes sont :

1° *Municipales ou départementales*. — Asnières, Auteuil-Sainte-Périne, Bagneux-cimetière, Belleville-cimetière, Bercy-entrepôt, Boulogne-fleuriste, le Bourget, Brévanneshospice, Buttes-Chaumont, Épinay, Fresnes-prisons, hôpital Saint-Louis, Ivry-hospice, Joinville-le-Pont, Ménilmontant, Montesson (école Lepeltier), Montmartre-réservoir, Nanterre (maison), Panthéon-réservoir, Pantin-cimetière, Passy-réservoir, Petit-Bicêtre, Saint-Cloud, Saint-Denis-école, Saint-Mandé-école d'arboriculture, Saint-Ouen-cimetière, Saint-Victor-réservoir, Vaucluse-asile, Vaugirard-abattoir, Ville-Évrard-asile, Villejuif-asile, la Villette-dépotoir, Villepreux-École Le Nôtre;

2° *Appartenant à l'État.* — Bureau central météorologique (Champ de Mars), Chalais-Meudon, Muséum, parc Saint-Maur, Saint-Cyr-l'École, Vincennes-hôpital militaire;

3° *Stations particulières.* — Achères, Boulogne-réservoir, Châtillon, Choisy-le-Roi, Fontenay-aux-Roses, Jardin d'acclimatation, Juvisy-Montreuil, Nogent-sur-Marne, Puteaux, Trappes.

L'emplacement de ces stations est indiqué sur un plan en relief de la région de Paris qui figure dans la section du Service à l'Exposition, et le *Bulletin météorologique* fait connaître au jour le jour les variations atmosphériques constatées dans ces différentes stations.

On peut visiter les observatoires de Montsouris et de la tour Saint-Jacques; il suffit pour cela d'en faire la demande à M. le directeur des affaires municipales.

Service de la statistique municipale de la Ville de Paris. — Le service de statistique municipale expose une série de 140 cartogrammes ou diagrammes relatifs à la population parisienne et, plus spécialement, à ses causes de décès, étudiées par année, par sexe, par âge et par arrondissement.

Deux cartogrammes représentent la distribution par âge et par état civil de la population parisienne d'après le dernier dénombrement (1896). Les enfants sont rares à Paris : cela tient à la faiblesse de la natalité et surtout à ce fait que beaucoup d'enfants à la mamelle (un tiers environ) sont envoyés en nourrice à la campagne. Vers quinze ans, l'immigration des provinciaux commence à se manifester. Les vieillards sont relativement peu nombreux, car beaucoup se retirent à la campagne. Paris est essentiellement une ville d'adultes.

Cinq cartogrammes montrent la fréquence des différents âges dans chacun des arrondissements de Paris. On y voit que c'est surtout dans le centre que les enfants sont rares. Ils sont proportionnellement deux fois plus nombreux dans les arrondissements pauvres de la périphérie. La répartition des adultes et des vieillards est plus uniforme.

Trois diagrammes et un cartogramme sont consacrés à l'étude de la nuptialité. Les diagrammes relatifs à la nuptialité par âge et par état civil montrent qu'à Paris (comme ailleurs) les veufs ont une nuptialité beaucoup plus élevée que les célibataires du même âge. Toutefois, la nuptialité des veufs à Paris est bien moindre qu'elle ne l'est dans le reste de la France et dans la plupart des pays étrangers. La nuptialité des divorcés augmente avec l'âge; jeunes, ils ont une nuptialité intermédiaire entre celle des veufs et célibataires; plus âgés, leur nuptialité dépasse même celle des veufs. Les veuves, au

contraire (en opposition avec ce qui arrive dans la plupart des pays), se marient sensiblement moins que les filles du même âge. Les femmes divorcées ont une nuptialité moindre
que les filles lorsqu'elles sont jeunes et plus élevée à partir de la trente-cinquième année
environ.

La nuptialité est sensiblement plus élevée dans les arrondissements pauvres de la
périphérie que dans les arrondissements riches du centre. La présence de nombreux
domestiques explique en partie au moins cette différence.

Un diagramme est consacré à la différence d'âge des époux dans les différents arrondissements.

On y voit que dans tous les arrondissements l'homme est ordinairement plus âgé que
la femme d'au moins dix ans. Les mariages disproportionnés (ceux dans lesquels le
mari est plus jeune que sa femme et ceux dans lesquels il a dix ans de plus qu'elle) sont
un peu plus fréquents dans les arrondissements riches que dans les arrondissements
pauvres; ces différences sont d'ailleurs peu considérables.

La natalité est considérablement (presque trois fois) plus élevée dans les arrondissements pauvres que dans les arrondissements riches. On peut dire qu'elle varie proportionnellement au degré de la pauvreté des arrondissements. La même loi se vérifie lorsqu'on ne considère que la natalité légitime; elle se vérifie aussi en ce qui concerne la
natalité illégitime; une série de cartogrammes permettent de l'étudier selon l'âge de la
mère. En ce qui concerne les femmes mariées, elle diminue rapidement avec l'âge; la
natalité illégitime atteint son maximum de vingt-cinq à vingt-neuf ans; elle ne diminue
ensuite que lentement, au point que, après quarante ans, elle dépasse la fécondité
légitime.

La mortinatalité est considérable à Paris. Comme toujours, la mortinatalité illégitime est beaucoup plus élevée dans les arrondissements du centre que dans les arrondissements pauvres de la périphérie; cette règle se vérifie également pour les deux états
civils.

Un diagramme important est consacré à l'étude de la mortinatalité suivant l'âge de la
mère et suivant l'âge du fœtus. Il montre que, en ce qui concerne les femmes mariées,
la mortinatalité est à son minimum entre vingt et vingt-cinq ans; elle augmente ensuite régulièrement avec l'âge de la mère. On n'observe plus la même loi en ce qui concerne les filles-mères; leur mortinatalité qui est élevée, reste à peu près constante jusque
vers quarante ans; puis elle devient subitement énorme.

Cette aggravation de la mortinatalité, selon l'âge de la mère, vient d'une plus grande
fragilité des fœtus à terme, et aussi de celle des fœtus très jeunes (o à 4 mois). La mortinatalité des fœtus de 5, 6 et 7 mois augmente beaucoup moins.

Deux diagrammes sont consacrés à l'étude de la mortinatalité pendant et après les
deux sièges de Paris. On y voit qu'elle est considérablement élevée à la fin du siège, ce
qui tient évidemment aux privations que s'est alors imposées la population parisienne.
Elle a ensuite diminué au point d'être moindre qu'en temps normal comme si tous les
fœtus débiles avaient été tués par les malheurs de la guerre. Neuf mois après la période

du siège, on voit la natalité diminuer considérablement, et en même temps la morti-natalité augmenter beaucoup et dépasser même ce qu'elle avait été à la fin du siège. Ainsi les enfants conçus pendant le siège ont pu arriver à terme et c'est alors seulement qu'un certain nombre d'entre eux ont péri. Un autre diagramme étudie la marche du phénomène suivant l'âge des fœtus.

Un diagramme et six cartogrammes sont consacrés à l'étude de la mortalité par âge. On y voit qu'à Paris (comme ailleurs) la mortalité des jeunes enfants est tellement considérable qu'un enfant nouveau-né a plus de chances de mourir dans l'année qu'un vieillard de quatre-vingts ans. On y voit aussi qu'à Paris, les hommes ont à tous les âges, y compris la première enfance, une mortalité plus élevée que les femmes.

Cette grande mortalité des enfants atteint surtout les arrondissements pauvres sans qu'il y ait pourtant proportion rigoureuse entre la mortalité et le degré de pauvreté; par exemple le xviii⁰ (Montmartre) présente de o à 1 an une mortalité plus forte que le ii⁰ (Bourse), le iii⁰ (Temple), qui sont des arrondissements très aisés. Les arrondissements riches (le viii⁰, le xvi⁰, etc.) présentent une mortalité très faible.

La mortalité des enfants de 1 à 4 ans et celle des adultes se proportionne plus rigoureusement au degré de pauvreté des différents arrondissements. Celle des vieillards n'est pas dans le même cas : le xx⁰ (Ménilmontant), quoique très pauvre, perd peu de vieillards. A tous les âges, les arrondissements très riches sont favorisés.

Un diagramme montre la part que prend chaque cause de mort à la mortalité générale. On est, à première vue, frappé par l'énorme prépondérance de la phtisie (423 décès annuels pour 100,000 habitants), qui, à elle seule, cause plus du cinquième du nombre des décès. Les autres maladies tuberculeuses sont incomparablement moins redoutables; la méningite tuberculeuse, qui est de beaucoup la plus fréquente, ne cause que 33 décès pour 100,000 habitants. (En outre, 68 décès dus à la méningite simple, souvent confondue avec la méningite tuberculeuse); les autres tuberculoses causent également 33 décès annuels pour 100,000 habitants.

Les causes de mort les plus répandues sont ensuite : la diarrhée infantile (153), les maladies organiques du cœur (127), la pneumomie (123), et les autres maladies inflammatoires de l'appareil respiratoire (broncho-pneumonie, 82; bronchite aiguë, 57; bronchite chronique, 78, etc.); le cancer, 99; l'apoplexie cérébrale, 99, etc.

Ces maladies et d'autres encore ont été étudiées dans une série de 100 cartogramme et diagrammes dont il nous reste à parler. En règle générale, chaque maladie donne lieu à trois graphiques : l'un où la fréquence de la maladie étudiée est représentée année par année depuis 1865 lorsque cela est possible, ou tout au moins depuis 1880 ou 1886; un cartogramme où la fréquence de la maladie est représentée par arrondissement, et un diagramme enfin, où elle est représentée par âge et par sexe. Dans ce dernier diagramme est aussi représentée la population parisienne par âge et par sexe, de façon que l'on puisse, au simple aspect du diagramme, avoir une idée du nombre absolu des décès de chaque catégorie. Ce mode de représentation a été imaginé par le service de statistique; il constitue une nouveauté.

La fièvre typhoïde présente son maximum de fréquence entre quinze et vingt-cinq ans; c'est là une notion classique qui se trouve confirmée par notre diagramme; cependant sa réceptivité est loin d'être négligeable dans les âges plus avancés de la vie et même dans la vieillesse; ce second enseignement de notre diagramme, qui représente à la fois les nombres absolus et les nombres relatifs, explique cette contradiction : en effet, le nombre absolu des décès par fièvre typhoïde entre soixante et soixante-cinq ans par exemple, est très peu élevé (il s'élève seulement à 6 décès annuels), tandis qu'il y a annuellement 163 décès de vingt à vingt-cinq ans, soit 27 fois plus; mais comme le nombre des Parisiens de cet âge est très considérable (81,179 en 1896), le rapport des deux chiffres n'est pas négligeable (7 décès pour 100,000 habitants).

Les hommes à Paris sont, à tous les âges, beaucoup plus exposés que les femmes à mourir de fièvre typhoïde.

Cette maladie a considérablement diminué de fréquence depuis vingt ans. De 1865 à 1882, on peut dire qu'elle avait beaucoup augmenté de fréquence (65 décès annuels pour 100,000 habitants en 1865; 92 en 1880 et 143 en 1882, année d'épidémie). Depuis cette époque, elle a baissé progressivement au point de descendre à 10 pendant les quatre années 1895-1898. L'année 1899 a été un peu moins favorable (31).

Cette maladie est particulièrement rare dans le Nord et l'Ouest de Paris (xvie, xviie, xviiie, viiie et ixe arrondissements). L'arrondissement très pauvre de Ménilmontant jouit à ce sujet d'un privilège remarquable qui ne s'est jamais démenti depuis 1865. Le centre de Paris, et spécialement la rive gauche, sont moins favorisés; l'arrondissement essentiellement militaire du Palais-Bourbon est spécialement frappé.

La variole a été qualifiée d'indisciplinée parce que, si la vaccine n'est pas constamment et méthodiquement pratiquée, elle est sujette à produire subitement et inopinément de terribles épidémies. L'année 1878, et plus récemment l'année 1880, en présentent d'effroyables exemples. Depuis cette époque, et notamment depuis 1895, cette maladie est presque absente de Paris, et on pourrait dire qu'elle ne compte plus, si l'on ne savait que (faute de vaccinations et revaccinations fréquentes) elle est sujette à d'épouvantables réveils.

La rougeole présente une diminution bien moindre que les autres maladies zymotiques. Elle n'est pas encore mise au nombre des maladies dont la déclaration est rendue obligatoire par la loi de 1892[1], ce qui rend difficile de la combattre avec efficacité. Cette fièvre, qui avait été exceptionnellement meurtrière de 1884 à 1890, a cependant diminué de fréquence; elle présente à peu près le degré de fréquence qu'elle avait avant cette période fatale. Elle est beaucoup plus répandue dans les arrondissements pauvres des Buttes-Chaumont, de Ménilmontant, des Gobelins, que dans les arrondissements riches ou aisés. Comme presque toutes les maladies propres à l'enfance, elle est plus fréquente chez les garçons que chez les filles.

La scarlatine, si redoutable en Angleterre, a toujours été rare à Paris.

---

[1] Il est très probable qu'elle le sera avant peu.

La coqueluche cause beaucoup plus de décès. Contrairement à la règle formulée plus haut, elle cause sensiblement plus de décès parmi les filles que parmi les garçons. Naturellement, elle est plus fréquente dans la périphérie que dans le centre.

La diphtérie, aujourd'hui, ne cause pas plus de décès que la coqueluche. Cette maladie avait été en augmentant de fréquence de 1865 à 1882, où elle causa 100 décès pour 100,000 habitants. Depuis cette époque, jusqu'en 1894, elle alla en diminuant assez régulièrement au point de ne plus causer que 41 décès pour 100,000 habitants. L'année suivante, ce chiffre s'abaissait brusquement à 17 ; c'est alors que se répandit l'admirable traitement sérothérapique ; en 1899, ce chiffre n'était plus que de 13.

La phtisie pulmonaire, qui s'est maintenue à peu près constante depuis 1865 jusqu'en 1880, paraît en voie de diminution depuis quelques années. Les années 1889 et 1890 présentent pourtant une légère augmentation (causée par l'épidémie de grippe) ; les années suivantes sont normales ; depuis 1894, les chiffres sont inférieurs à la moyenne des années précédentes.

Les hommes sont deux fois plus frappés par la phtisie que ne le sont les femmes ; ce phénomène s'observe dans d'autres grandes villes ; peut-être est-il permis de le rattacher à l'alcoolisme.

L'âge d'élection de la phtisie est l'âge adulte (notamment trente-cinq et quarante ans), ce qui est classique ; toutefois, la réceptivité de la maladie dans l'âge plus avancé et même dans la vieillesse reste considérable. On doit présenter pour la phtisie une observation analogue à celle que nous avons formulée pour la fièvre typhoïde.

La phtisie est beaucoup plus répandue (deux ou trois fois plus) dans l'Est de la ville et dans sa périphérie que dans sa moitié occidentale.

Un diagramme montre la fréquence de la tuberculose chez les hommes et chez les femmes.

On peut dire qu'à côté de la tuberculose pulmonaire, les autres formes de la tuberculose ne comptent pour ainsi dire pas. Toutes sont plus fréquentes chez les hommes que chez les femmes.

La méningite tuberculeuse se répartit entre les différents arrondissements exactement comme la phtisie (sauf une exception qui concerne le iiie arrondissement), la périphérie et l'est étant beaucoup plus frappés que la moitié occidentale de la ville ; il en est presque de même de la péritonite tuberculeuse. La méningite simple (que l'on confond aisément avec la méningite tuberculeuse), présente une distribution analogue ; cependant le viie (Palais-Bourbon), le xive (Observatoire), le xve (Vaugirard) et le xixe (Buttes-Chaumont) sont relativement beaucoup moins frappés par la méningite simple que par la phtisie), tandis que la péritonite simple, beaucoup plus fréquente, est répartie tout différemment, et varie, d'ailleurs, assez peu d'un arrondissement à un autre.

Le cancer a été signalé dans divers pays, et notamment en Angleterre, comme ayant tendance à augmenter de fréquence ; cette tendance existe aussi à Paris, mais elle y est faible, du moins depuis 1880, c'est-à-dire depuis que la statistique est bien faite. Cette maladie est plus fréquente chez les femmes que chez les hommes; un diagramme spécial montre le siège qu'elle affecte chez les deux sexes (cancer de la bouche, de l'estomac, etc., plus rare chez les femmes, etc.).

Le diabète augmente rapidement à Paris. Sa fréquence augmente considérablement avec l'âge; il est beaucoup plus répandu chez les hommes que chez les femmes; il augmente dans tous les arrondissements de Paris, mais spécialement dans les arrondissements riches qui sont de beaucoup les plus frappés, contrairement à ce qui arrive pour la plupart des maladies.

Le diabète, malgré tout, est une cause de mort relativement assez rare.

Les maladies organiques du cœur n'ont pas sensiblement changé de fréquence, du moins depuis 1880, époque de la réorganisation du service de statistique. Ces maladies sont un peu plus fréquentes chez les femmes que chez les hommes jusque vers la cinquantième année; dans les âges plus avancés (où elles sont d'ailleurs plus nombreuses), c'est le contraire. Elles sont particulièrement fréquentes dans le xii°, le xiii°, le xiv°, le xv° et le xx° arrondissement.

La congestion cérébrale ne prend une fréquence appréciable qu'à partir de la cinquantième année. Elle est plus fréquente chez les hommes que chez les femmes; elle paraît diminuer légèrement de fréquence depuis 1880.

L'ataxie locomotrice progressive est une maladie beaucoup plus rare que les précédentes. Elle paraît plus fréquente dans les arrondissements riches (vii°, viii°, ix°, xvi°, xvii° arrondissements; toutefois elle est fréquente aussi dans le xiv° et le xv°. Elle est plus répandue chez les hommes que chez les femmes.

Les maladies des organes de la respiration font l'objet de nombreux graphiques. On y voit que malgré les épidémies de grippe, la bronchite aiguë et la bronchite chronique ont tendance à diminuer de fréquence; la pneumonie et la broncho-pneumonie et la pleurésie présentent une diminution moindre. La congestion pulmonaire est en augmentation. La pleurésie (maladie souvent tuberculeuse) est beaucoup plus fréquente chez les hommes que chez les femmes.

Une importante série de graphiques est consacrée à l'étude de la grippe et notamment à celle de l'épidémie de 1889-1890. On y voit la fréquence des différentes formes affectées par cette maladie. Dans la moitié des cas mortels, elle cause la mort par suite de complications pulmonaires (pneumonie, bronchite, congestion pulmonaire). Elle fait périr un grand nombre de phtisiques, diminue un peu (mais très peu) dans les mois qui suivent l'épidémie. Cette diminution est loin de compenser l'excès de mortalité que la grippe a entraîné parmi les phtisiques. La grippe aggrave beaucoup les maladies chroniques suivantes et double, pour les malades, le danger de mourir immédiatement : diabète, ramollissement cérébral, paralysie générale, maladies organiques du cœur, sénilité. Ces maladies se compliquent souvent d'accidents pulmonaires. Au contraire, elle n'a aucune action sur les maladies suivantes : méningite tuberculeuse, méningite simple, cancer, apoplexie cérébrale; elle n'a aucune action sur les maladies épidémiques banales (variole, rougeole, scarlatine, coqueluche, diphtérie), malgré la fréquence des accidents pulmonaires qui viennent souvent les compliquer. Elle offre peu de danger pour les enfants. Elle devient dangereuse à partir de vingt ans, et double à peu près la mortalité de chaque âge à partir de cet âge. Elle a été, à Paris, deux fois moins dangereuse pour les femmes que pour les hommes. Elle frappe également toutes les classes de la société : riches et pauvres, si inégalement frappés par les autres causes de mort, le sont également par la grippe (ce que montre notamment l'étude de la fréquence des différentes classes d'enterrement). Elle frappe presque également les différentes professions. Toutefois ceux que leur profession expose aux intempéries (maçons, cochers, etc.) sont un peu plus souvent frappés, mais la différence n'est pas grande. Il n'est pas exact de dire que la grippe augmente la fréquence des avortements (du moins après le cinquième mois de gestation) et des naissances prématurées. Neuf mois après l'épidémie de grippe, on a observé une très sensible diminution des naissances.

La diarrhée infantile est en voie de diminution à Paris. Cette maladie, qui est l'une des plus meurtrières, est due à une mauvaise alimentation des enfants; elle augmente considérablement en été, sans doute parce que, pendant la saison chaude, le lait qui leur est servi est plus souvent altéré. Elle est considérablement plus fréquente dans les quartiers pauvres de la périphérie que dans les arrondissements aisés.

La fièvre puerpérale, dont la science moderne permet de protéger à coup sûr les femmes en couches, présente une diminution très sensible mais est encore plus répandue qu'on ne pourrait l'espérer.

Un diagramme montre l'augmentation de la fréquence de l'appendicite dans ces dernières années; des diagrammes consacrés aux maladies qui peuvent être confondues avec elle montrent que ces maladies ne diminuent pas de fréquence et que l'augmentation de l'appendicite est bien un fait réel. Malgré cette augmentation, cette maladie est d'ailleurs une cause de mort extrêmement rare. Elle serait particulièrement fréquente sur la rive droite dans les arrondissements du centre.

La cirrhose du foie est, dans la grande majorité des cas, d'origine alcoolique; aussi frappe-t-elle les hommes beaucoup plus souvent que les femmes. Sa fréquence a considérablement augmenté à Paris. Elle présente une distribution géographique très analogue à celle de la phtisie pulmonaire.

Le mal de Bright est souvent (mais pas toujours, il s'en faut de beaucoup) une conséquence de l'alcoolisme et frappe les hommes beaucoup plus souvent que les femmes. Sa fréquence augmente beaucoup à Paris; sa répartition géographique est d'ailleurs très différente de celle de la cirrhose (elle est rare, par exemple, dans les xixe et xxe arrondissements).

Trois graphiques sont consacrés aux décès attribués à «l'alcoolisme aigu ou chronique». Le plus souvent, les décès dus à ce vice sont attribués à la maladie qui les a immédiatement causés (par exemple à la cirrhose, à la folie, au suicide, etc.). Aussi ces trois graphiques ne peuvent prétendre représenter la totalité des décès dus à l'alcool. Ils montrent que les décès rapportés à l'alcoolisme sans autre indication ne vont pas en augmentant de fréquence, sans qu'on en puisse d'ailleurs tirer de conclusion générale.

En regard des graphiques qui concernent ces trois dernières causes de mort, on a placé un diagramme qui représente année par année, depuis 1865, les quantités d'alcool par tête d'habitant introduites à Paris sous forme d'eau-de-vie, de vin, de bière ou de cidre. L'eau-de-vie présente une augmentation assez sensible (6 lit. 3 d'alcool absolu par tête d'habitant en 1864 et pendant les années suivantes, et 7 litres pendant les dernières années jusqu'en 1887; il est probable que l'augmentation présentée pour 1898, 8 lit. 5, est artificielle et provient de ce que les taxes d'octroi devaient être prochainement augmentées), mais moindre qu'on ne le dit souvent, et moindre que ne l'aurait laissé supposer l'augmentation de la cirrhose et de la néphrite chronique, pour ne parler que de ces maladies. Il n'y a, d'ailleurs, aucune contradiction à admettre que la consommation de l'alcool à Paris ne s'est pas beaucoup accrue, mais que ceux qui font abus de cette liqueur sont plus nombreux. C'est ce qu'indiquent nos chiffres. Pour se l'expliquer, il suffit de supposer que le nombre de ceux qui s'en abstiennent presque entièrement présente une augmentation à peu près correspondante.

Telle est, dans son ensemble, l'exposition du service de la statistique municipale. Elle est l'illustration de la nomenclature des causes de décès adoptée par la ville de Paris en 1865 et améliorée en 1874, en 1880, et, en dernier lieu, en 1886. Cette nomenclature a été recommandée, afin de rendre possibles les comparaisons internationales par l'Institut international de statistique. Elle a été adoptée par toutes les administrations statistiques de l'Amérique du Nord, par un grand nombre de celles de l'Amérique du Sud et par un certain nombre de celles de l'Europe, pour être mise en usage à partir de 1901.

La VILLE DE REIMS, en un siècle, a augmenté de 75,000 âmes; mais cette augmentation n'est due que pour une faible partie, le sixième seulement, au croît physiologique. En un siècle, il n'y a eu que 10,500 naissances de plus que le nombre des décès et, depuis cinq à six ans, le nombre de naissances compense à peine celui des décès.

La mortalité totale qui était de 27.82 en 1880-1889 s'est abaissée à 24.81 en 1890-1899; la mortalité zymotique a, pendant ces périodes, diminué de 5.05 à 3.53.

Reims, ville très ancienne, encore enserrée, il y a quarante ans, dans une muraille de pierres, composée d'un dédale de petites rues et de maisons basses, avec une voirie rudimentaire, avec une population ouvrière nombreuse, a toujours eu une mortalité élevée et surtout une mortalité infantile considérable.

Depuis 1875 surtout, les municipalités ont cherché à combattre ce taux si élevé de la mortalité (32 p. 1000) et de grands travaux d'hygiène publique ont été exécutés : captation d'une eau d'excellente qualité, extension des canalisations, agrandissement du réseau des égouts, construction d'égouts à grande section et absolument étanches, éloignement de la Vesle de toutes les eaux usées et épuration naturelle des eaux d'égouts sur les terrains communaux de Boslinx; création du bureau d'hygiène avec les rouages nécessaires au fonctionnement d'une grande ville, etc.

La cité s'est imposé d'immenses sacrifices. La municipalité a été aidée par les efforts de sociétés privées (Société protectrice de l'enfance, extension des sociétés de secours mutuels, Asile de nuit, etc.). Elle en a été récompensée, puisque, de 32 p. 1000 avant 1875, la mortalité est descendue, pour la dernière période quinquennale 1895-1899, à 23.5. C'est encore une moyenne trop élevée. Il y a lieu de croire que, le jour où le tout-à-l'égout sera appliqué, ce chiffre diminuera sensiblement.

Le Bureau d'hygiène de Reims a été fondé le 1er avril 1882, le troisième en France, à l'instigation de M. le Dr Henrot, maire, et organisé par M. le Dr Langlet. En même temps fut créé un laboratoire d'analyses. En 1885, on réorganisa le service sanitaire-vétérinaire, et en 1897 fut créé le laboratoire de bactériologie.

Les attributions du bureau d'hygiène sont les suivantes :

Statistique démographique; — prophylaxie des maladies contagieuses : vaccinations, enquêtes sanitaires, désinfections, transport des malades; — casier sanitaire; — inspection des écoles; — application de la loi sur la protection des enfants du premier âge; — logements insalubres; — fosses d'aisances et épandages; — établissements classés; — surveillance des denrées alimentaires; — service des épizooties.

Le personnel comprend, au bureau proprement dit : un directeur, un chef de bureau, deux inspecteurs de salubrité, deux désinfecteurs, deux employés; huit médecins, chargés de la constatation des décès et qui font, en outre, deux fois par mois la visite des écoles. Le laboratoire d'analyses a un directeur et deux aides; celui de la bactériologie, un directeur et un aide, et le service d'inspection vétérinaire compte un directeur et deux inspecteurs des comestibles.

Une fois par semaine, pendant cinq mois, un service de vaccination gratuite est fait à l'Hôtel de Ville par le chef de bureau; de plus, on vaccine tous les ans tous les enfants des écoles primaires communales.

Des enquêtes sanitaires sont faites à propos de chaque cas de maladie contagieuse signalée. Des mesures d'isolement et de transport au pavillon d'isolement de l'Hôtel-Dieu sont prises autant que possible. La désinfection est faite d'office après tous les cas de fièvre typhoïde, diphtérie, scarlatine, diarrhée cholériforme. Elle est faite sur demande pour les cas de rougeole, de coqueluche, de diarrhée infantile. La désinfection pour tuberculose est actuellement très demandée après décès.

Les désinfections sont, la plupart du temps, faites gratuitement. Le nombre des désinfections dépasse actuellement un millier par an.

Le plus grand nombre d'opérations se compose : 1° d'un lavage de la chambre contaminée et d'une pulvérisation au sublimé; 2° du passage des literies et linges à l'étuve. On n'emploie plus que rarement le soufre; on commence à utiliser le formol.

Les principales opérations du laboratoire d'analyses sont faites sur les eaux, le lait et le vin. Au laboratoire de bactériologie, le plus grand nombre de recherches sont pratiquées pour la diphtérie, la tuberculose et pour la fièvre typhoïde ; les analyses demandées par les communes ou par le Bureau d'hygiène sont surtout des analyses d'eaux de sources.

Amiens, Saint-Étienne, Boulogne-sur-Mer montrent simplement le fonctionnement et les travaux de leurs bureaux municipaux d'hygiène.

Bureau d'hygiène de Saint-Nicolas (Waes, Belgique), ville de 30,000 âmes. — Le service d'hygiène de cette ville a été fondé un 1890. Le laboratoire créé en mai 1890, l'abattoir en mai 1892 ; la stérilisation des viandes en décembre 1895 ; la désinfection en octobre 1896.

Le personnel technique se compose d'un ingénieur directeur, d'un médecin-vétérinaire, d'un docteur ès sciences et d'un expert, sous la haute direction du Collège des Bourgmestres et Échevins. En outre, il existe un Comité de consultation, composé de la commission locale d'hygiène, et ayant pour délégués rapporteurs MM. L. Hoton, docteur ès sciences, et A. Waterschoot, architecte.

Le laboratoire communal s'occupe spécialement d'analyses de denrées alimentaires et d'analyses d'engrais chimiques et organiques ; mais il est aussi à la disposition des médecins pour toutes les études intéressant l'hygiène. Il assure lui-même le contrôle des eaux alimentaires et la surveillance des denrées débitées dans les magasins et sur les marchés publics.

A l'abattoir, on stérilise les viandes atteintes de tuberculose à l'aide du système Wodon. Ce système, adopté d'abord à Saint-Nicolas, puis dans d'autres communes de la Belgique, permet de restituer à la consommation publique et à des prix très bas de grandes quantités de viandes rendues saines sans avoir rien perdu de leurs qualités nutritives. Le produit de la vente est entièrement restitué aux propriétaires des animaux stérilisés, sauf déduction d'une taxe de 5 francs par bête.

Le service d'hygiène prohylactique, dirigé par M. Hoton, dresse chaque semaine le tableau des décès ; une enquête est faite à l'occasion des décès dus à des maladies contagieuses et des cas de maladies contagieuses signalés.

Les résultats de l'enquête et l'indication des mesures prophylactiques sont adressés, s'il y a lieu, au médecin traitant, au Collège des Bourgmestres et Échevins et au bureau de la Commission médicale provinciale.

Dans tous les cas, le service prend, d'office, les mesures d'isolement et de désinfection prescrites que comporte la situation. Les eaux de l'immeuble occupé par le malade et celles des maisons voisines sont analysées ; au besoin un avis est affiché sur les pompes, portant ces mots : « Eau malsaine, ne peut être consommée qu'après ébullition préalable. » Les immondices sont évacuées après désinfection, les locaux sont assainis.

Un service de vaccination gratuite fonctionne toutes les semaines.

Les écoles, les maisons de logement sont visitées régulièrement.

Désinfection. — Indépendamment des désinfections : sublimé, chaux, acide phénique savonneux, que le service emploie et distribue gratuitement (sur réquisition du médecin), il est fait usage d'une étuve fixe à vapeur d'eau du système Wodon et de deux appareils à formol pouvant se transporter n'importe où.

L'étuve Wodon utilise la vapeur d'eau sous pression de 1 atmosphère et demie; température : 115 degrés. Les opérations sont gratuites, sauf pour la classe aisée (tarif : 5 fr., quelle qu'en soit l'importance, par opération).

Le service possède deux appareils pour la désinfection par l'aldéhyde formique; ils ont été construits d'après les indications de M. Hoton et coûtent : l'un 100 francs et l'autre 150 francs; ils ne sont pas brevetés.

L'appareil grand formol est construit de manière à pouvoir désinfecter 600 mètres cubes sans être rechargé; le petit formol désinfecte 200 mètres cubes.

Les quantités d'aldéhyde formique peuvent être graduées, ainsi que les quantités de vapeur d'eau, c'est-à-dire que l'atmosphère à désinfecter peut recevoir depuis 100 grammes jusqu'à 500 grammes d'aldéhyde, et depuis 1 litre jusqu'à 5 litres d'eau vaporisée par 100 mètres cubes.

Dans la pratique, la dose employée est de 300 grammes d'aldéhyde et 3 litres d'eau pour 100 mètres cubes; le coût pour cette opération s'élève à 1 fr. 20 de formol, 0 fr. 15 de pétrole; l'opération (ouvrier) dure une heure et demie.

Une maison comprenant cinq chambres, cubant ensemble 400 mètres cubes, a pu être désinfectée avec un seul appareil en trois heures.

Les appareils sont chauffés, à l'aide du réchaud (système Washington); coût : 105 fr.

Ces opérations sont toujours effectuées gratuitement.

BUREAU DE STATISTIQUE DE LA VILLE DE BERLIN. — Sur dix tableaux, ce service a représenté :

1° Les nombres des naissances des divers quartiers de la ville pour les années 1895 et 1896 et comparés à la population d'après le recensement du 2 décembre 1895, les moyennes de treize groupes.

2° Les décès des divers quartiers en 1895 et 1896, comparés à la population d'après le recensement du 2 décembre 1895, les moyennes en treize groupes.

Une comparaison des deux modes de représentation montre comment la mortalité des quartiers est affectée par le nombre des naissances dans les mêmes quartiers.

3° Le résultat de l'impôt d'État (montant-débit de l'impôt sur le revenu) par tête en marcs pour les divers quartiers d'après l'évaluation faite à la fin de l'année 1895, réparti en treize groupes de moyenne.

Cette représentation donne une idée du bien-être des différents quartiers de la ville, lequel de son côté a une influence sur la fréquence des naissances et des décès.

4° Le nombre des métiers ayant plusieurs propriétaires ou assistants ou des moteurs par tête de la population dans les divers quartiers de la ville d'après le recensement des professions du 14 juin 1895, réparti en seize groupes de moyennes.

5° Coordinations de décès à Berlin d'après les causes de décès et les classes d'âges :

a. Sexe masculin ;

b. Sexe féminin, moyennes des années 1886-1895.

Les décès ayant eu lieu pendant une des périodes d'âge (mois, trimestres, années, lustres) sont répartis d'après les causes de décès observées dans l'année considérée et les quotités depuis le commencement (naissance) additionnées donnent, en quelque sorte, la probabilité du décès pour chaque cause de mort jusqu'à l'achèvement de chaque âge considéré. Dans la représentation géométrique, les quotités ainsi obtenues sont portées verticalement de haut en bas, les unes au-dessus des autres ; la courbe reliant les extrémités de ces verticales est la courbe de la longévité.

Une normale à l'horizontale représentant les âges depuis la naissance (o an) jusqu'à 100 ans représente la répartition correcte des décès survenus à cet âge pour les diverses causes énoncées. La surface blanche située à gauche de la normale au-dessous de la courbe de longévité représente le nombre d'années vécues jusqu'à cet âge par 1,000 naissances, tandis que la partie supérieure représente les années non vécues, c'est-à-dire le raccourcissement de la vie dû aux diverses causes de décès.

6° Le nombre des personnes sans travail comptées le 14 juin 1895 et réparties suivant la durée du manque d'emploi et les professions.

On a distingué entre les personnes capables de travailler et celles se trouvant sans emploi par suite de maladie et dans ces deux groupes suivant les sexes. Les rectangles du bas correspondent aux nombres absolus des personnes sans travail comptées le 14 juin 1895, ordonnées d'après la nature de l'inactivité au jour de recensement, exprimées en semaines : ainsi on trouve le nombre d'ouvriers sans emploi depuis un à sept jours, huit à quatorze, quinze à vingt et un, etc.

La courbe montre la durée réelle de l'inactivité ; elle donne le pourcentage des personnes se trouvant toujours sans travail après un certain temps (fin de la première, deuxième et troisième semaine, par exemple). La disposition de limite servant de base est supputée d'après la comparaison des données obtenues par des recherches sur la rentrée au travail de ceux restés sans travail pendant un certain temps, d'après des principes scientifiques.

La représentation des rectangles supérieurs se rapporte à la répartition par profession des personnes sans travail. Le rectangle A B C D correspond à la totalité des ouvriers comptés le 14 juin 1895 ; la largeur des petits rectangles, à leur répartition entre les différentes professions ; leur hauteur indique combien par 1,000 étaient sans travail pour chaque profession. Les nombres pris comme base sont empruntés au livre statistique de la ville de Berlin pour 1894, pages 229 à 253, ainsi qu'à celui pour 1895, pages 243 à 250, et pour 1896, pages 581 à 590.

7° État de la criminalité de la population berlinoise au 1ᵉʳ janvier 1896 et des peines d'emprisonnement prononcées dans les années 1895 et 1896.

La figure inférieure représente l'état de la criminalité de la population berlinoise au 1ᵉʳ janvier 1896, la courbe irrégulière en nombres absolus, la courbe régulière située au-dessus d'elle le représente réduit à l'ordonnance des décès. Les rectangles inférieurs correspondent à l'état de la population classée par âges au 1ᵉʳ janvier 1896. A l'intérieur de chaque rectangle les diverses classes d'âges sont différenciées par le nombre des peines, de sorte que la base de la teinte inférieure délimite toutes les personnes punies, et la base de la plus haute teinte les personnes punies une seule fois. La courbe régulière contient dans la délimitation supérieure les décès ordonnés d'après les classes d'âge; ici aussi les personnes ayant encouru une peine sont réparties par classes d'âges, de telle sorte que la teinte supérieure représente celles qui ont été le plus fréquemment punies et la teinte inférieure celles qui n'ont été punies qu'une seule fois et cela d'après la grandeur de la part qu'elles ont prise.

Tandis que la partie inférieure de l'épure se rapporte aux personnes punies existantes le 1ᵉʳ janvier 1896 ou à la partie non punie de la population, la partie supérieure indique les peines prononcées en 1895 et 1896. Elle indique le nombre des personnes punies par 1,000 naissances de la table de mortalité jusqu'à un certain âge, et de nouveau avec la même différenciation de la fréquence des peines étant donnée à l'intérieur des rectangles.

II. — INSTITUTS ET LABORATOIRES D'HYGIÈNE.

Institut Pasteur de Paris.

Nous avons dit, au début de ce rapport, combien les exposants de la Classe 111 avaient tenu à mettre en lumière l'œuvre de Pasteur et à montrer que l'hygiène moderne était tout entière orientée d'après ses découvertes et ses doctrines. Nous avons décrit le *Salon Pasteur* qu'ils avaient édifié à l'entrée des salles qui étaient consacrées à cette classe.

Il reste à décrire l'Institut Pasteur actuel, dont deux maquettes et des tableaux montraient nettement l'ensemble des services et leur installation.

Le premier laboratoire de Pasteur à Paris était situé dans le grenier de l'École normale et avait quelques mètres carrés de surface. L'Institut Pasteur couvre en ce moment plus de 3 hectares, et pourtant il ne contient pas tout ce qui est sorti du laboratoire de la rue d'Ulm, tant la semence jetée sur cet étroit espace a été féconde. L'œuvre de Pasteur a eu la même puissance de développement que les microbes sur lesquels elle a porté.

C'est après les études sur la rage que l'affluence des malades, venant chercher auprès du maître le soulagement de leurs angoisses et la protection contre leurs morsures, fit éclater à tous les yeux l'insuffisance des locaux, très agrandis pourtant, que Pasteur occupait en 1886.

Une souscription publique internationale, ouverte sur l'initiative de l'Académie des sciences, réunit rapidement une somme de 2,500,000 francs. L'achat d'un terrain à

Vaugirard, la construction et l'outillage des laboratoires laissèrent disponible une somme d'environ 1 million par la dotation des services de l'Institut, qui fut inauguré le 18 novembre 1888.

Rapidement, cet Institut devint insuffisant. Les travailleurs n'y trouvaient plus de place, ni même l'outillage. Il fallait s'agrandir. La communication retentissante de M. le docteur Roux au Congrès de Buda-Pest, en 1894, sur le traitement de la diphtérie par le sérum de Behring et Kitasato, vint en donner les moyens. La souscription, ouverte sur l'initiative du *Figaro*, donna environ 1 million qui servit à installer, dans le domaine de Garches, généreusement prêté par l'État à l'époque des études sur la rage, des écuries bien aménagées où l'on put immuniser un grand nombre de chevaux destinés à fournir le sérum. Les bienfaits de la méthode et les services rendus par ce sérum furent du vent dans nos voiles. Les dons commencèrent à affluer. Grâce à la générosité d'une femme de grand cœur, qui désira conserver l'anonyme, l'Institut Pasteur put acquérir un grand terrain de 14,000 mètres carrés, heureusement situé entre la rue Dutot et la rue de Vaugirard, juste en face de l'ancien Institut. La partie de ce terrain qui longe la rue de Vaugirard a été, conformément au vœu de la donatrice, consacrée à l'édification d'un hôpital de 100 lits. Peu de temps après, une autre bienfaitrice, la baronne M. de Hirsch, nous donnait de quoi bâtir, sur la partie du terrain nouveau non occupée par l'hôpital, et en façade sur la rue Dutot, un Institut de chimie physiologique.

Dans ce bâtiment ont été transportés tous les services de chimie, c'est-à-dire toute la partie chimique de l'œuvre de Pasteur. L'ancien Institut, agrandi de tout l'espace laissé libre par ce déménagement, contient la partie physiologique et pathologique, celle qui, à raison de son éclat, porte de préférence dans le public le nom d'œuvre pastorienne. L'hôpital représente de son côté l'application à la thérapeutique de toutes les découvertes physiologiques ou chimiques faites dans les deux Instituts.

Ainsi constitué, l'Institut n'est pas encore complet, c'est-à-dire qu'il a été obligé de laisser provisoirement en souffrance quelques-unes des études inaugurées par le Maître. Mais il forme un ensemble cohérent et coordonné où vit la pensée du fondateur, et qui a pour ambition de porter dignement le nom qu'il a reçu.

Disons, avant d'en décrire les divers services, qu'il a déjà essaimé bien des fois. Il a fourni ou dressé le personnel nombreux de nombreux Instituts antirabiques, où est donné le traitement pastorien, et qui se sont installés à l'étranger et même en France. De plus, de véritables Instituts Pasteur, dirigés par des élèves de la maison mère, existent en de nombreux points du globe : en France, à Lille (directeur, M. le docteur Calmette); A Constantine (directeur, M. le docteur Nicole); à Tunis (directeur, M. le docteur Loir).

A Saïgon, à Saint-Louis-du-Sénégal, à Tananarive, d'autres Instituts sont entretenus par le Ministère des Colonies et dirigés par des médecins du corps de santé des colonies, formés chez nous.

L'Institut Pasteur de Nha-Trang (Annam), où s'étudient les diverses maladies épidémiques de l'Indo-Chine et où se prépare le sérum antipesteux, est dirigé également par un médecin des colonies sorti de notre Institut, M. le docteur Yersin ; il est subventionné par le pari mutuel et la maison mère.

I. — *Institut bactériologique.* — Cet Institut, le premier construit, occupe avec ses dépendances un terrain de 11,000 mètres. Il se compose de deux bâtiments parallèles à la rue Dutot, réunis par un troisième perpendiculaire aux deux premiers et qui en occupe l'axe. En avant sont logés les services généraux ; en arrière les laboratoires.

En entrant par le perron, on trouve d'abord, à droite, le logement qu'occupait M. Pasteur et que Mme Pasteur occupe encore comme gardienne naturelle, pendant sa vie, de la tombe de son mari, inhumé au-dessous, dans une admirable crypte qu'elle et ses enfants ont fait construire. C'est M. Girault qui en a tracé le plan, M. Olivier Merson qui a dessiné les figures reproduites en mosaïque sur les parois par M. Guibert-Martin et qui représentent ou symbolisent les principaux travaux de M. Pasteur.

A la voûte, quatre figures allégoriques, la Foi, l'Espérance, la Charité et la Science, semblent veiller de haut sur la tombe où Pasteur repose sous une énorme dalle de granit de Suède.

Ainsi Pasteur n'a pas quitté l'Institut qu'il a fondé : on retrouve son effigie dans un admirable buste de Paul Dubois, en entrant, en face de son appartement, dans la bibliothèque, vaste salle bien éclairée, avec un plafond à caissons soutenu par des colonnes cannelées. C'est la seule pièce à laquelle on ait donné une physionomie un peu luxueuse. Autour du buste de Pasteur se rangent ceux de six des donateurs principaux de l'Institut : deux souverains, Don Pedro et Alexandre III ; deux dames, Mmes Furtado-Heine et Boucicaut ; puis le baron A. de Rothschild et le comte de Laubespin.

Cette bibliothèque s'est enrichie de celles de M. Pasteur et M. J. Reiset, membre de l'Institut, dont elle a reçu le précieux dépôt ; sur les tables sont étalés, à la disposition des travailleurs, les périodiques de l'année courante. Elle n'est pas publique, mais tous ceux qui ont intérêt quelconque à la visiter y sont libéralement admis.

De grandes galeries de 4 m. 50 de large, bien éclairées et constituant de vastes salles de pas-perdus, réunissent tous les étages de ce corps de bâtiment à ceux du second corps, placé à l'arrière et entièrement occupé par les laboratoires. Ce second bâtiment est divisé, comme le premier, en deux ailes, ayant chacune 25 mètres de longueur sur près de 15 mètres de large.

Au rez-de-chaussée, tout le côté droit est occupé par le *service de la rage.* Les malades entrent d'abord, à l'extrémité de l'aile, dans une salle d'attente, entourée de bancs, chauffée et bien éclairée. Ils passent de là dans la salle où se font l'examen des morsures et l'inscription, puis dans la salle des inoculations. Une chambre spéciale est réservée aux femmes et aux enfants. Une salle d'archives, une salle de pansements, un lavabo et des cabinets spéciaux complètent le service.

Tout à côté se trouve la salle de préparation des moelles; la température y est maintenue constante (23 degrés) par un poêle à gaz muni d'un régulateur; une obscurité presque complète y règne. C'est là que sont conservées, sur des étagères fixées au mur, les moelles de lapin qui servent à la préparation des vaccins antirabiques.

Aile de gauche. — Cette aile renferme : 1° une salle de cours pouvant contenir une cinquantaine d'auditeurs; 2° un laboratoire pour la préparation en grand des bouillons de culture, auquel est annexée une petite salle pour le travail du verre; 3° une salle avec chambre noire pour la photographie microscopique; 4° une salle pour la dissection des grands animaux; 5° enfin, les deux autres pièces sont occupées provisoirement par des laboratoires de microbie agricole (chef de laboratoire, M. Danysz).

Le premier étage est consacré tout entier aux cours de microbie technique, aux travaux pratiques. Les deux ailes sont d'ailleurs construites sur le même plan. Un couloir central conduit dans chacune à une vaste salle de travail, carrée, ayant à peu près 12 mètres de côté, admirablement éclairée par neuf grandes fenêtres. Sept tables de travail occupent le pourtour de la salle; elles sont couvertes d'une plaque épaisse de lave de Volvic, émaillée à la surface et ayant l'aspect d'une immense lame de faïence; elles sont à deux places. Chaque travailleur a à sa disposition l'eau, le gaz, et peut, en tirant une petite tablette latérale, se faire un petit réduit où il est entouré de ses instruments de travail. Mais la consigne générale est qu'à la fin de la journée il enlève tout ce qui est sur les tables, sauf le microscope, pour l'enfermer dans les deux petites armoires fixées à la muraille et mises à sa disposition. Cela est absolument nécessaire pour le nettoyage journalier de la salle et des tables.

Le laboratoire du préparateur, une chambre-étuve, une salle de collections, un lavabo-vestiaire et un laboratoire, destiné surtout aux grosses opérations de chimie biologique, complètent ce qui est nécessaire au service.

Le laboratoire et le cabinet du chef de service sont placés symétriquement dans les deux ailes, à l'entrée du couloir qui conduit au laboratoire commun.

Tout cet étage est placé sous la direction de M. le docteur Roux.

Second étage. — Le second étage ne contient plus de laboratoire d'enseignement; il est formé d'une série de petits laboratoires, desservis par un couloir central et où les travailleurs, agréés par les chefs de service, peuvent effectuer des recherches originales. Deux pièces, à l'entrée du couloir, sont réservées aux chefs de service. En face, un laboratoire commun, où se tiennent les garçons, sert pour toutes les opérations qui exigent un outillage spécial et d'usage intermittent.

Toute l'aile droite est placée sous la direction de M. Metchnikoff. Les travailleurs de l'aile gauche sont dirigés par MM. Chamberland, Metchnikoff et Roux.

Annexes. — Les bâtiments que nous venons de décrire sont au milieu d'un jardin assez vaste, planté d'arbres et d'arbustes, avec des pelouses de gazon.

En face du perron d'entrée, un groupe en bronze représente le berger Jupille [1] ar-

---

[1] Aujourd'hui gardien de l'Institut; c'est certainement le seul concierge de Paris qui ait de son vivant sa statue devant sa loge !

rêtant un chien enragé. La pelouse de droite est ornée d'une statue en pierre, *la Maternité*, don du sculpteur M. Marcel Debut. Cette partie des jardins constitue, le matin, la « promenade des mordus ».

En arrière des grands corps de bâtiment, se trouvent plusieurs petits bâtiments isolés dont l'un, surmonté d'un campanile avec une horloge, est l'hôpital des animaux d'expériences (cobayes et lapins). Il comprend, au rez-de-chaussée, une vaste salle avec six rangées de cages en fer galvanisé et à fond mobile, posées sur des tréteaux à hauteur d'homme. L'expérience terminée, la cage peut être désinfectée par un flambage. Le sol est bitumé, avec une pente pour le lavage à grande eau. Le premier étage est occupé par le service du virus et de la toxine de la peste, dont l'isolement est une nécessité; ce service est placé sous le contrôle de M. Roux.

En arrière de ce bâtiment central se trouvent des hangars, des écuries pour grands animaux; latéralement est installée une grande volière pour les poules, oies et pigeons nécessaires aux expériences. Au fond, à droite, on trouve : 1° un vaste chenil; 2° une série de pièces servant à loger les animaux atteints de maladies facilement transmissibles [1] et exigeant des soins particuliers. Deux de ces pièces sont occupées par les lapins destinés à la préparation des moelles antirabiques, dont nous avons déjà parlé.

Du côté gauche, une des annexes renferme le service de préparation du blanc de champignon, obtenu par culture pure, suivant le procédé de MM. Constantin et Matruchot.

Dans toutes ces annexes, comme dans les bâtiments principaux, on se préoccupe, il est à peine besoin de le dire, d'assurer constamment une propreté absolue, afin d'amener l'innocuité complète, pour les travailleurs, de toutes les opérations, quelles qu'elles soient, qu'on fait dans les laboratoires. Les résultats obtenus jusqu'à ce jour permettent toute tranquillité pour l'avenir.

Fonctionnement des services. — Entrons maintenant dans quelques détails sur le fonctionnement des divers services contenus dans le bâtiment que nous venons de décrire :

1° *Service des vaccins* [2]. — Ce service, que dirige M. Chamberland, comprend la préparation des vaccins contre le charbon des ruminants et le rouget des porcs, de la malléine et de la tuberculine [3]. Il est placé dans l'aile gauche du bâtiment de façade, sous la bibliothèque.

Les vaccins anticharbonneux sont des cultures en bouillon du microbe du charbon, primitivement *atténué* par l'action de l'oxygène de l'air. Le premier vaccin tue seulement les souris et rarement le cochon d'Inde; le deuxième vaccin tue le cobaye et le lapin. Les bœufs et les moutons supportent facilement les injections, faites à 12 jours

---

[1] Les expériences sur les maladies facilement transmissibles se font dans les petites écuries, bien isolées, dont nous parlons plus loin.

[2] Préparateurs : MM. E. Fernbach, P. Rebours et Charpentier.

[3] Ces deux dernières substances sont fabriquées sous le contrôle de MM. Roux et Nocard (d'Alfort).

d'intervalle, du premier, puis du second vaccin, et deviennent ainsi résistants, d'une façon solide et durable, au charbon virulent. La méthode d'atténuation des virus et d'immunisation des animaux a été découverte en 1880 par MM. Pasteur, Chamberland et Roux.

Les vaccins contre le rouget des porcs sont également des cultures du microbe de cette maladie préalablement atténué. Ils ont été découverts par Pasteur et Thuillier.

L'emploi de ces vaccins a abaissé la mortalité, pour le charbon des bovidés, de 5 p. 100 à 1 1/3 p. 100; pour celui des moutons, de 10 p. 100 à 1 p. 100; pour le rouget des porcs, de 20 p. 100 à 1 1/2 p. 100. Les bénéfices pour l'agriculture française atteignent certainement, à l'heure actuelle, une vingtaine de millions.

La malléine, produit extrait des cultures du microbe de la morve, sert au diagnostic précoce de la morve chez les équidés. Lorsqu'un animal inoculé avec une dose convenable de malléine subit, en plus d'une réaction organique, une élévation de température de 1 à 2 degrés, c'est qu'il est morveux. Chez l'animal sain, l'injection est sans effet.

La tuberculine, découverte par Koch et extraite des cultures tuberculoses, permet de la même manière de déceler la tuberculose chez les bovidés.

L'emploi raisonné de ces substances rend les plus grands services à l'élevage, en permettant de supprimer les animaux *dès le début de la maladie,* en diminuant par conséquent, dans une mesure considérable, les chances de contagion.

Déjà l'emploi de la malléine a été rendu obligatoire dans l'armée par une circulaire ministérielle. Lorsque l'usage de ces substances sera réglementé par une loi, on pourra espérer, en un petit nombre d'années, voir disparaître complètement ces terribles maladies des animaux de ferme.

2° *Service de la rage.* — Le but de ce service, dirigé au début par M. le professeur Grancher, est d'empêcher les personnes mordues par des animaux enragés de devenir elles-mêmes enragées.

A leur arrivée à l'Institut, ces personnes sont examinées par le médecin de service[1], interrogées et, s'il y a lieu, inscrites sur un registre spécial où sont consignés les renseignements les plus circonstanciés sur la date, le siège et la gravité des morsures, l'état de l'animal mordeur, le résumé du rapport du vétérinaire qui l'a examiné, le résultat de l'inoculation aux animaux de laboratoire du bulbe de l'animal présumé enragé, enfin le détail des inoculations subies par le patient.

La matière vaccinale est, nous l'avons déjà dit, une fine émulsion de moelle de lapin conservée un temps convenable dans la *chambre des moelles;* cette émulsion est introduite sous la peau des flancs à l'aide d'une seringue ordinaire.

Le traitement a une durée variable de 15 à 21 jours, suivant le siège et la gravité des morsures.

Depuis la fin de 1885, plus de 23,000 personnes ont subi, à l'Institut Pasteur de

----

[1] D'abord M. Chantemesse et M. Charrin; à l'heure actuelle, M. Chaillou.

Paris, le traitement antirabique. Il en vient plus de 1,500 par an, et ce nombre va plutôt en augmentant, malgré la création incessante de nouveaux Instituts antirabiques en France et à l'étranger

La mortalité, pour les personnes qui ont pu suivre jusqu'au bout le traitement, est inférieure à 5 p. 1000, alors que, autrefois, les statistiques les plus dignes de confiance donnaient une mortalité de 15 p. 100 pour les personnes mordues par les animaux enragés.

3° *Service de la microbie technique* (M. Roux)[1]. — Ce service comprend, chaque année, deux séries de cours de microbie technique, composées chacune de 48 leçons suivies de travaux pratiques. Il y a une première série en novembre-décembre, une seconde en février-mars.

Depuis 1889, plus de huit cents personnes (professeurs d'universités françaises et étrangères, médecins, pharmaciens, internes des hôpitaux, biologistes, chimistes) ont suivi non seulement les leçons du cours, mais encore les travaux pratiques. Un nombre presque égal de personnes sont venues simplement en auditeurs.

Les premières seules versent à l'économat une redevance de cinquante francs.

4° *Service de M. Metchnikoff*[2]. — Ici, il n'y a pas matière à une description générale. Toutes les personnes admises dans ce service, et qui s'y succèdent tout le long de l'année, sont des savants qui viennent y poursuivre, s'aidant des conseils des chefs de service, des travaux originaux. Les travaux sont aussi variés que les origines et les aptitudes diverses des savants qui les exécutent. Cependant M. Metchnikoff a apporté dans la science des idées si originales et si fécondes que les travailleurs de son laboratoire aiment à marcher dans ses voies, les étendent, et forment une école de plus en plus nombreuse, qui se range autour du Maître.

C'est là qu'on étudie la doctrine de la *phagocytose,* que Metchnikoff et ses élèves ont étendue jusqu'à lui demander l'explication des phénomènes de vaccination et d'immunité, non seulement contre les microbes, mais encore contre leurs toxines ou poisons. Ces leucocytes ou *phagocytes* se sont révélés, devant l'étude de plus en plus précise dont ils ont été l'objet, comme des agents merveilleux de défense, toujours prêts à tout et à toutes les besognes, susceptibles d'éducation, pouvant prendre des habitudes nouvelles et aussi les perdre, se fortifier ou s'affaiblir, devenir agiles ou inertes sous l'influence des médicaments : bref, constituer une armée de défense qu'on peut discipliner et dont le médecin prendra le commandement quand il en connaîtra mieux le mécanisme. C'est ce mécanisme, dont la délicatesse est infinie, que Metchnikoff et son école étudient à l'Institut Pasteur.

En dehors de ses nombreux travaux et de la direction de son laboratoire, M. Metchnikoff prend part aux cours de microbie technique, où il professe un grand nombre de leçons.

Depuis trois ans, M. le professeur Laveran, l'illustre auteur de la découverte

<hr>

[1] Service du cours, chef de laboratoire : M. Borrel. — Collection-annexe; conservateur, M. Binot.

[2] Chef de laboratoire, M. Mesnil; préparateurs : MM. J. Bordet, Salimbeni et Besredka.

de l'hématozoaire du paludisme, qui fait partie de l'Institut Pasteur comme chef de service honoraire, est venu occuper une place dans le laboratoire de M. Metchnikoff, et il y continue ses recherches sur les hématozoaires endoglobulaires.

II. — *Institut sérothérapique.* — Ce service date de la souscription ouverte par le *Figaro*, dans les circonstances que nous avons rappelées plus haut, et garde de cette origine une sorte d'autonomie budgétaire.

Ses ressources comprennent : 1° les intérêts de la partie du produit de la souscription restée libre après l'achat des chevaux et de la construction des écuries de Garches; 2° les subventions de l'État (80,000 francs), de la Ville de Paris (15,000), du département de la Seine (5,000) et de quelques communes (ces revenus permettent d'assurer gratuitement le service de l'Assistance publique en France et des hôpitaux français à l'étranger); 3° les produits de la vente des sérums.

Depuis 1894, un certain nombre d'autres sérums sont entrés dans la pratique et sont distribués gratuitement ou mis en vente dans les mêmes conditions que le sérum antidiphtérique; ce sont les sérums antitétanique, antistreptococcique et antipesteux.

L'entretien et le renouvellement des animaux, les essais de préparation d'autres sérums, le traitement du personnel spécial de la sérothérapie sont pris directement sur les revenus du service. L'excédent annuel entre dans le budget général da l'Institut; il constitue une recette importante. C'est sur cet excédent que sont prélevées les sommes nécessaires à des missions scientifiques, les allocations versées à l'Institut de Nha-Trang, etc. Le service de la sérothérapie est placé sous la direction de M. Roux, assisté de M. Nocard pour tout ce qui regarde la partie vétérinaire.

A. *Préparation des liquides d'inoculation.* — Cette préparation est faite, pour les toxines diphtérique et tétanique, dans une partie de l'Institut de chimie (aile droite, rez-de-chaussée)[1]; pour la toxine pesteuse, dans le petit laboratoire isolé de l'Institut bactériologique dont nous avons déjà parlé[2]; pour d'autres toxines, dans des laboratoires particuliers dépendant des divers services.

Les liquides d'inoculation sont des cultures en bouillon, faites dans des conditions bien déterminées, de microbes virulents et toxigènes. Pour la plupart des sérums, les liquides sont filtrés au filtre Chamberland et constituent alors ce qu'on appelle les *toxines*.

La toxine diphtérique, pour être utilisée, doit tuer un cobaye de 300 grammes à la dose d'un deux-centième à cinq centièmes de centimètre cube.

La toxine tétanique doit tuer le cobaye à la dose d'un trois-millième de centimètre cube.

Pour la préparation du sérum antistreptococcique[3], on peut se servir de microbes

---

[1] Chef de laboratoire : M. Martin; préparateur : M. Momont. — [2] Préparateur : M. Dujardin-Beaumetz. — [3] Chef de laboratoire : M. Marmorek.

virulents ou, ce qui vaut peut-être mieux, d'une toxine très active. La question n'est pas encore complètement résolue.

Les chevaux antipesteux reçoivent d'abord des inoculations de microbes morts; puis, quand ils ont atteint un certain degré d'immunité, on leur inocule des microbes vivants; la force du sérum croît alors rapidement. On peut aussi utiliser la toxine soluble pesteuse qui tue la souris à la dose d'un soixantième à un centième de centimètre cube.

B. *Immunisation des chevaux.* — Tous ces virus et toxines sont inoculés sous la peau des chevaux; on commence par des doses très faibles, et même il est prudent de n'employer d'abord les toxines que mélangées avec du liquide iodo-ioduré, qui les atténue.

Au bout de quelques mois, quand les animaux ont reçu des doses répétées et croissantes de liquide d'inoculation, que leur état général est bon, on les saigne en introduisant un trocart dans la veine jugulaire. Le sang est reçu dans des vases stérilisés, en verre, cylindriques, d'une contenance de 2 litres environ. On laisse coaguler le sang et, le lendemain, on retire le sérum, qui est ultérieurement distribué dans des flacons stériles de 10 centimètres cubes; ces flacons sont fermés par un bouchon en caoutchouc; le goulot est ensuite paraffiné, puis recouvert d'une capsule d'étain.

Tout sérum, avant d'être livré aux pharmaciens ou aux établissements hospitaliers, doit être *essayé*, puis *stérilisé*. L'essai consiste à rechercher, par des inoculations aux animaux, si le sérum possède le pouvoir *antitoxique* (méthode d'Ehrlich) ou le pouvoir *préventif* (méthode de l'Institut Pasteur) reconnu nécessaire pour produire des effets thérapeutiques sérieux. Ces méthodes sont trop techniques pour être développées ici.

La stérilisation a pour but de détruire les quelques germes qui ont pu pénétrer dans le sérum ou dans le flacon durant les manipulations. On la réalise par des chauffages répétés à 56 degrés.

Toutes ces opérations (inoculation des chevaux, prises de sang, mise en flacon du sérum, essai et stérilisation du sérum) se font à Garches, dans le domaine de Villeneuve-l'Étang[1]. C'est là que se trouvent les chevaux dont l'immunisation est avancée et qui n'ont besoin que d'être *entretenus* par des inoculations de toxines, entre deux saignées.

Les animaux en voie d'immunisation, ou bien ceux sur lesquels on fait des essais de sérothérapie, sont conservés dans une grande écurie, nouvellement construite, de la rue d'Alleray[2]. C'est là que sont préparés, par les soins de M. Salimbeni, le sérum antitoxique contre le choléra et divers autres sérums non entrés encore dans la pratique thérapeutique.

C. *Distribution et vente des sérums.* — Le sérum est un médicament. Il est donc soumis à la loi qui régit la vente de ces produits. Il doit être approuvé par l'Académie de Médecine, qui nomme à cet effet une Commission spéciale, la Commission des sérums, chargée d'exercer un contrôle sur leur fabrication et de vérifier leur valeur thérapeutique. De plus, conformément à la loi, les pharmaciens ont seuls le droit de vendre des sérums.

---

[1] Vétérinaire-résidant : M. Prévôt. — [2] Vétérinaire-résidant : M. Frascy.

L'Institut Pasteur a, à la tête du service de vente et de distribution des sérums, un pharmacien, M. Yvon, qui a bien voulu se charger d'assurer son fonctionnement régulier.

Les sérums qui sont employés dans la pratique vétérinaire sont distribués par les soins du bureau d'expédition du service des vaccins.

D. *Emploi des sérums.* — Le sérum antidiphtérique est employé préventivement et surtout curativement dans les diverses intoxications qui relèvent du bacille de Lœffler et dont la plus importante est l'angine ou croup diphtérique.

A Paris, la mortalité par la diphtérie est tombée, depuis l'emploi du sérum, de 40 p. 100 au-dessous de 10 p. 100. La moyenne annuelle de la mortalité, à Paris, qui, dans la période quinquennale de 1890-1894, a été de 1,432, est tombée à 354 dans la période 1895-1899.

Le sérum antitétanique est un préventif excellent dans tous les cas où une plaie ou blessure a été souillée par de la terre ou des matières ou objets quelconques provenant du cheval. Une circulaire ministérielle en a rendu l'emploi obligatoire dans l'armée, et l'Institut Pasteur en pourvoit gratuitement toutes les infirmeries régimentaires.

Le sérum antistreptococcique est un moyen préventif ou curatif dans la fièvre puerpérale et d'autres maladies humaines. Son emploi dans le traitement de l'anasarque du cheval a abaissé fortement la mortalité. Aussi doit-il figurer, au même titre que le sérum antitétanique, dans les infirmeries régimentaires.

Le sérum antipesteux est également préventif et curatif.

Les recherches déjà anciennes de Yersin, celles de Calmette et Salimbeni, durant la récente épidémie d'Oporto, ont nettement indiqué dans quelles conditions il doit être utilisé : inoculations préventives tous les 20 jours pour les personnes se trouvant dans un foyer de peste; inoculations curatives sous la peau à fortes doses au début de la maladie, dans la veine dès que le cas paraît grave.

III. — *Institut de chimie biologique.* — Les sérums préventifs et curatifs, les toxines et les antitoxines, tels qu'on les prépare aujourd'hui en mettant en jeu des mécanismes vivants, sont encore des mélanges complexes où la matière active n'entre que pour une part probablement fort petite, et où son action est souvent contrariée par d'autres substances qu'il faudrait pouvoir éliminer. On comprend combien il serait utile d'en séparer les corps actifs, pour pouvoir les manier plus sûrement, et de faire pour eux ce qu'on a fait pour les alcaloïdes : morphine, quinine, cinchonine, strychnine, aconitine, qu'on utilise bien mieux depuis qu'on les a retirés, à l'état pur, de leur mélange avec les sucs de diverses plantes.

Malheureusement les substances actives des microbes sont en proportions encore plus infinitésimales dans les sérums et dans les liquides de culture microbienne que les alcaloïdes et poisons dans les sucs végétaux. D'où la conclusion que, pour les étudier, il faut opérer sur des centaines de litres de liquide actif. Un laboratoire de chimie biologique annexé à l'Institut Pasteur doit donc être monté sur un pied tel qu'on puisse y manipuler facilement des volumes considérables de matière. C'est ce qui explique les dispositions particulières et le caractère de l'Institut de chimie physiologique.

La pièce principale est une grande galerie, en maçonnerie à sa partie inférieure, vitrée à sa partie supérieure. Au rez-de-chaussée est la force motrice, représentée par 3 générateurs destinés au chauffage par la vapeur, à l'éclairage par l'électricité et à la mise en mouvement des appareils d'évaporation, de broyage, de tamisage, des centrifugeurs, des presses et autres grands outils rassemblés au premier étage du hall. Le bruit, les trépidations, les risques d'incendie se trouvent ainsi éloignés des laboratoires.

Autour de ce hall central, et communiquant avec lui par plusieurs passages, se trouvent la salle de cours et les laboratoires. Deux de ces laboratoires, les plus voisins de la galerie des machines, sont surtout voués à l'étude des liquides organiques et placés sous la direction de M. Étard pour celui de droite, de M. G. Bertrand pour celui de gauche.

Il suffira de décrire ce dernier, qui ne diffère de l'autre que par quelques points de détail. Il se compose de deux étages. Au premier étage sur le jardin, existe une salle rectangulaire bien éclairée, pouvant contenir une trentaine de travailleurs. Il a paru utile de les réunir pour qu'ils puissent causer, s'entr'aider, partager les fruits de leur expérience personnelle. A ceux d'entre eux auxquels la nature de leurs recherches, ou leurs habitudes de travail, ou leur maîtrise feraient préférer l'isolement, on peut offrir des chambres pourvues de tous les moyens de travail. Un certain nombre de salles sont aussi réservées aux services généraux (chambre noire, étuve, salle des balances, etc.). Le laboratoire du chef de service s'ouvre sur celui des travailleurs. Tout ce laboratoire est bordé, sur la cour, d'une véranda vitrée munie de hottes pour les expériences pouvant dégager des vapeurs incommodes; l'eau, le gaz, l'électricité sont libéralement distribués partout. L'étage inférieur renferme la laverie, les magasins, les chambres-étuves, le logement des animaux en expérience. Il a, comme annexe, un laboratoire souterrain, placé dans les catacombes, à 20 mètres au-dessous du sol, de façon à y être assuré de la constance de la température.

L'ensemble du service est complété par un jardin, dont les plantes ont été choisies en prévision de certaines recherches, et par une petite serre chaude.

Ce laboratoire et aussi celui de M. Étard, placé symétriquement de l'autre côté du hall des machines, reçoivent gratuitement les savants qui viennent y faire des travaux originaux, et, moyennant redevance, ceux qui viennent y demander un enseignement. Ce sont à la fois des laboratoires d'initiation à la recherche et des laboratoires de recherches.

Laboratoire de chimie biologique de la Faculté des sciences. — Lorque l'Institut Pasteur fut fondé et vint, en 1889, s'installer dans les bâtiments de la rue Dutot, le cours de chimie biologique, professé à la Sorbonne par M. Duclaux, fut transporté dans ces nouveaux locaux avec tout le service qui en dépendait. Ce service, d'abord très exigu, a pris depuis une importance telle qu'il a fallu lui donner un grand laboratoire qui peut recevoir à la fois 96 travailleurs.

Ce laboratoire, pourvu de toutes ses annexes, est destiné à servir pendant l'été aux manipulations des candidats au certificat d'études de chimie biologique. Pendant l'hiver, il servira à faire un cours pratique d'analyse des produits physiologiques et pathologiques, tels qu'urines, crachats, et aussi des matières alimentaires. Ce cours, destiné à permettre aux jeunes pharmaciens de faire avec compétence toutes les analyses cliniques et chimiques qui leur incombent et de devenir aussi des experts écoutés devant les tribunaux, va s'organiser l'année prochaine sous la direction de M. Trillat.

Laboratoire des hautes études. — A l'Institut Pasteur est rattaché un laboratoire des hautes études, dont le directeur est M. Duclaux. Ce laboratoire a son personnel disséminé dans les divers services, où sont reçues, suivant leurs goûts et leurs aptitudes, les personnes qui viennent lui demander l'enseignement. On lui a réservé deux salles indépendantes, placées sous la surveillance directe du chef de service et placées dans le pavillon de gauche, au-dessus du laboratoire de M. Bertrand. Au même niveau et à côté, on trouve l'autre service rattaché à la Sorbonne : le service de la chaire de chimie biologique.

Service des fermentations. — La partie du bâtiment située à l'extrémité de l'aile gauche est entièrement consacrée aux industries de fermentation. Destiné à la fois à l'enseignement et à l'application des connaissances scientifiques à la pratique industrielle, ce service comprend plusieurs subdivisions ayant entre elles des rapports étroits qui ont nécessité leur groupement dans un même bâtiment. Elles sont superposées, au lieu d'être établies horizontalement comme dans les autres services.

A l'étage supérieur se trouve un vaste laboratoire d'enseignement et de recherches, qui peut recevoir 20 travailleurs.

Au rez-de-chaussée se trouve surtout localisée la partie mécanique et pratique de ce service. On y trouve une petite distillerie expérimentale avec ses cuves de fermentation et ses appareils de distillation et de rectification; une petite brasserie avec sa salle de brassage, sa cave de fermentation et sa cave de garde refroidies par une machine à glace qui distribue aussi le froid dans les autres parties du bâtiment où une température basse est nécessaire.

Avec ce laboratoire, la description du pavillon de gauche est terminée. Le pavillon de droite ne contient dans ses deux étages que le laboratoire de M. Étard. Il y reste de la place pour au moins trois services, parmi lesquels le plus urgent est un service de physiologie que le manque de ressources a empêché jusqu'ici d'installer.

Laboratoire de chimie agricole. — Au rez-de-chaussée de ce pavillon, sur la cour et les jardins, se trouve installé, à côté des services de sérothérapie dont il a été question plus haut et qui sont placés sous le contrôle du docteur Martin, un laboratoire de chimie agricole placé sous la direction de M. Mazé et où se fait l'étude des questions de physiologie et de pathologie végétales. L'étude de la cellule végétale ne peut en effet pas être séparée de celle de la cellule animale, et les cellules microbiennes servent de transition. Il y a là un vaste champ ouvert à la recherche et qui devait être représenté à l'Institut Pasteur. Le laboratoire de M. Mazé comprend deux salles de travail, une étuve, une chambre noire, une petite serre chaude, une serre tempérée. C'est encore là un service qui se développera sûrement.

Les élèves sont exercés aux diverses méthodes d'analyse des matières premières : eau, grains, matières sucrées, moûts naturels ou artificiels.

Le maniement du microscope fait l'objet constant de l'enseignement de ce laboratoire où on l'applique à l'étude des diverses races de levure, de leurs procédés de culture, de leurs propriétés physiologiques, ainsi que des micro-organismes divers qui sont les ennemis d'une bonne fermentation.

Les élèves du laboratoire des fermentations apprennent à connaître non seulement la théorie des opérations industrielles, mais encore leur pratique elle-même; car au laboratoire sont adjointes de véritables petites usines en miniature, munies des appareils les plus perfectionnés et permettant de répéter en petit le travail qui se fait en grand dans l'industrie.

En descendant d'un étage nous trouvons le laboratoire du chef de service et celui de ses préparateurs. Ce laboratoire, qui existait déjà dans les anciens locaux de l'Institut Pasteur, et qui s'est transporté en s'agrandissant dans les nouveaux, entreprend toutes les analyses qui peuvent fournir aux brasseurs et aux distillateurs des indications sur la manière dont le travail est conduit dans leurs usines. Il les renseigne sur les causes des accidents de fabrication et les moyens d'y porter remède. Il représente, en un mot, une sorte de bureau de consultation permanente, qui a déjà derrière lui plusieurs années d'existence et dont le succès atteste l'utilité.

IV. *L'hôpital pasteurien.* — C'est au lendemain de la communication faite à Buda-Pest par M. Roux sur la sérothérapie de la diphtérie, que fut conçue l'idée d'un hôpital pour l'application des nouvelles méthodes pastoriennes. Une bienfaitrice, qui veut rester inconnue, vint trouver M. Pasteur et lui proposa de prendre à sa charge la construction et l'entretien d'un hôpital, en face de l'Institut Pasteur.

Dans l'esprit de la donatrice, cet hôpital devait être consacré au traitement des maladies microbiennes par les méthodes pastoriennes et, particulièrement, à l'application du nouveau traitement antidiphtérique. Il est presque inutile d'ajouter que les personnes mordues par des chiens enragés, et dont les blessures nécessitent le repos absolu ou des soins spéciaux, devaient aussi être reçues dans le nouvel établissement.

Les projets furent dressés par M. F. Martin, architecte, sous la direction scientifique de MM. Roux et L. Martin, et les pavillons des malades furent d'abord mis en construction. C'est alors que Mme de Maillefer voulut, en souvenir de son mari et de son grand-père, le professeur Baudelocque, collaborer à l'œuvre commencée, et offrit de léguer à l'Institut Pasteur la somme nécessaire pour l'établissement et l'entretien d'une consultation gratuite.

Dans la construction de l'hôpital pastorien, l'architecte a tenu compte, autant que possible, de l'origine diverse de ces volontés généreuses et du sentiment commun qui les animait. Il a juxtaposé et superposé, aux n°ˢ 211 à 215 de la rue de Vaugirard, le service des consultations et les logements du personnel infirmier de l'hôpital ; au n° 205 sont établis l'économat, le cabinet et le logement du médecin en chef de l'hôpital, qui est logé à portée de ses salles. Au milieu de jardins, entre la rue de Vaugirard et l'Institut de chimie biologique, l'hôpital comprend deux grands pavillons à un étage, dirigés perpendiculairement à la rue de Vaugirard, réunis entre eux par un jardin d'hiver destiné aux malades.

A gauche de ces pavillons, une rangée de petits bâtiments sont occupés par les services annexes : dépense, cuisines, buanderie (en sous-sol) avec lingerie au-dessus.

Toutes les diverses parties de l'hôpital communiquent entre elles par des galeries couvertes. Suivons le malade dès son entrée par le service des consultations gratuites.

Service des consultations. — Ici, la préoccupation principale doit être d'opérer rapidement la sélection des contagieux, afin de les isoler le plus vite possible.

Cet isolement est réalisé dans une série de petites chambres qui se trouvent à gauche de l'entrée et où l'on fait un examen détaillé du malade; après quoi, on le dirige, s'il y a lieu, sur un des pavillons où nous le retrouverons tout à l'heure.

Les malades non contagieux vont dans une vaste salle d'attente, située dans l'axe du bâtiment, et sont ensuite examinés dans la Consultation qui comprend une salle pour le médecin, une salle de pansements, un vestiaire, deux chambres avec lits nécessaires pour certains examens, une chambre avec lits, baignoire et appareil à douches (spécialement réservée à l'examen des malades atteints d'affections cutanées) et, lui faisant suite, un laboratoire; à côté se trouvent, comme dépendances de l'hôpital, la salle de reconnaissance des morts et la chapelle.

Les étages de tout ce corps de bâtiment servent au logement du personnel infirmier, à la pharmacie, à la photographie; une chambre noire sert pour les services d'ophtalmologie et d'otologie.

Pavillons d'hôpital. — Les deux pavillons sont absolument semblables; chacun d'eux comprend une partie rectangulaire centrale, avec deux étages de chambres d'isolement et, à chaque extrémité, une aile un peu plus large. C'est par celle qui regarde la rue de Vaugirard que se trouvent les perrons d'entrée : latéral pour le malade, terminal pour le médecin. L'autre aile, qui communique, au rez-de-chaussée, avec le jardin d'hiver, comprend des chambres communes pour les convalescents.

Le malade en entrant trouve un vestiaire où il change de vêtements (les siens devant être désinfectés); il est ensuite placé sur un lit et dirigé sur la chambre qu'il doit occuper jusqu'à sa convalescence; un monte-charges amène les lits au premier étage. Le premier étage de l'extrémité d'entrée est occupé par le service de chirurgie : une vaste pièce, qui surplombe le perron, éclairée de tous les côtés, sert aux opérations, en arrière, à droite et à gauche, se trouvent deux chambres annexes, l'une pour la chloroformisation et la stérilisation des instruments, l'autre pour les examens microcospiques rapides. Au deuxième étage loge l'interne de service.

La partie centrale du pavillon se compose, à chaque étage, de douze chambres, desservies par un couloir central. Toute cette partie peut être isolée facilement du reste du pavillon : un couloir la sépare complètement de chaque aile ; de plus, les chambres s'ouvrent sur un large balcon qui est également en relation avec les couloirs des extrémités. Cette dernière disposition permet d'isoler spécialement une chambre déterminée. On peut ainsi obtenir un isolement complet du quartier des contagieux en général, et, en cas de nécessité, réaliser l'isolement absolu d'un malade particulièrement dangereux.

Chaque chambre mérite une description spéciale. Toutes les cloisons, sauf une, sont vitrées : le soleil aide à la désinfection ; la surveillance est facilitée. La cloison non vitrée est un mur creux qui renferme les diverses canalisations d'eau, d'air chaud, de gaz, les fils pour l'électricité. Sur les murs, aucun tuyau saillant ; seulement un jeu de robinets pour l'eau chaude et froide, le gaz, une lampe électrique. Dans un coin, une bouche de chaleur ; ailleurs une bonde ferme l'ouverture nécessaire pour l'écoulement des eaux de lavage. Le parquet est en carreaux de grès cérame ; du grès émaillé revêt les cloisons jusqu'à 1 m. 10 de hauteur. Tous les angles sont arrondis. Le balayage est interdit ; le lavage se fait à grande eau : le parquet et le revêtement en grès des murs peuvent d'ailleurs être frottés à la pierre ponce. La désinfection peut donc s'effectuer dans les meilleures conditions possibles.

Chaque chambre a deux portes se faisant vis-à-vis : l'une sur le couloir central pour le service ordinaire, l'autre sur le balcon pour le service dans le cas d'isolement absolu d'un malade.

Le mobilier est des plus simples : un lit en fer avec sommier métallique flexible, une table de nuit en métal émaillé, une planche fixée au mur et supportant une cuvette également en métal émaillé, un seau, une chaise et un fauteuil vernis : le tout pouvant se laver et se désinfecter facilement.

En un mot, on a cherché à prendre toutes les dispositions pour réaliser le maximum de facilités de désinfection et se mettre dans les conditions d'un minimum de contagion.

L'extrémité postérieure du pavillon comprend, avec l'escalier, le monte-charges, l'office, etc., deux grandes pièces, une par étage, chacune de douze lits, pour les convalescents. La disposition est la même que pour les chambres du service d'isolement : murs creux revêtus, à la base, de grès émaillé, parquets en grès cérame, etc. : le tout facile à laver et à désinfecter.

Le deuxième étage de l'aile des convalescents comprend cinq chambres à deux lits, destinées aux malades accompagnés de leurs parents.

Un des pavillons, celui de gauche, est seul complètement terminé et prêt à recevoir des malades. Ce n'est qu'à l'usage qu'on pourra se rendre un compte exact de ce qu'il peut y avoir de bon ou de mauvais dans les innovations faites, et alors on profitera de l'expérience acquise pour apporter, dans l'agencement du second pavillon, telles modifications qui seront jugées utiles.

Ce second pavillon sera aménagé dans le courant de l'année prochaine, 1901, et sera mis en service tout de suite.

Tel est l'Institut Pasteur dans son ensemble actuel. Il représente, comme on voit, une œuvre d'initiative privée, soutenue et guidée par la bienveillance générale. On ne voudrait pas dire que c'est parce qu'il ne dépend pas de l'État qu'il a pu prendre si vite de si grands développements. Et pourtant il doit beaucoup à cette indépendance. Il n'y a pas de tutelle, si autorisée et si bienveillante qu'elle soit, qui vaille la liberté.

Les *collections microbiennes de l'Institut Pasteur,* exposées dans des vitrines spéciales par M. le docteur Jean Binot, chef de laboratoire, étaient les suivantes : « Les pires maladies sont là, sous verre, a fait observer M. le docteur Marcel Baudoin (*Gaz. méd. de Paris,* 14 juillet 1900), les microbes de la pneumonie, de la peste, de la morve, de l'actinomycose, du charbon, de la tuberculose, de la fièvre typhoïde, du choléra et le reste : cent microbes variés, représentent tout un arsenal d'armes homicides que les enseignements de Pasteur ont appris à transformer en remèdes, en armes de défense. »

1° *Grande vitrine de gauche, à l'entrée.* — Cette vitrine contenait 322 boîtes plates de Roux, mesurant 0 m. 12 de largeur sur 0 m. 05 d'épaisseur et 0 m. 26 de hauteur. Chacune de ces boîtes contenait, sur l'une des deux plus larges faces internes, une mince couche d'un milieu nutritif (gélose ordinaire au bouillon peptonisé, gélose glycérinée, gélose sucrée peptonisée, gélose au moût de bière, à l'infusion de foin, etc.) sur lequel avait été ensemencée une espèce microbienne qui, après complet développement, avait été fixée et stérilisée par l'aldéhyde formique.

2° *Grande vitrine de droite, à l'entrée.* — Cette vitrine contenait 14 râteliers de 34 tubes chacun, soit 476 tubes.

Ces tubes renfermaient les milieux de culture les plus variés, ensemencés de diverses espèces microbiennes.

Ces râteliers étaient placés sur le devant des tablettes, et au fond étaient disposées 140 boîtes de culture, semblables à celles de l'autre vitrine.

Toutes ces cultures ont été faites par le docteur Jean Binot et montraient les espèces et variétés suivantes[1] :

BACTÉRIES.

BACILLES.

Bac. Alvei (deux variétés).
— du Charbon humain.
— du Charbon ovin.
— du Charbon équin.
— du Charbon porcin.
— du Charbon aviaire (Lewin).

Bac. du Charbon symptomatique.
— Anthracoïdes.
— Arborescens.
— Aureus.
— du Botulisme de Van Ermenghen.
— Caudicans.
— Capsulatus.
— Capsulatus septicus.

---

[1] Dans cette nomenclature, nous conservons les noms des origines, c'est ainsi que certains sont en latin, d'autres en français.

Bac. du Choléra des poules.
— Cœruleus.
— Coli (variétés humaines et animales de dif-
    férentes origines.
— de la diphtérie :
    Origine aviaire.

Origine humaine { Américaine.
variétés :   Privas.
             261 Institut Pasteur.

— Pseudo-diphtérique.
— de la Diphtérie des oiseaux.
— Ellenbachi.
— Enteritidis de Gaertner.
— Enteritidis Sporogenes.
— Fluorescens albus.
— Fluorescens aureus.
— Fluorescent liquéfiant des eaux (plusieurs
    variétés).
— Fluorescent non liquéfiant des eaux.
— Fuscus.
— de la Fièvre jaune : origine Sanarelli.
— de la Fièvre jaune : origine Havelburg.
— Indicus ruber.
— Janthinus.
— Latericens.
— Luteus sporogenes.
— de la Lymphangite ulcéreuse.
— de la Morve.
— Megatherium.
— Mesentericus flavus.
— Mesentericus fuscus.
— Mesentericus vulgatus.
— Mesentericus ruber.
— Mesentericus niger.
— de la Septicémie des souris.
— de la Septicémie des lapins.
— de la Septicémie des furets.
— de la Septicémie des veaux (Thomassen).
— de la Septicémie des rats (Danysz).
— Suisepticus.
— Suipestifer.
— du Hog Choléra.
— de la Swine Plague.
— Mycoïdes roseus.
— Muscoïdes.
— Ochraceus.
— de l'Ozène Perez.
— de l'Ozène Lœwenberg.
— de la Pneumonie (Pneumocoque de Talamon).

Bac. de la Pneumonie (Frankel).
— Pneumobacille Friedlander (différentes ori-
    gines).
— de la Peste bubonique (différentes origines).
— Proteus mirabilis.
— Proteus vulgaris.
— Proteus Zenkeri.
— Proteus Zopfii.
— de la Pseudotuberculose ovine (Preisz).
— de la Pseudotuberculose cocco bacillaire (di-
    verses origines).
— de la Psittacose.
— Putrificus (Bienstok).
— Prodigiosus.
— Pyocyanique (variétés A. P. S. F.).
— Pyocyanique noir de Charrin.
— Radicola (différentes origines).
— du Rhinosclérome (origine del Rir).
— du Rhinosclérome (origine Wissocowitch).
— du Rouget des Porcs.
— Rosaceus metalloïdes.
— Rouge de Miquel.
— Rouge de Kiel.
— ruber Plymuthicus.
— Subtilis.
— de la Schweinseuche.
— du Tétanos.
— Typhique (nombreuses variétés de diverses
    origines : rates humaines, selles, eau, etc.).
— de l'Influenza.
— Ureœ.
— Violaceus.
— Vert de l'eau.
— de la Diarrhée verte.

VIBRIONS CHOLÉRIQUES ET PARACHOLÉRIQUES.

VIBRIONS CHOLÉRIQUES :
— épidémie de Cassino.
— épidémie de Prusse Orientale.
— épidémie de Paris 1884.
— épidémie de Hambourg 1892.
— épidémie de Nasick.
— épidémie de Bombay 1897.
— épidémie de Constantinople.
— épidémie de Massaouah, etc.

VIBRIONS PARACHOLÉRIQUES :
— Denecke.

Vib. Finckler.
— Metchnicovi.
— Dunbar 1893-1896.
— Phosphorescents, etc.

Spirillum rubrum.
Spirillum volutans.

BACILLES TUBERCULEUX ET PARATUBERCULEUX.

BACILLES DE LA TUBERCULOSE :
— Humaine (différentes origines).
— dn cheval.
— bovine.
— aviaire.
— porcine.
— de la carpe (Dubard).

BACILLES PARATUBERCULEUX :
— de Grassberger.
— de Rabinowicth.
— de Binot.
— de Marpmanu.
— de Korn I et II.
— de Moller Timothé.
— de Moller Mist.

MICROCOQUES.

Micr. Agilis ruber.
— Agilis citreus.
— Brisou.
— brunneus.
— carneus.
— cinnabareus.
— concentricus.
— cremoïdes.
— cretaceus.
— eburneus.
— gonocoque.
— luteus.
— luteolus.
— melitensis (fièvre de Malte).
— staphylocoque blanc ⎫
— staphylocoque doré ⎬ différentes origines.
— staphylocoque citreus ⎭
— streptocoque pyogène (différentes variétés).
— streptocoque de la mammite contagieuse des
  vaches.

Micr. streptococcus giganteus.
— streptococcus tyrogenus.
— rosaceus.
— tétragène (différentes origines).
— tétragène ruber.
— urea.

SARCINES.

Sarc. Alba.
— aurentiaca.
— erythomyxa.
— flava.
— fuscescens.
— livida.
— lusea.
— marginata.
— mobilis.
— pulchra.
— pulmonum.
— rosea.
— superba.
— velutina.
— ventriculi.

MICROBES DU LAIT ET DES FROMAGES.

Bac. rouge du fromage de Brie.
Coccus jaune.
Différentes variétés de Tyrothrix de Duclaux.
Bac. lactis aerogenes.
— cyanogenes.
— der bittere milch.
— lactis de Flügge I.
— lactis de Flügge III.
— lactis de Flügge V.
— lactis de Flügge VI.
— lactis de Flügge VII.
— lactis de Flügge X.
— lactis de Flügge XII.
— lactis erythrogenes.
— synxanthus.
— lactis niger.
— setasum.
Micrococcus Freudenreichii.
— luteolus.

STREPTOTHRICÉES.

Streptothrix du pied de Madura.
— du farcin du bœuf.

Str. de l'eau de l'Institut Pasteur (Binot).
— de l'eau de Toulon (Girard),
— de l'eau (origine Degarse).
— de l'eau (origine Matrat).
— Eppinger.
— Rivieri.
— du Vaccin (Sabrazès).
— de Deci.
— de Coyon.
— Capreæ.
— chromogenes.

Str. cinereo-niger.
— Gabritschewskyi.
— Graminearum.
— de Berestnew.
— niger.
— odoriferans.
— orangicus.
— pluricolor.
— violaceus.
— de Vallée.
— Rouxii.

LEVURES.

Levures pathogènes (origines) :
— Curtis.
— San Felice { lithogenes. / neoformans.
— Lucet.
— Binot.
— Plimmer.
Levures de lactose : Kayser.
— Duclaux.
— Adametz.
Levures des vins (différentes variétés).
Levure de bière (différentes variétés).
Saccharomyces anomalus.
— apiculatus.

Sac. brunneus.
— cerevisæ (plusieurs variétés).
— ellipsoideus.
— exiguus.
— logos.
— Ludwigii.
— Mali.
— Marxianus.
— membranaefaciens.
— niger.
— Rouxii.
— Pastorianus I et II (Hansen).
— octasporus.
— Pombe.

HYPHOMYCETES.

Achorion Schoenleinii.
Aspergillus candidus.
— flavus.
— fumigatus.
— glaucus (différentes variétés).
— niger.
— novus.
— Oryzæ.
— Ostianus.
— varians.
— Wentii.
Botrytis Bassiana.
— cinerea.
Dematium pullulans.
Eurotium malignum.
Isaria destructor.
Microsporum Audouini.
Monilia candida.

Mucor corymbifer.
— javanicus.
— mucedo.
— pusillus.
— pyriformis.
— rhizopodiformis.
— spinosus.
— stolonifer.
Favus humain.
— de l'âne.
Nectria cinnabarina.
Oïdium albicans.
— lactis.
— luteum.
Penicillium brevicaule.
— glaucum.
— italicum.
— luteum.

Pen. olivaceum.	Pen. blanc.
Phycomyces nitens.	— violet.
Sporotricum globuliferum.	— aviaire.
Trichophyton atractophoron.	— du cheval.

Soit en tout 271 espèces.

N. B. Les espèces ci-dessus énumérées ne représentent qu'une partie des collections de l'Institut Pasteur qui, au début de l'Exposition de 1900, renfermaient environ 600 espèces et variétés.

L'Institut Pasteur de Lille, créé le 9 novembre par la Ville de Lille à l'aide de fonds recueillis par souscription publique dans les départements du Nord et du Pas-de-Calais, est dû à l'active énergie et à l'initiative de M. le Dʳ Calmette. Reconnu comme établissement d'utilité publique le 12 avril 1898, il a pour objet :

1° La préparation des sérums thérapeutiques et des vaccins préventifs des maladies virulentes et contagieuses de l'homme et des animaux ;

2° La délivrance, à titre gratuit, des sérums thérapeutiques et des vaccins aux établissements hospitaliers et aux services d'hygiène ou d'assistance médicale gratuite de la région du Nord ;

3° Le traitement de la rage après morsures, d'après la méthode Pasteur ;

4° L'étude des maladies virulentes et contagieuses de l'homme et des animaux ;

5° L'étude des applications industrielles et agricoles de la microbiologie ;

6° L'enseignement des méthodes bactériologiques appliquées à la médecine et à l'industrie.

Il est dirigé par M. le Dʳ Calmette, assisté d'un Conseil d'administration et de perfectionnement. Nous extrayons du compte rendu annuel de ses travaux, en 1900, les renseignements ci après :

Les services de l'Institut Pasteur comprennent actuellement les divisions suivantes :

1° Le laboratoire de bactériologie médicale (vaccinations contre la rage après morsures et analyses des produits pathologiques divers adressés à l'Institut par les médecins et par les services d'assistance médicale gratuite) [*Diphtérie, tuberculose,* etc.] ;

2° Le laboratoire des sérums thérapeutiques et des vaccins (Préparations des sérums antidiphtérique, antitétanique, antivenimeux, de la tuberculine, du vaccin animal antivariolique, des vaccins contre le charbon bactéridien, et contre le rouget des porcs) ;

3° Le laboratoire de bactériologie agricole. Études de physiologie et de pathologie des plantes de grande culture ;

4° Le laboratoire de physiologie générale ;

5° Le laboratoire de chimie physiologique ;

6° Le laboratoire de fermentations industrielles.

Enfin les services administratifs comportant un secrétaire-comptable et un secrétaire adjoint.

Laboratoire des sérums thérapeutiques et des vaccins. — L'Institut a préparé et distribué aux services d'assistance médicale et aux établissements hospitaliers de la région les sérums antidiphtérique, antistreptococcique et antitétanique.

Il a préparé pour les départements, les colonies et les pays étrangers, où les serpents venimeux font chaque année de nombreuses victimes, le sérum antivenimeux.

La production de ces divers sérums a été la suivante pour l'année 1900 :

	DOSES DE 10 CENTIM. CUBES.
antidiphtérique	6,493
Sérum — antistreptococcique	1,427
antitétanique	562
antivenimeux	3,843

Une partie importante de ces sérums a été délivrée à titre onéreux aux pharmaciens et à l'étranger. Le produit de cette cession a été versé à la caisse de l'Institut et figure dans notre budget de 1900, aux chapitres des recettes pour une somme de 35,288 francs.

Les divers vaccins préventifs de la variole, de la fièvre charbonneuse, du rouget des porcs, la tuberculine et la malléine, et le sérum antitétanique pour les chevaux, ont été l'objet d'une consommation de plus en plus importante que les tableaux ci-après montrent nettement.

Le contrôle de l'activité préventive et du pouvoir antitoxique des divers sérums et vaccins préparés par l'Institut fait l'objet des préoccupations essentielles et constantes du personnel spécialisé attaché à ce laboratoire. Il est effectué sous la direction et la responsabilité du directeur, avec la collaboration du vétérinaire chef du laboratoire.

Pour ce qui concerne le sérum antidiphtérique, le contrôle est fait en mesurant, d'une part, le pouvoir préventif d'après la méthode du Dr Roux; d'autre part, le pouvoir antitoxique d'après la méthode du prof. Ehrlich, de l'Institut de médecine expérimentale de Francfort. Le prof. Ehrlich lui-même a l'obligeance de comparer l'activité de nos toxines d'épreuve à celles qu'il emploie et de nous en déterminer le titre par rapport à celles qu'il utilise pour le contrôle des sérums allemands. Nous utilisons aussi, pour nos mesures, le sérum étalon de Francfort que le même savant met à notre disposition : nous nous assurons de la sorte toutes les garanties désirables.

Le sérum antidiphtérique n'est jamais distribué s'il ne possède pas un pouvoir préventif tel que les cobayes du poids de 500 grammes environ soient préservés par 1/500 de centimètre cube de sérum contre une dose de culture de bacille de la diphtérie sûrement mortelle en quarante-huit heures pour les témoins du même poids qui n'ont pas reçu de sérum.

Ce même sérum contient au minimum 1,500 à 2,000 unités antitoxiques par dose de 10 centimètres cubes.

Le contrôle des sérums antitétanique et antivenimeux est effectué d'après les mêmes règles.

Celui du vaccin jennérien, pour la variole, est assuré par la méthode d'inoculation au lapin. Le vaccin n'est broyé et mis en tubes que lorsque cette épreuve a témoigné de ses qualités de virulence.

Pour la préparation des divers sérums, l'Institut possède actuellement 17 élèves.

Vaccinations contre la rage après morsures. — En 1900, 252 personnes mordues par des chiens ou d'autres animaux atteints de rage ont suivi le traitement préventif pasteurien à l'Institut. Le traitement a toujours été gratuit, quelle que fût la provenance du malade.

Laboratoire de bactériologie médicale. — Le laboratoire de bactériologie médicale est spécialement chargé des analyses au diagnostic des maladies infectieuses (diphtérie, tuberculose, pneumonie, fièvre puerpérale, etc.) et aux examens bactériologiques demandés par les services de l'Assistance médicale gratuite, les hôpitaux et hospices des départements du Nord et du Pas-de-Calais et par les médecins.

Pendant les années précédentes, il effectuait, à titre onéreux, les analyses demandées par les médecins pour leur clientèle payante. Mais actuellement il n'en est plus ainsi.

Depuis 1898, le nombre des jeunes médecins et pharmaciens, élèves de nos laboratoires, qui ont appris à faire eux-mêmes ces analyses, indispensables pour établir les diagnostics avec précision, s'est considérablement accru. Il en existe maintenant à peu près dans toutes les villes importantes de la région, et même dans beaucoup de petites localités à la campagne, qui sont assez familiarisés avec les méthodes pasteuriennes pour pouvoir se dispenser de nous envoyer les produits pathologiques de leurs malades. Les diagnostics bactériologiques peuvent ainsi être précisés très rapidement, au grand avantage des malades et des médecins.

Dans ces conditions nous avons pensé qu'il était préférable de laisser aux médecins et aux pharmaciens qui ont acquis des connaissances bactériologiques, le soin de faire eux-mêmes leurs analyses, avec les avantages pécuniaires que celles-ci peuvent procurer dans la clientèle payante.

Nous n'acceptons plus maintenant d'effectuer à titre onéreux que celles qui nous sont demandées par les pharmaciens eux-mêmes, dans le but de leur être utile, mais nous continuons bien entendu à assurer à titre gratuit le service des analyses pour l'Assistance médicale, les hôpitaux, hospices et établissements de bienfaisance.

C'est ainsi que, pendant l'année 1900, l'Institut a effectué gratuitement 195 analyses relatives au diagnostic de la diphtérie, 192 relatives à la tuberculose, à la pneumonie ou à la fièvre puerpérale, et 170 relatives à diverses autres maladies infectieuses de l'homme ou des animaux.

Office vaccinal. — Pendant l'année 1900, l'Office vaccinal a employé comme vaccinifères 28 génisses âgées de un à deux ans.

Des 28 animaux utilisés pour la production du vaccin, 2 reconnus tuberculeux par l'injection de tuberculine ont été envoyés à l'abattoir.

Quatre dont l'état général n'était pas satisfaisant n'ont pas servi de vaccinifères.

Les 22 génisses restantes ont fourni un total de 33,020 tubes de 5 à 10 vaccinations.

Laboratoires de sérums et vaccins. — On a fourni, pour l'agriculture, en 1900, 1,925 doses de tuberculine, 295 de malléine, 2,246 de vaccin anticharbonneux, 635 contre le rouget des porcs; 7,420 flacons de 10 centimètres cubes de sérum antitétanique pour l'agriculture, 751 doses de 10 centimètres cubes de sérum antistreptococcique également pour l'agriculture.

Service des analyses bactériologiques d'eau. — Ces analyses sont effectuées gratuitement pour les services publics et à titre onéreux pour les particuliers. Les frais d'analyses payés par ceux-ci sont versés à la caisse de l'Institut. Une instruction spéciale est adressée à toutes les personnes chargées de faire des prélèvements d'échantillons, pour que ceux-ci parviennent à l'Institut dans le plus bref délai possible et sans avoir pu être contaminés, pendant le trajet, par d'autres microbes que ceux contenus dans les échantillons eux-mêmes. 324 analyses bactériologiques ont été ainsi effectuées en 1900.

Laboratoires de physiologie générale, de chimie physiologique et de fermentations industrielles. — Ces laboratoires, exclusivement consacrés aux recherches nouvelles qui intéressent la médecine, l'hygiène et l'industrie, ont reçu pendant l'année 1900 de nombreux élèves français et étrangers, médecins, vétérinaires ou ingénieurs qui sont venus y travailler pour apprendre la technique bactériologique et pour y faire des études plus particulièrement relatives aux industries de fermentation (brasserie, distillerie, tannerie, vinaigrerie, teinturerie, etc.) qui intéressent la région du Nord.

Quelques-uns de ces élèves ont été envoyés en mission, soit par le gouvernement, soit par des industriels, dans les pays étrangers, à la suite et en vue de l'application pratique des travaux entrepris par eux dans notre Institut. C'est ainsi que l'un d'entre eux est allé aux Antilles pour y perfectionner l'industrie du rhum; un autre s'est rendu à la Réunion pour y combattre la peste bovine; deux autres ont été envoyés dans l'Inde et en Indo-Chine pour y étudier la fabrication de l'indigo. Enfin un jeune médecin hollandais est parti pour Java après avoir fait dans nos laboratoires un travail important sur la peste.

Les élèves étrangers qui sont venus travailler pendant l'année 1900 dans nos laboratoires ont été au nombre de huit, se répartissant ainsi :

Belge	1	Anglais	2
Hollandais	1	Chilien	1
Italien	1	Américain	1
Suisse	1		

Laboratoire de microbiologie agricole. — Nous avons entrepris, il y a quelques mois, avec l'appui bienveillant du Ministère de l'Agriculture qui nous a fourni sur les fonds du pari mutuel les sommes nécessaires à cet effet, l'organisation d'une station de végétation destinée à rendre les plus grands services à notre région agricole du Nord. En créant à l'Institut Pasteur ce laboratoire spécial sous la direction particulière de M. Boullanger, ingénieur agronome, notre but a été de doter les départements du Nord et du Pas-de-Calais, départements agricoles par excellence, d'un rouage analogue à la station d'essais de végétation annexée en Allemagne à toutes les stations agronomiques importantes.

Le rôle de cette station est d'abord d'étudier les grands problèmes de la chimie du sol et d'en tirer des conséquences pratiques intéressantes pour l'agriculture. Ces problèmes si importants reposent presque tous sur des questions d'ordre bactériologique, et ont été jusqu'ici très négligés en France; tandis que les autres pays, notamment l'Allemagne et l'Amérique, ont installé pour leur étude des laboratoires spéciaux dans les stations agronomiques.

La station de végétation a également pour objet d'étudier les maladies microbiennes des plantes, les moyens de les détruire et de s'en préserver. Nos cultures sont en effet de plus en plus envahies par les maladies parasitaires et il devient urgent de posséder contre elles une organisation défensive.

L'outillage de la station comprendra : 1° un laboratoire de chimie et de bactériologie; 2° une halle de végétation dans laquelle peuvent être exécutées des cultures en pots, des expériences relatives à la chimie et à la bactériologie agricoles, ainsi que des démonstrations pratiques et applications rationnelles d'engrais chimiques; 3° une serre chaude, comprenant une série de chambres chauffées à températures variables, pour les études des maladies parasitaires des plantes. Ces diverses constructions seront terminées très prochainement, et dès le commencement de l'hiver nous pourrons entreprendre, dans cette station unique en France, des travaux sur ces importantes questions, et nous ferons tous nos efforts pour que ces études conduisent à des résultats utiles à l'agriculture de la région du Nord.

Le budget de l'Institut Pasteur de Lille se chiffre, en recettes et en dépenses, pour 1900, par une somme de 230,709 fr. 85, dont 119,954 fr. 75 de subventions et recettes diverses, et 110,755 fr. 10 de recettes extraordinaires.

L'Institut Pasteur de Tunis fut tout d'abord fondé, le 17 septembre 1893, sous la direction de M. le Dr Loir, en vue d'aider les viticulteurs tunisiens à améliorer leurs procédés de vinification. M. Loir y adjoignit successivement un laboratoire de bactériologie, un institut antirabique, un centre vaccinogène, un service antidiphtérique et un service de sérodiagnostic de la fièvre typhoïde.

Laboratoires publics de diagnostics bactériologiques. — En France, dès l'introduction du sérum de Roux, la Ville de Paris créa, à l'Hôtel de Ville, un laboratoire d'examens bactériologiques gratuits.

D'autres laboratoires furent fondés au Havre, à Nancy, à Lyon, à Lille. Ce dernier est bientôt devenu, entre les mains de M. le Dr Calmette, nous venons de le voir, une succursale de l'Institut Pasteur de Paris.

C'est à la ville de New-York que l'on doit l'institution la plus développée, créée en vue des analyses bactériologiques des produits recueillis par les médecins. Cet institut, déclare M. Malvoz, est un des modèles du genre. Le personnel se compose de plusieurs bactériologistes éprouvés; la dotation annuelle dépasse de très loin tout ce que nous connaissons en Europe. L'institution s'occupe non seulement des analyses bactériologiques, mais elle tient à la disposition du public des médecins chargés de faire les injections de sérum thérapeutique, de diriger les opérations de désinfection, etc.

Mais, tandis qu'à Hambourg et dans d'autres villes allemandes et russes, telles que Varsovie, les services de tous genres rendus par les laboratoires publics de bactériologie décidèrent les autorités à consacrer définitivement ces institutions en les dotant d'une organisation autonome, en Belgique ils restèrent pendant quelque temps encore dans une situation provisoire: les laboratoires universitaires de Gand et de Liège conservèrent leur caractère d'établissements purement scientifiques, ne pratiquant qu'occasionnellement les analyses demandées par les médecins et les autorités communales.

Ce fut l'application du sérum antidiphtérique ou traitement du croup, en 1894, qui démontra la nécessité pour les pouvoirs publics de mettre à la disposition du corps médical les moyens scientifiques d'établir le diagnostic de la diphtérie et d'instituer les mesures prophylactiques.

De tous côtés on fit effort pour organiser des instituts de diagnostics bactériologiques.

Ainsi que le fait très justement observer M. le Dr Malvoz, la création de laboratoires publics d'analyses bactériologiques est relativement récente. C'est la grande épidémie cholérique de l'Europe occidentale, en 1891-1892, qui a attiré l'attention des autorités sanitaires sur la nécessité de mettre à la portée des médecins les moyens d'assurer le contrôle indispensable de leurs diagnostics. Ce sont les enseignements de l'épidémie cholérique qui décidèrent le Sénat de Hambourg à fonder un institut public de diagnostics bactériologiques à la disposition des médecins et des autorités sanitaires. Dans le reste de l'Allemagne, on avait également organisé, soit dans les hôpitaux, soit dans certains instituts universitaires, des laboratoires d'analyses bactériologiques qui rendirent bientôt les plus grands services.

En Belgique, dès que le choléra eut été signalé à Anvers, le Gouvernement informe le corps médical que les laboratoires de Gand et de Liège étaient chargés des analyses de déjections et d'eaux suspectes au cours de l'épidémie.

Des instituts régionaux de bactériologie ont été créés dans certaines provinces belges (Anvers, Brabant, Flandre orientale, Liège et Hainaut), dans le but d'assurer le diagnostic bactériologique des maladies infectieuses de l'homme et des animaux (diphtérie, tuberculose, fièvre typhoïde, pneumonie, affections purulentes, charbon, morve, tétanos, rage, etc.) et de permettre ainsi de prendre rapidement toutes les mesures prophylactiques que les divers cas comportent.

Ce service public est assuré par les gouvernements provinciaux. Il est absolument gratuit pour les médecins, vétérinaires et les autorités intéressées: bourgmestres, commissions médicales, etc. De plus, il existe un service d'analyses bactériologiques des eaux, soit qu'elles soient suspectes au point de vue épidémiologique, soit qu'il s'agisse simplement d'établir si elles sont propres à l'alimentation. Un des avantages immédiats de cette organisation est de permettre l'application d'une sérothérapie judicieuse.

Indépendamment de ces services généraux, les laboratoires situés dans les provinces frontières sont éventuellement chargés de surveiller tout spécialement l'introduction des maladies infectieuses d'importation : peste, choléra.

Les instituts de bactériologie s'occupent aussi du diagnostic microscopique des maladies parasitaires : ankylostomaxie, trichinose, etc., et, d'une façon générale, de toute recherche microbiologique ou microscopique intéressant l'hygiène et la salubrité publique.

Dans le but de faire connaître l'organisation spéciale des instituts régionaux de bactériologie en Belgique, MM. les Drs Herman, directeur de l'Institut bactériologique de Mons, Malvoz, directeur de celui de Liège, et Trétrop, directeur de celui d'Anvers, ont exposé des tableaux microphotographiques donnant une idée des travaux et des recherches que chaque institut est appelé journellement à exécuter, ainsi que des exemplaires de leurs publications scientifiques.

En 1899, le laboratoire de bactériologie de la province de Brabant, à Bruxelles, a fait 462 recherches se décomposant comme suit :

Analyses de produits diphtéroïdes, 104; analyses de produits tuberculeux, charbonneux, gonococciques, 156; épreuves de séro-diagnostic, 10; analyse d'eau, 102. Le subside provincial a été de 5,000 francs.

A Louvain, le laboratoire spécial a pratiqué 657 recherches, dont : analyses d'eau, 64; analyses de produits diphtéroïdes, 8; analyses de crachats, 565; analyses de pus, 5; analyses de charbon, 2; inoculations de rage, 2; analyses d'urines, 7; séro-diagnostics, 4. Le subside provincial a été de 5,000 francs.

A Gand, 1,242 recherches ont été effectuées par le laboratoire de bactériologie, savoir : 92 analyses de produits diphtéroïdes; 416 analyses de produits tuberculeux, charbonneux, morveux, gonococciques, etc., 75 épreuves de séro-diagnostic de la fièvre typhoïde; 2 inoculations expérimentales par diagnostic de la rage, et 657 analyses d'eau. Subside : 4,000 francs.

C'est à partir du 1er janvier 1896 que le laboratoire batériologique de la province de Liège a fonctionné officiellement. Cet exemple a porté ses fruits. La province de Brabant a chargé les instituts bactériologiques des Universités de Bruxelles et de Louvain de pratiquer les analyses demandées par les médecins. Dans la province d'Anvers, un service a été créé récemment. M. le D^r van Ermengen dirige un laboratoire provincial d'analyses bactériologiques à Gand. La province du Hainaut possède, depuis le 1er janvier 1897, un institut bactériologique. La Flandre occidentale subventionne les laboratoires des autres provinces auxquels ses praticiens soumettent les produits de leurs malades. Enfin, les provinces de Namur et de Limbourg donnent un subside annuel à l'Institut de Louvain pour ce service.

Les principales fonctions de ces instituts bactériologiques sont les suivantes : 1° analyse des produits diphtéroïdes; 2° service de l'analyse des produits cholériformes; 3° séro-
diagnostic de la fièvre typhoïde; 4° analyse des divers produits infectieux; 5° analyses
d'eaux; 6° ankylostomosie; 7° service de la rage; 8° service de la peste.

Pour la province du Hainaut, le laboratoire a pratiqué 1,385 analyses, dont :
328 analyses d'eaux; 138 de produits diphtéroïdes; 480 de produits tuberculeux;
368 de divers produits morbides, et 71 recherches d'ankylostomes dans les déjections
des mineurs. Subside : 6,800 francs.

Pour la province du Limbourg, on a fait 89 analyses, savoir : 42 analyses d'eaux;
2 séro-diagnostics; 2 analyses de produits diphtéroïdes; 39 de crachats et 4 divers.
Subside : 1,000 francs.

A Liège, le laboratoire bactériologique a procédé à 2,129 analyses et recherches,
subdivisées comme il suit : 34 analyses de produits diphtéroïdes; 674 de produits
tuberculeux, charbonneux, morveux, gonococciques; 129 épreuves de séro-diagnostic
de fièvre typhoïde; 424 recherches d'ankylostomes; 26 inoculations expérimentales
par diagnostic de la rage; 528 analyses d'eau et 52 opérations de désinfection dans
des villages. Son budget a été de 10,450 francs.

Enfin, pour la province de Namur, il a été pratiqué 333 analyses, soit : 181 pour
des eaux; 122 pour des crachats; 15 pour des produits diphtéroïdes; 7 analyses depuis
et 8 analyses d'urines. Subside provincial : 400 francs.

Comme directeur de l'Institut d'hygiène de l'Université de Vienne, M. le professeur
Max Gruber a exposé :

1° Trois volumes renfermant plus de 150 mémoires, brochures et articles dus à ses
élèves et à lui;

2° Cinq tableaux qui représentent :

a. La méthode de culture pure des anaérobies dans la gélatine nutritive, méthode
excellente qui fut, en 1886, lorsqu'elle fut découverte, la première méthode sûre et
généralement applicable pour obtenir d'un mélange des microbes une culture pure des
anaérobies;

b. Les différentes formes des colonies qui sont fournies dans la gélatine nutritive
par les races du vibrion *Proteus*. Ce tableau se rapporte au mémoire de M. G. Firtsch
sur la variabilité du vibrion Proteus (*Archiv. für Hygiene*, 1886), qui apporta les
premières preuves irréfutables en faveur de la doctrine de la variabilité des formes
et des propriétés physiologiques des bactéries, doctrine aujourd'hui universellement
acceptées, mais qui était alors passionnément combattue par la plupart des bactériologistes;

c et d. Deux tableaux représentant le fait de l'agglutination spécifique des bactéries
par les sérums immunisants. L'un représente la réaction macroscopique, l'autre la réaction microscopique, décrits et recommandés par MM. Gruber et Durham, pour le diagnostic des bactéries (*Royal Society of London*, 3 janvier 1896) et pour le séro-diagnostic

des maladies (*Congrès für innero Medicin,* à Wiesbden, avril 1896). C'est M. Max Gruber qui a donné à ce phénomène le nom d'agglutination.

e. Ce tableau donne des spécimens des colonies superficielles développées des anaérobies sur la gélose, preuves de l'excellence de la méthode de culture que Schattenfroh et Grossberger, assistants de l'Institut, ont employée dans leurs importantes recherches sur la fermentation butyrique (*Archiv für Hygiene,* 1900).

M. le Dʳ Paltauf, professeur de pathologie générale à Vienne, directeur de l'Institut sérothérapique de l'État, expose :

Des préparations d'antitoxine diphtérique séchée et épurée, de M. le Dʳ Pock, membre de cet Institut; des précipités des cultures filtrées du bacille d'Eberth, du vibrion cholérique par les sérums spécifiques (antityphique, anticholérique, antipesteux) du Dʳ R. Krauss;

Des tableaux et statistiques sur les résultats du traitement sérothérapique de la diphtérie, en Autriche; sur la mort par la diphtérie à l'hôpital François-Joseph, à Vienne, avant et pendant la période sérothérapique, dus à M. le Dʳ Katz;

Des courbes représentant l'immunisation des chevaux contre la diphtérie, spécialement celles qui ont été établies sans l'intervention de l'antitoxine.

Institut d'hygiène de Turin. — A l'Institut et École de perfectionnement d'hygiène et de police médicale, constitués à l'Université de Turin, sont admis les gradés en médecine, dans l'art de l'ingénieur, l'art vétérinaire, la chimie et la pharmacie, qui désirent compléter leurs études de perfectionnement scientifique, ainsi que ceux qui se préparent aux examens pour les postes de la carrière sanitaire d'État et des communes, et tous ceux qui aspirent au certificat nécessaire pour être nommés agents sanitaires dans les communes du royaume.

Les cours durent toute l'année scolaire pour ceux qui sont inscrits en vue du perfectionnement scientifique, et deux mois (avril et mai) pour ceux qui aspirent au titre d'agent sanitaire.

Les cours annuels comprennent :

Un cours officiel universitaire d'hygiène générale et d'hygiène appliquée à l'art de l'ingénieur;

Un cours libre de police médicale d'épidémiologie;

Des exercices pratiques de physique et de génie sanitaire appliqué à l'hygiène;

Des exercices pratiques de microscopie et de bactériologie appliquée à l'hygiène;

Des exercices pratiques de chimie appliquée à l'hygiène.

L'enseignement pour les officiers sanitaires est fait d'après les règles du décret royal du 29 mai 1898.

Les médecins inscrits au cours annuel devront être munis d'un microscope personnel avec objectif à immersion et ils ont droit à une place spéciale de travail au laboratoire de l'Institut. La taxe de laboratoire est de 150 francs pour l'inscription au cours d'une année et de 100 francs pour le cours des officiers sanitaires.

Les ingénieurs inscrits à ce cours reçoivent particulièrement les enseignements se rapportant aux applications de l'hygiène à l'art de l'ingénieur.

Un certificat constatant leur assiduité « e del profitto dimostrato » est délivré aux auditeurs de ces cours.

Le professeur Pagliani (de Turin) présente les plans de l'Institut d'hygiène de l'Université de Turin dont il est le créateur et qu'il dirige actuellement.

Il expose aussi une série de publications de la Direction de la Santé publique, au Ministère de l'Intérieur, de 1887 à 1896, époque pendant laquelle il a été à la tête de ce service (qu'il a également créé) et pendant laquelle furent préparés et publiés les lois et les règlements sanitaires qui sont encore en vigueur en Italie. On y trouve les rapports faisant annuellement connaître les progrès de l'application des nouvelles dispositions sanitaires ainsi que les résultats obtenus.

On y trouve aussi les travaux accomplis par le personnel scientifique des laboratoires de la Santé publique, fondés et dirigés, avec l'École de perfectionnement de l'hygiène publique, par le professeur Pagliani, à Rome, comme annexe de la Direction de la Santé publique, de 1888 à 1896.

Les tableaux présentés par l'Inspection actuelle de la Santé publique au Ministère de l'Intérieur, et qui comprennent le mouvement statistique, démographique du royaume et les dessins des stations sanitaires élevées presque toutes sous la direction et par le professeur Pagliani, complètent ce qui a été fait en Italie, sous la direction technique de ce dernier, avant et après la promulgation de la loi sanitaire du 23 décembre 1888.

Deux grandes cartes topographiques de la ville de Rome la représentent en 1870 et en 1900. C'est la démonstration sensible du développement des nouvelles constructions et des assainissements apportés dans l'intérieur après l'installation du Gouvernement italien dans la capitale du royaume.

Un tableau graphique indique le mouvement démographique (mortalité, natalité, accroissement de la population). On y voit que la population augmente d'année en année et que, en rapport avec cette augmentation, et bien qu'il résulte une diminution dans le p. 1,000 de vitalité et de mortalité, la natalité est toujours supérieure à la mortalité, tandis qu'auparavant bien souvent la mortalité était supérieure à la natalité.

Il s'agit de plusieurs millions que les Gouvernement italien, la ville et les particuliers ont dépensés pour l'amélioration de la ville. L'assainissement du Tibre est une des plus grandioses œuvres du siècle.

Deux cartes murales représentent: l'une, la ville de Naples en 1860 et les accroissements et assainissements opérés depuis, pour démontrer les améliorations apportées par le Gouvernement et la ville dans ces dernières années; l'autre, la distribution des eaux du Serino.

Des cartes moins grandes représentent, en détail, la nouvelle construction des égouts et leur distribution dans la ville, ainsi que les travaux importants, et presque sans comparaison dans d'autres villes, de démolition et reconstruction.

Il en est de même pour les villes de Gênes, de Turin, de Palerme, de Milan.

On ne saurait trop signaler cet élan très louable et très remarquable pour améliorer leurs conditions sanitaires depuis la constitution du royaume d'Italie.

Le professeur Gulgi (de Pavie) présente un grand nombre de photographies obtenues directement des préparations microscopiques de sang malarique. Ces photographies comprennent toute la série des recherches très patientes et précises de M. Gulgi sur le développement du parasite de la malaria, qui complétèrent la découverte de l'hématozoaire du paludisme, due à Laviran.

Le professeur Grossi (de Rome) expose, d'autre part, une série de photographies obtenues directement ou par des dessins à la chambre claire d'Abba, en particulier sur les plus récents travaux de l'auteur relatifs à la diffusion des parasites de la malaria par les anophiles, qui apportèrent une très importante contribution aux connaissances sur l'étiologie de la malaria.

Allemagne. — M. le professeur Behring, conseiller médical, directeur de l'Institut d'hygiène et de thérapeutique expérimentale de Marbourg, expose un modèle du laboratoire de thérapeutique expérimentale de Marbourg et des collections de préparations et de nouveautés techniques de thérapeutique expérimentale, en particulier de toxines et d'antitoxines sous forme d'échantillons.

La collection comprend : 1° Testgifte : *a* échantillons du virus de tétanos, *b* virus diphtérique ; 2° virus diphtérique sec à haute valeur ; 3° antitoxique du tétanos à haute valeur ; 4° antitoxique diphtérique à haute valeur ; 4° virus de la morve et son antitoxique ; 6° Préparations de virus de tuberculose : *a.* acide de tuberculine, *b.* tuberculosamine, *c.* nucléine de tuberculose, *d.* diverses graisses de bacilles tuberculeux, *e.* divers virus tuberculeux.

Le professeur Behring a fait sur cette collection les remarques explicatives suivantes, d'après la traduction officielle allemande :

« I. *Échantillons de virus.* (Virus tétanique, virus diphtérique.) — Les échantillons de virus ont une importance spéciale pour les travaux de thérapeutique expérimentale au point de vue théorique et pratique.

« Ils sont théoriquement importants à cause de l'exactitude, avec laquelle on démontre en eux l'existence de caractères spécifiques des poisons.

« Pratiquement ils sont de grande importance pour la mesure des antitoxiques à employer comme remèdes.

« Pour ce qui est de ce dernier point, voici ce qu'on en sait actuellement. La valeur antitoxique du sérum antitétanique et du sérum antidiphtérique, qu'on peut acheter, est considérée par nous comme une échelle à laquelle on peut se fier pour juger des effets préservatifs et curatifs de ces préparations. Ces dernières n'ont pas une valeur commerciale correspondante à leur poids ou à leur volume, mais à l'énergie antitoxique d'un centimètre cube de sérum liquide ou d'un gramme de sérum sec dans des conditions déterminées. La mesure de la valeur de préparations antitoxiques, qui n'a rien contre elle, a jusqu'ici toujours échoué à cause des variations de l'énergie toxique, des préparations de poisons qu'on utilisait pour apprécier la valeur quantitative des antitoxiques. Pour diminuer, autant que possible, cette source d'erreurs, on prit un chemin détourné. Partant de ce fait, que le sérum antitoxique, sous sa forme sèche, subit moins de variations quantitatives de ses effets spécifiques, que les préparations de poisons employées jusqu'alors, on a donné à un sérum sec pris comme base un nombre déterminé d'unités antitoxiques (U. A.), par exemple, on a donné à l'antitoxique diphtérique, employé depuis plusieurs années par la station de contrôle de sérum de Prusse, une valeur de 1700 U. A. par gramme. A l'aide de ces U. A. conventionnelles on a mesuré la valeur de neutralisation de l'antitoxique d'une solution de poison prise comme poison échantillon, et de la quantité de 1 centimètre cube.

«Après des épreuves répétées on a pu déterminer la durée de temps pendant laquelle le poison échantillon conserve à peu près intacte sa valeur de neutralisation de l'antitoxique.

«Dans l'intervalle de cette durée, qui varie beaucoup suivant les différents poisons pris pour bases, on a enfin utilisé chacun des poisons types pris à part pour mesurer l'énergie de neutralisation du poison, sur un sérum renfermant une proportion inconnue d'antitoxique.

«Ce procédé peut et doit être amélioré, en raison de sa complication et pour d'autres motifs encore. Remarquons d'abord que la supposition de la constance absolue des préparations types antitoxiques est une base insuffisante. De plus la source d'erreur, qui provient de l'instabilité des préparations de poisons, est diminuée, mais non pas supprimée par le contrôle expérimental cité plus haut. On comprendra aisément que la détermination de la valeur de sérums antitoxiques deviendra plus simple et plus sûre, quand on pourra partir d'un poison type stable.

«Mon virus tétanique type n° V est une solution de poison additionnée d'éléments de conservation, dont la valeur de neutralisation de l'antitoxique est restée constante pendant une période d'observation assez longue; aussi ai-je le droit d'admettre que mon virus tétanique type possède une stabilité presque idéale.

«On peut dire la même chose de mon antitoxique diphtérique type n° 14 d.

«II. *Poison diphtérique à haute valeur.* — L'importance de préparations antitoxiques à haute valeur pour la pratique thérapeutique est aujourd'hui universellement reconnue. Reconnu aussi le fait que des progrès possibles dans la fabrication d'antitoxiques à haute valeur supposent la possession préalable de poisons à haute valeur. Ce qu'on peut faire aujourd'hui dans ce sens avec nos méthodes de recueillir le poison, la préparation D. G. 20 le montrera.

«III. *Préparations de morve et de tuberculose.* — Au courant des dernières années, je me suis efforcé, par une analyse toxicologique et chimique des bacilles tuberculeux, de faire des progrès à la thérapeutique de la tuberculose. Les résultats obtenus ont été plus tard appliqués aux bacilles de la morve.

« Les préparations les plus intéressantes, se rapportant à ces expériences sur la morve et la tuberculose, sont exposées aux numéros 5 et 6.

« Une description détaillée des propriétés des préparations prises à part se trouve dans le volume de mes « Beiträge zur experimentellen Therapie » (Urban et Schwarzenberg, édit. Vienne, 1900), écrit pour l'Exposition universelle de Paris. »

La collection des préparations pour la description des plasmines bactériques, etc., la fermentation zymotique, l'efficacité bactéricide de la lumière et du sérum, exposée par M. le professeur H. Buchner, directeur de l'Institut hygiénique de l'Université de Munich, comprend les préparations suivantes :

1. Verre cylindrique de o m. 5o de haut, contenant le suc cellulaire plasmatique du levain (*Saccharomyces cerevisiae*) obtenu par la méthode de la trituration et du pressurage. (E. Buchner.)

Un verre cylindrique, plus petit, contient le même suc, qui a été porté à 1oo degrés centigrades, ce qui a fait coaguler l'albumine.

2. Fiole à pression, de 1/2 litre, renfermant le même suc plasmastique avec addition de sucre de canne, d'où il résulte une fermentation alcoolique sans cellules de levain vivantes. (E. Buchner.)

3. Verre cylindrique de o m. 5o de haut, contenant le même suc plasmatique, après trois jours de digestion à 37 degrés centigrades, d'où il résulte une digestion automatique par les enzymes protéolytiques contenus dans les cellules. (M. Hahn.). Un verre cylindrique, plus petit, renferme le même suc, qui a été porté à 1oo degrés centigrades. Par suite de la digestion automatique, la coagulation n'a produit qu'un faible dépôt.

4. Verre cylindrique de o m. 25 de haut, renfermant le suc cellulaire plasmatique du bacille de la tuberculose (*Bacillus tuberculosis* Koch), obtenu par trituration et pressurage. (M. Hahn.) Avec cela un échantillon coagulé à 1oo degrés centigrades.

5. Un cadre de bois de o m. 7o de long. sur o m. 5o de large, sur lequel sont disposées 6 plaques de culture rondes, pour montrer l'influence désinfectante de la lumière sur les bactéries. (H. Buchner.)

6. Un autre cadre de o m. 7o sur o m. 5o avec 8 plaques de culture rondes, qui montrent l'influence bactéricide du sérum sanguin. (H. Buchner.)

M. le Professeur Rubner, conseiller intime de santé, directeur de l'Institut hygiénique de l'Université de Berlin, s'est surtout préoccupé d'examens hygiéniques de vêtements. A cet effet il a imaginé et il expose les divers appareils ci-après :

1. Calorimètre de Stefan, modifié pour étoffes par Rubner.

Il sert à déterminer la conductibilité calorique absolue. Il comprend un thermomètre à air, dont le réservoir métallique est placé dans un deuxième cylindre concentrique. Les matières sont placées dans l'espace intermédiaire. Si on plonge l'appareil dans la glace, le thermomètre à air descend d'autant plus vite à zéro, que les matières de l'espace intermédiaire conduisent mieux la chaleur.

2. Sphéromètre d'après Rubner.

Sert à mesurer l'épaisseur de tissus. Est arrangé de telle sorte qu'au moyen d'une vis micrométrique, aidée d'un poids mobile, les mesures d'épaisseur sont possibles, même avec des chargements variables.

3 et 4. Deux appareils pour démontrer la perméabilité des étoffes de vêtements, d'après Rubner.

Servent à des expériences de cours pour démontrer la pénétration de l'air dans des étoffes d'épaisseur différente, ou de la même épaisseur, mais de différent tissage. On fait passer de la lumière au gaz à travers de l'étoffe renfermée dans des capsules métalliques. La flamme du gaz est d'autant plus haute qu'elle rencontre moins de résistance.

5. Appareil expérimental pour mesurer la perméabilité des étoffes d'après Rubner, uni avec le manomètre différentiel de Recknagel.

L'ouverture d'un récipient métallique cylindrique est fermée avec une ou plusieurs couches d'étoffe. Au travers de ces dernières on aspire de l'air au moyen d'un tuyau, la différence de pression est indiquée par un deuxième tuyau qui aboutit à un manomètre différentiel de Recknagel. On arrive à savoir en combien de secondes et avec quelle diminution de pression 5 litres d'air passent par 100 ou 15 centimètres carrés de surface d'étoffe sur 1 millimètre d'épaisseur. On calcule ensuite avec ces chiffres le coefficient de perméabilité.

6. Appareil pour la démonstration de la compressibilité des étoffes, d'après Rubner.

Sur un support se trouve un fer oblique, porteur à ses deux extrémités d'une roulette. Le fer oblique est, d'un côté, réuni par la roulette à une aiguille qui se meut devant un demi-cercle gradué, d'un autre côté, par une corde, à un plateau de pesée à pression. Chacune des graduations correspond à une pression d'environ 1/2 millimètre.

7. Appareil pour la mesure de la grossièreté, d'après Rubner.

Au moyen d'une vis on fait mouvoir sur un traîneau métallique l'étoffe solidement fixée. Sur l'étoffe glisse une pointe acérée qui, par transmission répétée, met en mouvement un levier graphique. Les mouvements sont inscrits sur un tambour noirci qui se meut en même temps que le traîneau.

8. Calorimètre à bras d'après Rubner, uni à un volumètre.

9. Calorimètre à pied d'après Rubner, uni à un volumètre.

Ces deux appareils servent à démontrer l'influence des vêtements sur la déperdition de chaleur. Le second se compose d'un cylindre à doubles parois; le cylindre intérieur est destiné à recevoir le pied ou le bras et peut être aéré. L'espace intermédiaire est relié à un volumètre gradué. Dès que l'appareil se chauffe, l'air se dilate dans le cylindre extérieur fermé et passe dans le volumètre dont il soulève la cloche. Le nombre marqué par l'aiguille devient constant au bout d'un moment.

M. le Professeur P.feiffer, à Königsberg, montré une collection de microphotogrammes de l'Institut royal prussien pour maladies infectieuses, à Berlin, comprenant :
des parasites du sang de la malaria humaine (fièvre tertiaire et fièvre des tropiques) ;
un parasite du singe, genre malaria, découvert par Robert Koch ; des parasites du sang
du pigeon (*Halteridium* Dan.) et du moineau (*Proteosoma* Gr.) aux divers degrés de
leur développement ectogène chez le moustique. Il expose aussi quelques microphotogrammes concernant la variole (en collaboration avec le professeur Frosch (de Berlin).

La maison F. et M. Lautenschlager (Berlin), en collaboration avec Becker (Göttingue),
E. Enslin (Berlin), Leitz (Wetzlar), Schanze (Leipzig) et Zeiss (Jéna), montre un
laboratoire complet pour recherches bactériologiques et, en outre, un laboratoire transportable pour voyages.

Les travaux bactériologiques demandent la propreté la plus méticuleuse et des précautions contre la dispersion de microorganismes, surtout pathogènes, qui peuvent se
transmettre à l'homme. Si, par un hasard malheureux, un tel accident se produit, il
faut rendre immédiatement ces organismes inoffensifs. Cette opération rencontrera
d'autant plus de difficultés que les matériaux contaminés auront plus d'occasions de
glisser dans des coins, de rester accrochés à des surfaces non polies, à des fentes de
tables et caisses, etc., et aussi, plus l'aménagement de la pièce rendra difficile l'entrée
de la lumière et, par là, le travail des yeux.

La lumière n'est pas seulement le meilleur auxiliaire de la propreté, elle est aussi
un des ennemis les plus dangereux des bactéries ; elle aide donc à nettoyer les chambres
de travail, au sens bactériologique. La lumière n'est pas nécessaire seulement pour la
table à microscopes, mais encore pour le laboratoire tout entier. Aussi la peinture des
murs, les outils et la couleur des grands appareils doit-elle être telle que peu de rayons
lumineux soient absorbés, mais que la plupart au contraire traversent l'objet (verre),
ou soient renvoyés par lui (couleurs claires, agréables à l'œil, pour les murs, par
exemple, blanc teinté de gris, de vert ou de bleu). Pour éviter des ombres portées
désagréables, il faut que les parties impénétrables à la lumière des grands appareils
(supports, etc.) soient en matières assez solides pour pouvoir, sans diminuer leur stabilité, être réduites au plus petit volume possible.

Par l'emploi presque exclusif de verre et de métal protégé contre la rouille, on empêche, autant que possible, les germes dispersés de s'accrocher, et la désinfection est
facilitée ; il faut que les outils, surtout les plaques de verre des tables, étagères, etc.,
laissent toujours entre elles et le mur un espace suffisant. Les murs et plafonds doivent
pour la même raison être polis, n'avoir ni recoupements, ni coins par trop anguleux.
Le plancher doit être imperméable à l'humidité, poli et sans joints. Pour qu'il puisse
être en tout temps nettoyé à fond, il faut que les appareils soient, autant que possible,
placés sur des plaques métalliques polies enfoncées dans le mur, ou sur des supports à
roulettes.

Le principe qui doit diriger le choix des instruments à placer dans un tel cabinet de travail est que tous les objets doivent être faciles à désinfecter, et que l'organisation du laboratoire doit pouvoir suffire à une désinfection sûre.

Lorsqu'on fait avec des agents pathogènes (comme celui de la peste) des expériences sur des animaux, il faut avoir soin de mettre en lieu sûr et de détruire ensuite les animaux qui ont servi aux expériences. (Cages à animaux avec appareils pour prévenir la dispersion ou la réduction en poussière de la litière, ou la fuite des animaux d'expérience, stérilisables dans leur entier, vases inacidables pour la destruction des cadavres par l'acide sulfurique, bassins et tuyaux inacidables pour l'expulsion de l'acide employé.) Si on n'a qu'une salle de travail, les animaux seront le mieux placés dans un digestorium facile à ventiler (une grille servant à fermer les ouvertures des ventilateurs).

Pour la conservation de cultures vivantes de maladies dangereuses, ou de matériel qui les renferme, il faut avoir une armoire que l'on puisse fermer et désinfecter facilement, munie de verres opaques.

D'après les points de vue précédents, qui ont pour résultat l'application à l'organisation du laboratoire bactériologique du principe d'asepsie admis dans la chirurgie, on a installé en 1899 au Kaiserliches Gesundheitsamt un laboratoire séparé, composé de deux pièces, qui a donné de bons résultats. Les objets et instruments les plus importants sont les suivants :

1. Une table de travail, surtout pour travaux microscopiques, composée de trois supports métalliques (enfoncés dans le mur) portant une plaque de verre fort à surface polie, coins et arêtes taillés (à cette table appartiennent les objets décrits aux numéros 1 *a, b, c*, 15, 19, 21, 24, 25 et 29).

1 *a.* Deux robinets nickelés pour gaz.

1 *b.* Deux brûleurs (d'après Laudmann), que l'on peut fermer avec le petit doigt.

1 *c.* Un microbrûleur, que l'on peut visser.

2. Une table de travail mobile, que l'on peut fixer; le piédestal est en métal, en haut se trouve une plaque de verre massive.

3. Une table mobile pour dissections et opérations.

4. Deux bassins de faïence avec tuyau d'écoulement et de trop-plein, pour nettoyage de couleurs, etc., portés par des tréteaux nickelés; avec cela une pompe à air à lance d'eau et des soufflets pour cette pompe.

5. Un autoclave (d'après Lautenschläger) pour désinfection par la vapeur à courant saturé, remarquable par la sûreté du fonctionnement et des effets de désinfection, avec un espace intérieur de 0 m. 60 sur 0 m. 40, un couvercle métallique d'une seule pièce, un régulateur manométrique, une soupape de sûreté, un condensateur, etc. (cf. la description et le mode d'emploi).

5 *a.* Deux garnitures de nickel, qui peuvent se fermer, et remplissent l'appareil en une fois.

5 *b.* Un appareil pour la cuisson d'instruments en nickel avec communication avec le gaz. Pour stériliser ou désinfecter, on se sert encore de l'appareil n° 11 et des appareils n°ˢ 16 et 17.

6 et 7. Un trousseau pour opérations et un pour dissections (d'après Pfeiffer).

8. Une armoire en verre et métal nickelé pour enfermer les instruments dont on ne fait pas usage, injecteurs, etc. (cf. n°s 9, 14, 20, 27, 28).

9. Injecteurs de différentes constructions.

10. Une étuve à température basse constante, raccordée à la conduite d'eau avec régulateur automatique électrique.

REMARQUE. En outre, il faudrait encore au moins une étuve pour températures de 30 à 32 degrés centigrades et une pour 37 degrés centigrades, car la régulation de ces températures est plus facile, mais on n'a pas eu assez de place pour pouvoir les exposer.

11. Un appareil stérilisateur à air chaud (entrée d'air chaud par le haut et sortie de l'air par les trous du fond).

12. Une étagère de verre avec verres pour animaux d'expérience; entre autres des verres à rats pour travaux sur la peste (d'après R. Pfeiffer, modèle du Kaiserliches Gesundheitsamt), se composant d'un récipient cylindrique en verre à bords polis et d'une enveloppe métallique en fils de cuivre nickelé. Les verres sont construits de façon que l'intérieur ne puisse communiquer avec l'extérieur qu'au moyen de ouate-filtre.

REMARQUE. Cette étagère devrait être placée dans un digestorium fermé par des carreaux en verre.

13. Un rayon de verre avec des flacons de réactifs.

14. Deux plaques métalliques pour aiguilles à vacciner, etc.

15. Deux bouteilles à eau distillée avec consoles métalliques nickelées.

16. Deux bouteilles identiques pour désinfectants.

17. Un lavabo avec appareil à pied pour l'entrée et la sortie de l'eau (d'après Lautenschläger).

18. Trois planches à dissection en métal, et pour nombre d'usages.

19. Une étuve à microscopes du dernier modèle.

20. Objets divers et accessoires en verre ou métal (cf. n° 8).

21. Deux escabeaux tournants, d'après les principes aseptiques.

22 a. Un bassin d'écoulement inacidable, avec tuyaux inacidables, etc. (par exemple pour écouler l'acide sulfurique contenant les cadavres détruits des animaux).

22 b. Un centrifuge de construction récente, mû par l'eau, de maniement facile, solide et de bon travail.

23. Une planche à opérations métallique, pour divers usages.

24. Un microscope d'après Zeiss (Jéna) avec les meilleurs systèmes apochromatiques.

25. Un microscope d'après Leitz (Wetzlar) avec système de séchage et immersion d'huile.

26. Une étuve en métal avec support, porte massive, laquée en noir à l'intérieur, pour la conservation de cultures.

27. Un microtome de Schanze à Leipzig (cf. la description détaillée exposée).

28. Un microtome de Becker à Göttingue (cf. la description détaillée exposée).

29. Une table chauffable d'après Weisser (description et mode d'emploi sont exposés).

30. Une petite armoire vitrée pour bibliothèque à main exposée par O. Enslin de Berlin.

31. Une colonne, avec photogrammes et dispositifs pour démonstrations, de l'Institut royal pour maladies infectieuses de Berlin (cf. R. Pfeiffer et Zettnow).

Remarque. Les objets exposés aux n°s 3o et 31 devraient en réalité être dans une chambre spéciale, éclairée.

32. Un laboratoire transportable pour voyages, satisfaisant aux exigences du Ministère prussien des affaires médicales de Berlin, œuvre du professeur Kirchner et du professeur Pfeiffer. Il contient tous les instruments nécessaires à des travaux bactériologiques. Un de ces laboratoires a été utilisé par la commission allemande envoyée à Porto, lors de la peste.

TABLE DES FIGURES.

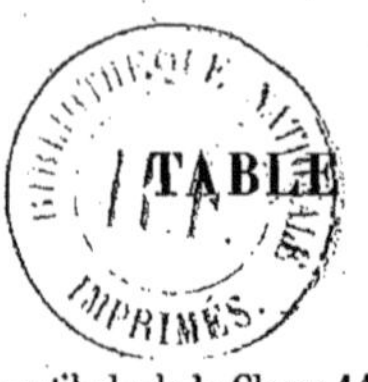

TABLE DES MATIÈRES.

www.ingramcontent.com/pod-product-compliance
Ingram Content Group UK Ltd.
Pitfield, Milton Keynes, MK11 3LW, UK
UKHW021012140726
13695UKWH00001B/213